Die Quelle spricht

Kosmische Vielfalt und individuelles Talent

Systematische Homöopathie I

Irene Schlingensiepen-Brysch: Die Quelle spricht
Kosmische Vielfalt und individuelles Talent
Systematische Homöopathie I

ISBN 978-3-939931-15-7

1. deutsche Ausgabe 2008

Blumenplatz 2, 79400 Kandern, Tel.: +49 7626 974970-0,
Email: info@narayana-verlag.de, Homepage: www.narayana-verlag.de

Umschlagsfoto: Light Echoes From Red Supergiant Star V838 Monocerotis:
NASA, ESA und H. E. Bond (The Space Telescope Science Institute,
Baltimore, MD 21218, USA)
Zeichnungen: Till Christ

Adresse der Autorin:
Irene Schlingensiepen-Brysch
Rabenhorststr. 5
13505 Berlin Konradshöhe-Heiligensee
www.systematic-homoeopathy.de

Irene Schlingensiepen-Brysch

Die Quelle spricht

Kosmische Vielfalt und individuelles Talent

Narayana Verlag

Systematische Homöopathie I

Inhalt

Vom Begriff der Quelle

Zunächst bezeichnet das Wort Quelle die natürliche Substanz, aus der ein homöopathisches Arzneimittel für einen Patienten hergestellt wird.

Zum anderen birgt jeder Mensch in sich eine eigene, für ihn typische „Quelle“:

Nach unseren Untersuchungen spiegelt der Gesamtzustand eines Menschen eine ganz bestimmte Struktur wider. Diese Struktur drückt sich in den körperlichen Symptomen, wie in den Bildern der Seele aus.

Ein Arzneimittel, welches von dieser Quellenstruktur zubereitet wird, wird mit großer Wahrscheinlichkeit tiefe Heilerfolge erreichen.

Das folgende Buch beschreibt die Untersuchungen, die wir in unserem Institut zu dieser überraschenden Übereinstimmung durchgeführt haben und geht im Licht neuer wissenschaftlicher Erkenntnisse der Frage nach, wie beides zusammenhängen könnte.

Vom Aufbau dieses Buches, oder wie es gelesen werden kann

Dieses Buch beschreibt die Quellenmethode aus medizinischer, psychologischer und homöopathischer Sicht. Der Haupttext des Buches richtet sich an Therapeuten, interessierte Laien und Wissenschaftler gleichermaßen.

Neben dem fortlaufenden Text sind homöopathische oder wissenschaftliche Erkenntnisse und Querverweise in Kästen abgesetzt.

So kann dieses Buch über die Quellenanamnese kontinuierlich gelesen werden und die kurzen wissenschaftlichen oder die etwas detaillierteren homöopathischen Schwerpunkte können nach den jeweils eigenen Interessen dazu genommen werden.

Alles, was ich sage, sei Gespräch.

Nichts sei ein Rat.

Ich hätte nicht so kühn gesprochen, wenn man mir folgen müsste.

Erasmus von Rotterdam

Vorwort von Harry van der Zee

Die unermessliche Weite und Tiefe menschlichen Leides tatsächlich zu lindern – dafür ist die Homöopathie wahrscheinlich eine der wissenschaftlichsten Heilmethoden, die uns heute zur Verfügung stehen.

Hahnemann entwickelte auf dem Boden einer tiefgründigen Philosophie eine sehr gründliche medizinische Heilmethode entlang klaren praktischen Vorgaben.

Dennoch findet sich nur selten eine wissenschaftlich geprägte Grundeinstellung in der homöopathischen Zunft. Allein der Begriff *wissenschaftlich* ruft in manchem Homöopathen Ablehnung hervor, - klingt darin doch für sie der Mangel an Anerkennung mit, den die Homöopathie bis heute von der „Beweis führenden“ Schulmedizin zu spüren bekommt.

Um sich weiter zu entwickeln und selbst in ein gesundes Gleichgewicht zu finden braucht die Homöopathie eine gegenseitige Befruchtung von Wissenschaftlern aus anderen Disziplinen und Forschungsfeldern.

Sie benötigt diesen Input selbst dann, wenn diese zunächst im Gegensatz zur Homöopathie zu stehen scheinen so, wie zum Beispiel die Schulmedizin oder andere Disziplinen, die bislang ihre Domäne weit entfernt von den homöopathischen Arbeitsfeldern bestellen.

Die Homöopathie braucht ihrerseits wissenschaftlich aufgeschlossene Homöopathen die nach überzeugenden Antworten auf drängende Fragen Ausschau halten, anstatt althergebrachte Glaubenssätze einfach noch einmal zu wiederholen.

Irene Schlingensiepen-Brysch ist eine Wissenschaftlerin, die aus einer ganz anderen Richtung kommend, ihren wissenschaftlichen Ansatz auch als Homöopathin beibehalten hat, um ihre Ergebnisse genau zu überprüfen und so nach dem Ursprung, nach den Gesetzmäßigkeiten einer erfolgreichen Verschreibung zu suchen.

In Irene verbindet sich die rechte Hemisphäre mit der linken, Analyse trifft auf Synthese. Das Männliche reicht hinüber ins Weibliche, der Osten begegnet dem Westen.

Das klingt in ihren Texten deutlich an: So zum Beispiel über das Handwerkszeug der Fallaufnahme: In der freien Assoziation des Patienten gilt es einfach, der feinen Unregelmäßigkeit seiner Rede zu folgen ... oder: Immer dann, wenn der Therapeut glaubt, dem Patienten gar nicht mehr folgen zu können, ist dieser in unmittelbarer Nähe seiner eigenen Quelle angekommen.

Das vorliegende Buch beschreibt sowohl Irenes Reise zum Ursprung der Krankheit als auch zur Quelle der Heilung. Es ist das Ergebnis eines alchemistischen Prozesses, der in ihr stattgefunden hat, als sie die Grenzen des vorherrschenden materialistischen Weltbildes überschritt, um in ein neues spirituelles einzutreten.

Eine Vielfalt faszinierender Anamnesen zeigt, wie der Therapeut den Patienten leitet und doch ihm ausschließlich nachfolgt, bis dieser schließlich seiner Quelle unmittelbaren Ausdruck verleiht.

Was aber ist die Quelle? Im homöopathischen Kontext ist es zunächst die Substanz aus der das homöopathische Mittel hergestellt wird, das diesen Patienten heilen kann. Gleichzeitig beschreibt Irene sie als Quelle der Talente, die dem Menschen mitgegeben sind, um sie in seinem Leben auszudrücken und zu entfalten.

In diesem Sinne ist das Simillimum die Quelle der Heilung und gleichzeitig die Quelle aus dem sich der höhere Sinn des Lebens entfalten kann.
Gibt es eine spannendere Reise für einen Homöopathen als die, welche ihn zur Quelle des menschlichen Seins führt?

Dr. Harry van der Zee
Norg, 1. Mai 2008

Jan Scholten – Gedanken zu diesem Buch

Die Medizin kennt zwei Richtungen: die eine behandelt von innen, die andere von außen. Man könnte auch von einer inneren und einer äußeren Heilmethode sprechen: Die eine zentripetal, die andere zentrifugal.

Die äußere Heilmethode ist die gängige und wird daher am häufigsten angewandt. Sie sucht nach den Ursachen der Erkrankung in äußeren Faktoren. Demnach werden Krankheiten verursacht durch Bakterien, Viren, Vergiftungen, Traumata, Nahrungsmangel, Überernährung und vieles mehr.

Gängige Therapien werden analog zu dieser Sichtweise entwickelt: Die jeweilige äußere Krankheitsursache muss mit Antibiotika, Virustatika und vielen anderen „Anti"-Mitteln bekämpft werden.

Die meisten Medikamente werden in „Antigruppen" gelistet: Antihypertensiva, Antihistamine, Antipsychotika, Antidepressiva.

Das ist die Sprache des Kriegers. In unserer Kultur drückt sie sich aus als „Krieg dem Krebs", „Krieg den Drogen", „Krieg dem Terror". Dies impliziert, dass alles, alles gut sein könnte, wären doch nur die Dinge in der Außenwelt wieder gut. Dann nämlich, wenn üble Dinge und üble Personen ausgeschaltet wurden und das sogenannte Gute gehegt und gepflegt wird.

Die innere Heilmethode wendet sich nach innen. Sie sieht die Ursache einer Erkrankung als etwas an, was von innen herrührt, als eine Störung der inneren Balance.

Heilung besteht darin, dieses innere Gleichgewicht wieder herzustellen. Dieser Prozess geht mit Einsicht, mit Verstehen einher.

Die Homöopathie zählt zu den von innen heraus heilenden Verfahren. Homöopathie bedeutet ursprünglich nichts anderes als: ***Das, was dem Leid entspricht***.

Das Hering'sche Gesetz gibt dem inneren Aspekt eine wissenschaftliche Basis. Dieses Gesetz besagt, dass ***eine Krankheit von innen nach außen heilt***. Allem voran geht das Gemüt, voraus in die Krankheit, voraus in die Heilung.

Diese empirische Erfahrung unterstreicht die Vorrangstellung des Geistes vor dem Körper – der Psyche vor der Physis.

In der Homöopathie kristallisiert sich zunehmend eine Entwicklung heraus, die sich immer genauer auf das Gemüt konzentriert. Eine Entwicklung, die tiefer und tiefer in die Ebenen des Geistes vordringt, um den Ursprung der Erkrankung aufzufinden. In den alten Lehrbüchern und Repertorien wurden noch zu 90 Prozent physische Symptome beschrieben. Die vergangenen 20 Jahre der Homöopathie haben jedoch gezeigt, dass die Essenz eines Heilmittels zugleich einer geistigen Essenz entspricht, die der Körper stellvertretend ausdrückt.

Diese Entwicklung findet in diesem Buch einen Höhepunkt.

Die Quelle kann als tiefste Ebene des charakteristischen Musters einer Erkrankung betrachtet werden und somit als die wesentliche.

Da dieses Muster oft von unserem alltäglichen Bewusstsein am weitesten entfernt ist, ist es meist nicht einfach zu erreichen. Gleichzeitig jedoch ist diese Ebene auch die nächst liegende, die deutlichste.

Hier stoßen wir auf ein Paradoxon.

Paradoxe sind wesentliche Bestandteile der Homöopathie. Homöopathie sieht zunächst nach gar nichts aus und kann doch zu tiefster Heilung führen.

Die Kritik an homöopathischen Mittel ist, sie seien nahezu substanzlos, gleichzeitig werden sie umso wirksamer, je höher sie potenziert werden.

Das stärkste Paradox der Homöopathie aber ist es „Gleiches mit Gleichem zu heilen", die sogenannte Simileregel. Es erscheint zunächst wie ein Widerspruch, dass etwas, das in derselben Richtung wirkt, einen entsprechenden Zustand verbessert. Von einer vordergründigen Ebene aus betrachtet würde man erwarten, dass Gleiches Gleiches verschlimmert. Dass es aber just das „Gleiche heilt", ist ein Paradox. Solchen Paradoxien begegnet man interessanterweise auch in der Psychotherapie:

Flooding, die Reizüberflutung ist eine paradoxe Therapie in der Verhaltenstherapie. Berühmt wurde auch die paradoxe Therapie von Milton Erickson. Jay Haley geht sogar soweit zu sagen, dass der wesentliche Teil einer Psychotherapie der paradoxe sei.

Entsprechend können wir aus unserer Erfahrung sagen, dass das Simile-Gesetz das Gesetz der tiefsten Heilung beschreibt.

In ihrem Buch erklärt Irene das Konzept der Quelle sehr anschaulich. Sie beschreibt, wie man die Quelle suchen und aufspüren kann. Sie weist den Weg durch die verschiedenen Ebenen, um auf die Quelle zu stoßen. Die vielen Fälle im Buch zeigen, wie tief Homöopathie tatsächlich wirken kann, wenn sie so angewendet wird. Ihre Erklärungen zur Vorgehensweise und zum Umgang mit den Patienten sind hervorragend. Sie zeigt auf, wie Fälle sich selbstständig von innen heraus entwickeln können. Am Ende ist der Homöopath der Unwissende und der Patient der Wissende – ein Zustand, den Irene sehr gut beschreibt: den Homöopathen, der immer wieder verwundert vor der Welt steht, - verwirrt und voller Verwunderung zugleich. Wieder treffen wir hier auf ein Paradoxon: Wenn das Heilmittel unmittelbar vor einem liegt, ist man für diesen Augenblick ganz und gar unwissend.

Ich empfehle dieses Buch allen Homöopathen, auch wenn sie mit anderen Methoden arbeiten. Dieser Weg bedarf und bedingt Talent, Intuition, Gefühl und andere Fähigkeiten. Und es gibt, wie wir aus der Literatur und auch aus Irenes eigenen Ausführungen wissen, viele Wege, die nach Rom oder zum richtigen Mittel führen.

Aber selbst wenn man als Homöopath einem anderen methodischen Ansatz folgt, kann dieses Buch ein sehr tiefes Verständnis über die Wirksamkeit der Mittel, ihre Essenzen und Quellen freisetzen.

Dieses Buch hilft nicht nur, die Heilmittel besser zu verstehen, sondern auch die Patienten.

Es lässt die Homöopathie fruchtbar und lebendig werden.

Dr. Jan Scholten
Utrecht in Holland im Juni 2008

Geleitwort von Uta Santos-König

Irene Schlingensiepen-Brysch folgt behutsam, unbeirrbar und beharrlich dem Strom der Worte und Gebärden ihrer Patienten flussaufwärts zu deren heilender Quelle. Der Weg ist neu in seiner Radikalität und Schritt für Schritt von der Autorin für den Leser klar gezeichnet.

Das Geheimnis ihrer beeindruckenden Erfolge scheint zu sein: Auf dem Anamneseweg Raum zu schaffen für das innere Wissen der Patientinnen und für das „kundige Nichtwissen" des Therapeuten. So entfaltet sich - eingebettet in profunde Kenntnis moderner Physik – neues Wissen, das weder durch Subjektives verwässert wird, noch sich auf Objektives reduzieren lässt, sondern durch den unerschöpflichen Fundus des Unbewussten, - des individuellen und des kollektiven - bereichert wird. Eine Quelle der Inspiration für uns Leserinnen und beispielhaft für integre Homöopathie mit hohem wissenschaftlichem Anspruch.

Dr. Uta Santos-König
Wien im Mai 2008

Die wesentliche Frage – wesentlich für das Überleben und das Wohlergehen der Welt – ist, wie wir die wunderbaren Entwicklungen der Wissenschaft fruchtbar machen können im Sinne eines uneigennützigen Einsatzes für die Bedürfnisse der Menschen.

Tentsin Gyatso[1]

1 Tentsin Gyatso, 14. Dalai Lama

1
Die Quellenmethode
Ein Berührungspunkt von Homöopathie und Wissenschaft?

Ist es denkbar „die wunderbaren Entwicklungen der Wissenschaft" auch in der Homöopathie „fruchtbar zu machen",
– passen denn Wissenschaft und Homöopathie überhaupt zusammen?

Die Quellenmethode rührt – das zeigen die Anamnesen – unvermittelt an die Frage, wer wir sind und wie wir gebaut oder poetisch gesprochen, gemeint sein könnten. Wie die Fälle zeigen werden, berührt diese Methode die Grundlagen der Physik, der Biologie, der Anthropologie und der wissenschaftlich orientierten Philosophie.

Interessanterweise glauben viele Homöopathen so fest wie ihre schulmedizinischen Kollegen daran, dass Homöopathie und Wissenschaft nichts, rein gar nichts, miteinander zu tun hätten.

Viele Kollegen sind einfach froh, mit dem Einstieg in die Homöopathie oder andere Naturheilmethoden der unterkühlten Sprache, den mechanistischen und technisierten Abläufen der Schulmedizin endlich den Rücken zu kehren und sich nun der „Ganzheit ihrer Patienten" zuzuwenden.

Die Schulmedizin hingegen, die sich selbst die Wissenschaftlichkeit deutlich sichtbar auf die Fahne geschrieben hat, lächelt milde bis zornig über verschiedene Ausprägungen der Alternativtherapeuten.

Aber sind beide Ansätze unversöhnliche Gegensätze?

Weder Schulmedizinern noch Homöopathen ist meist bewusst: Das mechanistische, der Regulierung und Reparatur von einzelnen Symptomen und Messwerten verpflichtete, wissenschaftliche „Legoweltbild" [1] in verschiedenen Lagern der gängigen Medizin ist veraltet und wird wichtigen wissenschaftlichen und quantenphysikalischen Erkenntnissen über die Entwicklung und Entfaltung von Leben gar nicht gerecht.

1 Legoweltbild ist eine verdeutlichende Formulierung des Quantenphysikers Thomas Görnitz. Sie verdeutlicht ein veraltetes wissenschaftliches Verständnis des Zeitgeistes, der die Erkenntnisse der Quantenphysik und der Relativitätstheorie bislang kaum in das Weltbild aufgenommen hat. So kommt es, dass auch die moderne Medizin immer noch von der Newton'schen Mechanik und den frühen Erkenntnissen der Chemie begrenzt wird.

Selbst sehr überzeugten Homöopathen ist oft ebenso wenig wie den reinen Schulmedizinern bewusst:

Eine der kostbarsten Sammlungen der gesamten Medizingeschichte schlummert friedlich in ihren Archiven. Eine Sammlung, die würde sie aus ihrem Dornröschenschlaf geweckt, das Potential hätte, dieser Geschichte eine Wendung, vielleicht sogar eine neue Gestalt zu geben.

Was für eine Sammlung ist das und wie ist es zu ihr gekommen?
Weil sich der Begründer der homöopathischen Lehre – ein wacher, nicht unbedingt unkomplizierter und provokanter Geist der Aufklärung – vor etwa 200 Jahren mächtig aufregte, über den Mangel an Dokumentation und Nachvollziehbarkeit im medizinischen Hochschulunterricht, führte Samuel Hahnemann in dem von ihm entwickelten Fachbereich Homöopathie, eine bis heute unerreicht exakte und disziplinierte Dokumentation ein.

Erstmalig wurden und werden in einem medizinischen Gebiet **alle** Erscheinungsformen und alle Ausdrucksformen von Krankheit und von Gesundung wortwörtlich und vollständig unter einem Dach dokumentiert. So kommt es, dass seit zweihundert Jahren ausgerechnet in diesem Randgebiet, in diesem wenig beachteten Vorgarten der medizinischen Fakultäten eine bemerkenswerte Fundstätte angelegt wurde.

Mittlerweile haben sich hier beträchtliche Datenberge angesammelt, die im Zeitalter des Computers auch erstmals leichter nach immanenten Gesetzmäßigkeiten durchforstet werden können. In modernen Computerbibliotheken wie Reference Works oder Radar ist nahezu die gesamte homöopathische Fall- und Fachliteratur in allen Details eingespeichert und kann mittlerweile in wenigen Sekunden sowohl nach einzelnen Symptomen, als auch nach noch so seltenen Symptomkombinationen oder anderen Schlüsselbegriffen abgesucht werden.

Wo, wenn nicht in diesen umfassenden Dokumentensammlungen, könnte – falls es ihn denn gibt – so etwas wie ein roter Faden erkennbar werden, der in Krankheit wie in Gesundung Körper, Geist und Seele verbindet? Ein Faden, der ähnlich dem symbolischen Knäuel der Ariadne wegweisend werden könnte. In diesem Fall für den Weg aus den meist unwirtlichen Gelassen aus Krankheit und gestörter Lebensentfaltung in Richtung Heilung.[2] – Hin also zu dem bis heute noch im Ungefähren gefassten Holon aus Körper, Geist und Seele.

2 Das deutsche Wort Heilung stammt vom griechischen Wort Holos, Ganzes, Ganzwerdung ab. Der Begriff **Holon** (vom griechischen ὅλος, *hólos* und ὀν, *on* „ganzes Seiendes") wurde von dem Schriftsteller Arthur Koestler eingeführt. Er beschreibt ein Ganzes, das Teil eines größeren Ganzen ist.

Ich habe die Dinge einmal anders gesehen:
Aus einer fördernden und fordernden wissenschaftlichen Schule kommend, habe ich von „Naturheilpräparaten“, die kein einziges Wirkstoffmolekül enthalten sollten, nicht besonders viel gehalten.

Es war die Krankheit eines meiner Kinder, die von Jahr zu Jahr einen schwereren Verlauf nahm und schulmedizinisch nicht zu heilen war, die mich umdenken ließ. In einer Mischung aus Höflichkeit und wachsender Ratlosigkeit nahm ich schließlich die schon so oft angebotenen homöopathischen Kügelchen eines Kollegen für meinen Sohn an und löste sie in Wasser auf.

Ich werde den unerwarteten Ausgang dieses ersten skeptischen Experimentes wohl kaum vergessen.

Als die Krankheitssymptome das nächste Mal auftraten, habe ich den Versuch einfach wiederholt.

Wieder trat die unerklärliche Besserung ein.

Da die Krankheit manchmal nachts oder am Wochenende begann, dachte ich damals, es könne ja nicht unbedingt schaden, mich in meiner freien Zeit mal ein kleines bisschen mit den seltsamen weißen Kugeln zu befassen, um sie ‚ab und zu eben mal schnell‘ anwenden zu können.

Aus dieser Freizeitbeschäftigung ist ein etwas längerer Weg geworden.

Auf dieser spannenden Reise verdanke ich meinen naturwissenschaftlichen Ausbildern nicht weniger als den homöopathischen Lehrern. Gerade auch die früher durchlaufene, sehr stringente und mitunter strenge Schule des wissenschaftlichen Denkens hat mir geholfen, gute Verläufe genauso zur Kenntnis zu nehmen, wie Fehlschläge ... und von hier aus weiter zu suchen.

Das heißt auch: Immer aufs Neue den Mut zu finden, auszuwerten, zu prüfen und zu hinterfragen. Es war die Suche nach immanenten Gesetzmäßigkeiten in den sogenannten erfolgreichen Fällen, genauso wie in den Misserfolgen, die mich ganz allmählich zu der Entwicklung der quellenorientierten Verschreibung geführt hat.

Die wichtigsten Lernmomente aber danke ich meinen Patienten. Sie haben mich Schritt für Schritt, mit einer jeweils ganz eigenen und ‚für so einen schwierigen Fall‘ immer aufs Neue notwendig werdenden Geduld, in die wundersame Welt der Quelle eingeführt.

*So wie man nicht unternehmen dürfe, die
Augen zu heilen, ohne den Kopf, noch den
Kopf, ohne den ganzen Leib, so auch nicht
den Leib, ohne die Seele; sondern dieses
eben wäre auch die Ursache, weshalb
bei den Hellenen die Ärzte den meisten
Krankheiten noch nicht gewachsen wären,
weil sie nämlich das Ganze verkennten,
auf welches man seine Sorgfalt richten
müsste, und bei dessen Übelbefinden sich
unmöglich irgend ein Teil wohlbefinden
könnte. Denn alles, sagte er, entspränge
aus der Seele ...*

Sokrates[1]

1 aus „Sokrates erzählte ...", Plato: 5. Tetralogie: Charmides

2
Auge und Seele
– Wie alles begann –

„Ich sehe, wie ich zerfließe. Mich auflöse ... Nichts von mir übrig bleibt.
Als hätte ich kein Gewicht, keine Distanz, keine Persönlichkeit.
Das ist verbunden mit ... Panikattacken – als hätte mir jemand Elektroden ins Hirn gesteckt und darauf gedrückt ... Todesangst.
Der Kern der Persönlichkeit wird zerstört ...“

Der jugendlich wirkende Mann, der vor mir saß und stockend und zögernd seine Erfahrungen erzählte, kam zur Behandlung wegen der bleibenden blinden Flecken im rechten Auge nach einer Präthrombose der Netzhaut. Dies war eine erstaunlich frühe Folge seines juvenilen Bluthochdrucks, wie auch seines außerordentlich hohen Kaffee- und Medikamentenkonsums. Dazu kamen sein schweres Asthma und die deutlichen Depressionen seit früher Kindheit. [3]

Um einen Menschen so genau zu erfassen, dass es möglich wird, sein wirksamstes Heilmittel zu finden, können wir am Ende einer Anamnese einen Punkt erreichen, wo wir den anderen so tief verstehen, als würden wir für Augenblicke mit seinen Augen in das Leben hinaus sehen. Auf dem Weg zu dieser Stelle aber lassen wir uns von dem anderen in eine Welt führen, in der wir uns lange Zeit umso weniger selber auskennen, je weiter wir mit ihm gehen. Oft genug sind wir zutiefst verwirrt, weil die Bilder, denen wir dort begegnen, jeder allgemeinen Logik völlig fremd scheinen. Dennoch hören und spüren wir in der Intensität des Gesagten eine Ganzheit, eine Entität, eine eigene innere Wahrheit. Sie ist es, die uns durch diese Arbeit und die erstaunlichen Anforderungen, die sie mitunter an uns stellt, trägt.

Der junge Mann schilderte die Entstehung seiner bleibenden blinden Flecken:

Ich hatte sehr schlecht geschlafen, hatte Asthmabeschwerden, und habe den Tag mit reichlich Kaffee begonnen. Ein Anti-Asthmatikum inhaliert – überdosiert. Im Laufe des Tages hatte ich auf dem rechten Auge ein blendenartiges schwarzes Zusammenziehen:

---

3 Die Anamnese von diesem jungen Mann finden Sie auf Seite 92.

Im zentralen Sehfeld blinde Flecken, ja, genau so, als ob sie in ein zu helles Licht schauen und geblendet werden.
Es deutet darauf hin, dass ich in meiner Lebenssituation einiges ändern muss, mit der ich sehr, sehr unzufrieden bin. Es ist ein Fingerzeig.
Ich habe Verlustängste in Bezug auf meine Partnerin ...
Ich habe dieses Gefühl als Desintegration beschrieben.
Ich hatte das Gefühl, dass ich mich auflöse, dass meine emotionalen Beziehungen zu meinen Mitmenschen einseitig wechseln, dass ich fallen gelassen werde und dass ich schwach werde dadurch, das ist eine sehr existenzielle Bedrohung für mich.
Die Angst, allein nicht lebensfähig zu sein ...
Angst, dass ich dieser Angst nachgebe und meine sorgsam aufgebauten Mauern brechen.

Wenn ich mich (dann) abspalte, ziehe ich mich zurück und verliere letzten Endes meine Identität.
Wenn ich im abgespaltenen Zustand bin, bin ich nicht Teil des Ganzen, des Lebensflusses, all diese Kontaktarme ziehe ich zurück.
Der Verlust der Identität sieht aus wie eine Kristallisation in einem Punkt ...
Ein Kristall ... Kein Licht, schwarz, dunkel, unendlich schwer, stickig und eng.
Es geht um die Öffnung, nicht um den Rest der Kugel. Licht wird von dieser Öffnung verschluckt.
Es ist schwarz, totschwarz. Wie ein Hohlraumstrahler ... Ein schwarzes Loch, aus dem nichts mehr entweicht. Man kann auch keine Strukturen mehr erkennen.

Das Gegenteil ist ein Strahler, der genauso groß ist, gleißend hell, angefüllt mit Materie, die sich rasend schnell zerlegt, sich in subatomare Teile zerlegt. Gleißend heiß, Kernteilchen und Elektronen sind delokalisiert: Energie und Materie in der aktivsten Form. Elektromagnetische Strahlung. Brodelndes Chaos. Der höchste Grad der Entropie.
Ein Strahler, blendendes Licht, gefüllt mit Materie, die schnell verfällt, verfällt in subatomische Teilchen, nukleare Teile und Elektronen sind getrennt.
Wenn Sie ein Bild haben wollen, ein Bild aus der Physik: Die Sonne, die Atombombe, ja genau, radioaktiv ...

Es war alles andere als ein angelesener Vortrag, den der Patient mir hielt: Wie aus einem Traum erwachend holte der junge Mann vielmehr all diese Bilder ganz langsam, Stück für Stück an die Oberfläche seines Bewusstseins und ließ mich an diesem Prozess teilhaben.

Wovon um Himmels willen sprach er?

Fassen wir dieses Kondensat einer Anamnese, die an zwei ganz verschiedenen Terminen durchgeführt wurde, noch einmal in den ungewöhnlichsten Punkten zusammen:
Was seinen Körper betraf, hatte der Patient im Augenblick seiner Präthrombose am rechten Auge etwas wie ein *blendenartiges schwarzes Zusammenziehen* empfunden, so als ob er in ein *viel zu helles Licht* gesehen hätte.
Das körperliche Geschehen, welches mit dieser Erfahrung assoziiert war, hatte bleibende Schäden auf seiner Netzhaut hinterlassen. Die Bilder in seiner Seele assoziierte er folgendermaßen:

... Wie eine Kristallisation in einem Punkt, wie ein schwarzes Loch, aus dem nichts mehr entweicht, ... unendlich schwer, stickig und eng.
Dem setzte er *einen Strahler* wie einen Kontrapunkt gegenüber: *Gleißend hell, alles zerlegt sich in subatomare Teile rasend schnell ... Die Sonne, die Atombombe ..., – ja genau, radioaktiv ...*

Wo um alles in der Welt befanden wir uns gerade?
Es waren erste wissenschaftliche Recherchen, die mir in meiner ziemlich nachhaltigen Ratlosigkeit weiterhalfen:
Sie führten in elementare Abläufe des Kosmos:
Eine Supernova ist das schnell eintretende, oft milliardenfach hellere Aufleuchten einer großen *Sonne* – eines Sternes also – durch eine Explosion. Er wird, ehe er ausbrennt, so hell wie eine ganze Galaxie.
Als Folge der dort wirkenden Grundkräfte, der Gravitation und der sogenannten starken Wechselwirkung[4] entstehen dabei immer schwerere Atomkerne. Alle Elemente, die schwerer sind als Eisen, bilden sich in diesem einzigartigen Prozess im Universum.
Die Materie wird immer dichter und am Ende dieses Prozesses kann mitunter ein schwarzes Loch entstehen. Diesem Geschehen wirkt aber offenbar, wie bei jedem anderen Vorgang im Universum auch, eine Gegenkraft entgegen:
Die entstehenden Atome zerfallen aufgrund der sogenannten schwachen Wechselwirkung teilweise wieder *radioaktiv*.

Der Patient war offenbar wie träumend durch die Bilder seines Unbewussten hindurch in diesen Urprozess des Universums „eingetaucht". Anders jedoch als in den meist surrealen Szenen unserer nächtlichen Träume, bil-

4 Die Grundkräfte des Universums: Gravitation sowie starke und schwache Wechselwirkung sind auf Seite 255 genauer erklärt.

deten die Details dieser Bilderfolge ein reales und in sich völlig stimmiges Geschehen ab, welches es außerhalb unserer menschlichen Erfahrung tatsächlich im Kosmos noch einmal so gibt.
Er hatte interessanterweise aus den Bildern seiner Seele genau den kosmischen Prozess geschildert, welcher auch nach einer Bestimmung in den homöopathischen Nachschlagewerken sein tiefst wirkendes Medikament hervorbringt: Das radioaktive Salz *Radium bromatum*.[5]

Es war genau dieser Tag und dieser eine Mensch, der mir die Tür in eine neue Dimension des Verstehens öffnete.
Zunächst ging es für mich ausschließlich um das Verständnis und den Zugang zu seinem spezifischen Medikament und später um ähnliche Heilmittel für andere Patienten.
Mittel, die in der Homöopathie noch weitgehend unbekannt sind.
Arzneimittel die aber nach meiner heutigen Erfahrung einer erstaunlich großen Zahl von Menschen ähnlich tiefgreifende Heilung bringen können:
Der Patient berichtete, er habe vorher bereits verschiedene andere homöopathische Aufbereitungen eingenommen. Sie hätten jedoch an der gesamten geschilderten körperlichen und seelischen Pathologie nichts verändert.

Unter *Radium bromatum* in der C 1000 ist nicht nur die Sehfähigkeit entgegen der wiederholten Prognosen von erfahrenen Augenärzten und der augenärztlichen Universitätsklinik vollständig wiederhergestellt worden – im Sinne einer „Restitutio ad integrum". Auch der juvenile Bluthochdruck und die Depressionen verschwanden kurz nach der ersten Einnahme und sind in all den Jahren nicht wieder aufgetreten. Der außerordentlich hohe Kaffee- und der Medikamentenkonsum haben sich normalisiert. Nur das Asthma ist noch leicht vorhanden und führt ein bis zweimal im Jahr zu einer erneuten Einnahme der Arznei. Meist geht ein solches körperliches Ungleichgewicht auch mit einer seelischen Disbalance einher, auf die eine erneute Mitteleinnahme bis heute zuverlässig stabilisierend wirkt. Seit vier Jahren lebt der Patient in einer glücklichen Beziehung. Wenige Wochen nach der ersten Einnahme schilderte er eine für ihn neue Erfahrung: Er empfinde eine religiös ungerichtete tiefe spirituelle Dankbarkeit. Dieses veränderte Grundgefühl seines Lebens hält – wie er sagt – durch die verschiedenen Wechselfälle seines Lebens bis heute an.

5 Zu den Einzelheiten dieser Mittelbestimmung siehe Seite 92.

Ohne dass mir dies zunächst klar bewusst war, begann damals ein Weg, der mir einen ganz neuen Zugang zu den gestaltgebenden Vorgängen im Universum öffnete:
Von den Prozessen, die einst mit dem Urknall begonnen haben könnten und die schließlich die Entwicklung auf dem kleinen, blauen Planeten Erde+ am Rande einer peripher gelegenen Galaxie in Gang gesetzt haben[6].

Mit dem Verstehen dieses Falles hat sich aber auch, zunächst unmerklich und dann immer bewusster, unser ganz alltäglicher Praxisablauf verändert: Die Fallauswertungen der letzten Jahre in unserer Praxis gaben uns entscheidende Anstöße die Kunst der Anamnese und die der nachfolgenden Verschreibung immer weiter und genauer zu erforschen.

So kommt es, dass mittlerweile meine Kolleginnen Ute Scheiber und Sabine Wörz und ich gemeinsam mit jedem einzelnen Patienten, der sich auf das Wagnis einer solchen Reise einlässt, diesen Weg, den Weg bis zur Quelle seines Heilmittels suchen.

6 Zu den Einzelheiten dieser Entwicklung siehe das Kapitel über den Kosmos auf Seite 251.

ΔΑΙΜΩΝ, *Dämon*

... Bist alsobald und fort und fort gediehen
Nach dem Gesetz, wonach du angetreten.
So musst du sein, dir kannst du nicht entfliehen,
So sagten schon Sibyllen, so Propheten;
Und keine Zeit und keine Macht zerstückelt
Geprägte Form, die lebend sich entwickelt.

Johann Wolfgang von Goethe[1]

1 Johann Wolfgang von Goethe, ΔΑΙΜΩΝ, aus dem Gedicht: Urworte orphisch

3
Vom Bogen, den dieses Buch spannt

Als ich zehn Jahre alt war und mit den Widrigkeiten der eigenen Schwerkraft im Sportunterricht ungern und unbeholfen kämpfte, sah ich eine russische Aufführung von *Schwanensee.* – Ich erinnere mein ungläubiges Staunen: Woher kam der geheimnisvolle Zauber, die schwebende Magie dieser Tänzerinnen?
Damals beschäftigte mich wohl zum ersten Mal die Frage, wie kommt es, dass der eine Klavier spielen kann und ein anderer Ballet tanzen, ein Dritter ein wundervolles Blumenbeet zur Blüte bringen, während ein vierter auf eine unnachahmliche Art mit Meerschweinchen, Pferden oder Pinguinen „spricht".
Was war nur dieses gewisse Etwas, mit dem etwa ein seltsamer Kauz in einem uralten verwunschenen Klostergemäuer sonst völlig unbekannte, einen seltsamen Duft verbreitende Heilkräuter zog, oder einer ein braunes Stück Erde so bewirtschaftete, dass ein Ozean der Farben und Formen und Früchte entstand, ein Garten Eden im Wechsel der Jahreszeiten?
Selbst wenn ein solcher Gärtner nicht einmal eine kleine Gartenfibel gelesen hat, zeugt alles, woran er seine Hand legt, von einem inneren Wissen, von einer Intuition, die für einen anderen, obschon er ein Fachbuch nach dem anderen sorgsamst studiert, unerreichbar bleibt.

Die halbbewussten Überlegungen meiner Kinderzeit waren längst unter den bedeutsamen und realistischen Fragestellungen der Erwachsenen im grauen Nebel des Vergessens versunken, als wenige Tage nach den Recherchen über die Supernova, auf einmal die Erzählungen ganz verschiedener Patienten in ein Muster zusammenpurzelten, wie die bunten Steine eines Kaleidoskops. Das ganz von selbst entstandene Mosaik zeigte eine mögliche Antwort auf die längst vergessene Frage nach jenem gewissen Etwas, nach der einzigartigen Qualität, nach einem Geheimnis in der Ausprägung, in der Ausformung jedes Einzelnen.

Warf das Mosaik denn einen Lichtschimmer auf einige Urfragen des Menschseins?:

Wie sind wir gebaut, wie könnten wir gemeint sein und wie gehören wir – während des kurzen Wimpernschlags, den wir über die Erde wandern – in den Kontext des gewaltigen Universums?

Aber ehe ich den einen oder anderen interessierten Leser gegen Ende dieses Buches einladen möchte, das damals zusammengepurzelte Mosaik miteinander zu betrachten, ist es sinnvoll, erst einmal den Patienten zuzuhören. Was sind die Geschichten, die sie erzählen?

Und weiter: Was hat ganz normale Leute inspiriert, gerade diese Geschichten in ihrer charakteristischen skurrilen Klarheit zu erzählen? Wie ist es überhaupt zur methodischen Entwicklung von Quellenanamnesen gekommen und was zeichnet einen Quellenbericht aus?

4
Von der Entdeckung der Quellenanamnese als einem systematischen Verschreibungsweg

> *Das westliche Denken strebt nach Effizienz. So stellt sich der Geist in den Dienst des Ergebnisses.*
> *Tentsin Gyatso* [1]
>
> *1 Tentsin Gyatso, 14. Dalai Lama*

Um genauer zu verstehen, wie sich verschiedene Therapieansätze in unseren Händen auf das Wohlergehen der verschiedensten Patienten auswirken, habe ich in unserem Institut für Systematische Homöopathie Fallverläufe seit 1999 ausgewertet:

Ich stellte dabei folgende Fragen:
1. Mit welcher Methode wurden die Fälle aufgenommen?
2. Wie ist der Heilungsverlauf unter Berücksichtigung der Schwere des Krankheitsbildes und unter den für den Patienten gegebenen günstigen oder ungünstigen Lebensumständen?

1. Nach welcher Methode wurde das homöopathische Arzneimittel bestimmt?

Frühe Verschreibungen waren aus heutiger Sicht „unspezifischer" und unsystematischer, als spätere Verordnungen. Sie beruhten auf jeweils einigen passenden Rubriken[7] und dem folgenden Nachschlagen in der Materia Medica. Akute Erkrankungen, wie grippale Infekte und Bronchitiden, Harnwegsentzündungen oder Schmerzen nach Zahnextraktion zeigten nach der Verschreibung von sogenannten Akutmitteln in 70 – 80% der Fälle eine deutliche Besserung nach der Einnahme des Mittels.

Bei chronischen Erkrankungen ließ sich jedoch trotz anfänglicher Besserungen in den langjährigen Verläufen wenig eindeutige Regelhaftigkeit erkennen. Da die Erfolge langfristig eher mäßig waren, habe ich bis 1997/98 die weit überwiegende Zahl der chronisch kranken Patienten zusätzlich entweder mit Akupunktur oder Moratherapie, Phytotherapie, ärztlicher Hypnose oder wo erforderlich, mit allopathischen Medikamenten behandelt. So ließen sich damals die Resultate für die Patienten individuell verbessern oder optimieren.

7 Zu Rubriken, Repertorien und Materia Medica siehe Seite 27.

Spätere Verschreibungen ab 1997 beruhten jeweils auf einer weitergehenden homöopathischen Systematik und zwar entweder:

- **auf Delusionen (Wahnideen) – Gruppe I,**
- **auf Empfindungen und einer Bestimmung des Arzneimittelreiches – Gruppe II,**
- **auf Rubriken, die jedes kleinste Detail der Anamnese unter einem Arzneimittel wiedergaben – Gruppe III,**
- **auf der Schilderung der Quelle des Heilmittels durch den Patienten – Gruppe IV.**

2. Wie war der Heilungsverlauf in Anbetracht der Schwere der Grundkrankheit?

Im Einzelnen: Wie verlief

- **die physische Entwicklung**
- **die psychische Entwicklung**
- **die soziale Entwicklung**
- **eine eventuell berichtete spirituelle Entwicklung**

und wie gestaltete sich die Zusammenarbeit mit dem Patienten?

Eine solche Analyse kann in einer allgemeinen Praxis, in der nahezu jeder Patient mit einem anderen Krankheitsbild kommt, nur Hinweise geben. Dennoch hat mich die Klarheit einiger Ergebnisse über die Jahre überrascht.
Wir stellten fest, dass in zwei Patientengruppen regelmäßig die tiefste und weitestreichende Heilwirkung eingetreten war:

Gruppe III: Rubriken und Materia Medica waren bis in kleine Details mit dem Bericht des Patienten kongruent und wiesen auf ein und dasselbe Arzneimittel hin.

Gruppe IV: Nahezu alle Fälle, in denen der Betroffene die Quelle seines Heilmittels klar und zweifelsfrei beschrieben hatte, haben mit einem einzigen Mittel bis heute einen ganz ungewöhnlich guten Verlauf genommen. Allerdings sind bei den ersten Gaben eines so bestimmten Arzneimittels oft deutliche Erstreaktionen aufgetreten: Die Patienten machten zu Beginn der Behandlung alte Krankheitssymptome noch einmal besonders deutlich durch, die aber im Verlauf des Heilungsprozesses dann in aller Regel signifikant gebessert, oder ganz ausgeheilt sind.

Der Patient selbst hatte in diesen Fällen eine sehr klare Beschreibung seines Heilmittels gegeben und es selber spontan benannt. Im Folgenden wird dies als eine **Quellenverschreibung** oder als ein **Quellenfall** bezeichnet.

Quellenverschreibungen sind dadurch gekennzeichnet, dass, ähnlich wie in der Geschichte von der Supernova, die körperlichen und seelischen Aspekte des Falles in eine nachvollziehbare Übereinstimmung mit der Quelle, der Ausgangssubstanz des Arzneimittels, gebracht werden können.

Als diese Ergebnisse überraschend deutlich wurden, stellten sich uns die Fragen:

a) Gab es einen Zusammenhang zwischen diesen beiden Gruppen?
b) Konnten die Patienten selbst die Antwort darauf geben?

Eine Wiederaufnahme von Gruppe III - Fällen wurde durchgeführt: Patienten, deren Fall bis ins kleinste mit den Rubriken des verordneten Mittels übereingestimmt hatte, wurden, nach Auslaufen der letzten Gabe, noch einmal mit der Quellenmethode aufgenommen. Frappierenderweise schilderten sie am Ende tatsächlich das bislang verordnete Heilmittel aus den Bildern ihres Unbewussten. Sie wussten nicht, welche Arznei sie eingenommen hatten.

Als wir weiter über diese Fälle nachdachten, wurde uns folgendes bewusst: Für die offenbar besonders fundierten Verschreibungen der Gruppe III, entlang der Rubriken, war es unabdingbare Voraussetzung gewesen, dass wir einerseits den Fall exakt in die analogen Rubriken übersetzt hatten. Genauso unabdingbar aber war es gewesen, dass dieses Arzneimittel ausreichend gut geprüft und anschließend in die Nachschlagewerke auch tatsächlich eingefügt worden war.

Der größte Teil aller möglichen homöopathischen Heilmittel ist bis heute, trotz der enormen gemeinsamen Anstrengungen aller Homöopathen, weltweit noch nicht in den Repertorien zu finden.

Da eine riesige Anzahl von wichtigen Verschreibungsmöglichkeiten bis heute also mithilfe der Rubriken gar nicht möglich ist, wandten wir uns nun den Anamnesen aus der vierten Gruppe zu: Was hatte den Patienten in diesen Fällen das Nennen der Quelle erleichtert?

Was wir fanden, war zweierlei:

- Von Seiten der Patienten waren es oft diejenigen gewesen, deren seelische Empfindsamkeit und Erlebensintensität besonders ausgebildet war. Sie lebten ausgeprägter, als andere, in den – bisweilen in einer Art Überschärfe eingestellten – Bildern ihrer inneren Welt.

- Von der Seite des jeweils den Fall aufnehmenden Therapeuten waren die Fragen in diesen ersten Quellenfällen besonders dicht und doch behutsam an den Besonderheiten der Erzählung der Patienten orientiert.

In einem stufenweisen Prozess machten wir uns auf die Suche: Wie konnten wir an einer Verfeinerung, an der Vervollkommnung unseres Anteils für eine gelingende Anamnese und Verschreibung arbeiten?

Wenn ich heute zurückblicke, begann wahrscheinlich so die systematische Entwicklung der Quellenmethode in unserem Institut:

Mit der Frage, wie können wir gemeinsam mit den Patienten, deren innerste Bilder eben nicht überdeutlich in den Mittelpunkt all ihres Erlebens gerückt sind und damit auch nicht leicht zugänglich sind, sondern unter anderen Inhalten verdeckt und verschüttet liegen, genau diese Bilder für die Mittelfindung wieder freilegen? Also in den vielen Fällen, in denen die tiefen Assoziationspunkte des Unbewussten unter einem Wust von Alltagserfordernissen, einigen Schlüsselsituationen, Träumen, Ängsten, aber auch unter der prägenden frühkindlichen Erziehung und mitunter sorgsam entwickelten Verpackungs- und Verdrängungsprozessen, verschüttet sind.

Wichtig für die weitere Entwicklung war der Entschluss, eine prägnante Formulierung von Mary Gillies aus dem Jahr 2003 in die tägliche Praxis umzusetzen:
Mary, eine Meisterin der pointierten Sprache, verglich damals die Anwendung der freien Assoziation[8] in der Homöopathie mit einer schwierigen, steilen Bergtour. Sie fuhr fort, es sei die scheinbar belanglose Unregelmäßigkeit im Fluss der Worte des Patienten, die den besten Halt gäbe für den nächsten Schritt.
Marys spontan formulierter Satz leuchtete mir zutiefst ein.

Ich entschloss mich, ihn versuchsweise in der Fallaufnahme anzuwenden und zu prüfen, wohin ein solches Vorgehen führen würde. Mit den Jahren erwies sich dieser intuitiv vollzogene Schritt als der wichtigste Schlüssel für die weitere Entwicklung der Methode.[9]

---

8 Die freie Assoziation wurde ursprünglich von Divya Chabra für die homöopathische Anamnese neu entdeckt und entwickelt.

9 Mary war überrascht und sehr erfreut, als sie im März 2006 bei einem Seminar europäischer Homöopathen erfuhr, dass dieser wunderbare Satz, den sie längst vergessen hatte, in unserem Institut eine solche methodische Wirkung gezeitigt hatte.

Die Quellenmethode, wie wir sie heute anwenden, geht ganz im Sinne der alten Meister von der subjektiven Hauptbeschwerde des Patienten aus. Auf dem ganzen weiteren Weg aber orientiert sie sich an den scheinbar belanglosen Unregelmäßigkeiten im Fluss der Worte. Sie folgt diesem Pfad bis in die tiefen Assoziationen des Unbewussten.

Dem Weg des Patienten einfach entlang den Unregelmäßigkeiten zu folgen, erwies sich in der Praxis als eine sehr behutsame und doch klare Anwendung von Hahnemann's berühmtem § 153 des Organon: „... Es sind die auffallenderen, sonderlichen, ungewöhnlichen und eigentlichen Zeichen und Symptome des Krankheitsfalles besonders und fast einzig fest ins Auge zu fassen."

Interessanterweise kann das konsequente Weitergehen entlang der Meilensteine der einzelnen Unregelmäßigkeiten so tief bis in die Bilder des Unterbewussten führen, dass es zu einer Beschreibung einer oft komplexen Struktur aus den Bildern des Vorbewussten kommt.

Im Fortgang einer solchen Quellenanamnese ist es zunächst der einzige Input des Therapeuten, dem Patienten uneingeschränkt zuzuhören und ihm erst dann, in einem zweiten Schritt, die Besonderheit, die Unregelmäßigkeiten seiner Rede, in den ureigenen Worten zurück zu reflektieren.

Erst wenn der Kreis der Erzählung sich schließt, erst wenn also alle bedeutsamen Eigentümlichkeiten – oder bildlich gesprochen – die markanten Puzzlesteine der Erzählung auf dem Tisch liegen, – erst dann folgt der dritte Schritt: Das Zusammensetzen des Puzzles, die Beschreibung der Quelle durch den Patienten selbst.

Bei sehr alten Menschen, wie bei ausdrucksfähigen Kindern und interessanterweise auch bei den sogenannten „Verrückten" ist der Weg von den Unregelmäßigkeiten bis in die tiefen inneren Bilder mitunter sehr kurz. Die Quellenbilder liegen hier wie ein Bodenmosaik entweder unmittelbar unter dem, oder sogar ganz präsent mitten im Tagesbewusstsein.

Es ist jedoch ein „eigen Ding", auch die sogenannten ‚normalen Patienten' anzuregen, aus den von ihnen beschriebenen Eigentümlichkeiten das Bild der Quelle zusammenzusetzen. Zusammenzusetzen ganz genau entlang dem ureigenen, aber im Laufe eines funktionierenden Lebens oft tief versunkenen und vergrabenen Wissen.

Zu den Verläufen in Gruppe I und II

Verschreibungen auf Grund von Delusionen, bei denen wir unser Augenmerk darauf gerichtet hatten, eine ganz charakteristische Delusion[1] (Gruppe I) im Bericht des Patienten zu erkennen, hatten uns in einigen Fällen über eine Suche im Computerprogramm Reference Works oder aber über die Mineraliencharts von Jan Scholten, die insbesondere die charakteristische Delusion des Patienten berücksichtigen, zu einem uns bislang völlig unbekannten Mittel geführt, das sich bis in die kleinsten Rubriken mit der Erzählung des Patienten deckte. In solchen Fällen hatte die Bestimmung einer charakteristischen Delusion (Gruppe I), tatsächlich zu einer tragfähigen Verschreibung entlang der Rubriken (Gruppe III) geführt.

Wie jeweils eine spätere erneute Fallaufnahme erstaunlicherweise zeigte, lag in diesen prägnanten Rubrikenfällen de facto auch ein Quellenfall (Gruppe IV) vor.[2]

Verschreibungen, die ausschließlich auf den Empfindungen des Patienten und einer Bestimmung des Arzneimittelreiches gegründet waren (Gruppe II), verliefen oft anfangs besonders gut. Mittel- oder langfristig fand sich hier aber in unserer Praxis die weitaus größte Zahl der Therapieabbrüche, da entweder die Symptome im Verlauf der Behandlung zurückkehrten – trotz erneuter Gaben in verschiedenen Potenzen, oder neue Symptome auftraten. Nach einigen Monaten, oder nach einigen Jahren bewirkte das verordnete Mittel in solchen Fällen immer weniger für den Betreffenden, obwohl der Patient immer noch dieselbe Empfindung für seine aktuellen Beschwerden schilderte. Eine spätere Quellenanamnese von Patienten, die dennoch erneut zur Behandlung kamen, führte – ganz anders, als wir damals erwarteten – in über 70% der Fälle (Zahlen unterschiedlich je nach Reich) zu einer anderen Quelle als dem anhand der Empfindungscharts verordneten Arzneimittel[3].

1 Delusion oder Wahnidee ist ein homöopathischer Fachausdruck für eine bestimmte Wahrnehmung des Patienten, die sich nicht ohne weiteres mit der allgemeinen Wahrnehmung der Mitmenschen deckt.
Ein solches besonderes Wahrnehmungsmuster hat wahrscheinlich jeder von uns. Entlang dieses für uns charakteristischen Musters nehmen wir die besonderen Schlüsselsituationen unseres Lebens wahr.

2 Solche Fälle werden exemplarisch im 2. Band vorgestellt: Die Quelle spricht, Systematische Homöopathie Bd 2, Das Leben entfaltet sich.

3 Beispielfälle finden sich im 2. Band

Das Ausleuchten der Empfindungen des Patienten erlaubt nach unseren Auswertungen keinen einfachen und unmittelbaren Rückschluss auf das Heilmittel. Dafür sind Empfindungen einfach noch zu unspezifisch und zu wenig differenziert im Vergleich zu der unendlichen Zahl der möglichen homöopathischen Heilmittel. Dennoch ist die Wiederentdeckung der Empfindung von zentraler Bedeutung für die Anamnese:
Die Beschreibung seiner Empfindungen führt den Patienten in tiefe, in seinem Körper und seiner Seele gleichzeitig gefühlte Bereiche des Vorbewussten. So erleichtert es ihm gerade ihre Schilderung, die nächste Tür zu öffnen, die einen Weg in die tieferen Ebenen seiner unbewussten Bilder und Assoziationen öffnet.

Über die Bedeutung der Repertorien

Repertorien sind Nachschlagewerke, wo verschiedenste Krankheitssymptome einfach alphabetisch als **Rubriken** aufgeführt sind. Die einzelnen Arzneimittel, die eine Heilwirkung auf dieses Symptom haben können, werden aufgelistet. Repertorien sind also, ähnlich wie Mineralien-, Pflanzen- und Tiercharts, ein indirekter Zugang, um Hinweise auf das Arzneimittel zu erhalten.

Je länger ich die quellenorientierte Verschreibung unterrichte, desto wichtiger scheint es mir, dass Rubriken studiert werden, damit dieses wunderbare und fundierte Detailwissen über einzelne Arzneimittelquellen nicht verloren geht!

Bislang hat jede einzelne Substanz, die homöopathisch verschüttelt und verdünnt wurde, in einer Arzneimittelprüfung Krankheitssymptome hervorgebracht. Das bedeutet aber, dass es einen entsprechenden Krankheitszustand gibt, der von exakt dieser einen Substanz nach dem Ähnlichkeitsprinzip geheilt werden kann.

Der homöopathische Prüfungsaufwand in einer Arzneimittelprüfung ist für jede einzelne Substanz sehr hoch. So kommt es, dass bislang die allermeisten Substanzen, die auf der Erde oder im Universum vorkommen und damit die allermeisten potentiellen Heilmittel entweder noch gar nicht, oder noch unzureichend in den Rubrikensammlungen der Repertorien vertreten sind.

Materia Medica

Hier werden die einzelnen Arzneimittel und die Symptome, auf die sie wirken können, als Gesamtbild beschrieben.

Über den Begriff Quelle:

Der Begriff ***Quelle*** bezieht sich in diesem Buch zunächst immer auf die *Substanz, aus der das jeweilige Arzneimittel* für einen Patienten hergestellt wird.

Im ersten Kapitel ist es also die natürlich vorkommende Verbindung *Radium bromatum*.

Die quellenorientierte Verschreibung beruht auf der Beobachtung, dass der Gesamtzustand eines Patienten eine ganz bestimmte Struktur widerspiegelt: Und zwar in den körperlich von ihm gespürten Symptomen ebenso wie in den Bildern seiner Seele.

Auf den Patienten bezogen, bezeichnet das Wort ***Quelle*** also die Spiegelungen dieser Substanz in seinem körperlichen und seelischen Zustand.

Physikalisch gesehen, liegt der „Quelle" in diesen beiden Erscheinungsformen, also in ihrer ursprünglich gegebenen Form in der Natur und in ihrer Spiegelung in den Bildern und Empfindungen des Patienten möglicherweise ein miteinander korrespondierendes Informationsmuster zugrunde:

Alles was existiert, alles also, was sich in unserem Universum in eine fassbare Struktur hinein manifestiert, setzt sich als Materie aus denselben Protonen, Neutronen und Elektronen und ihren Subteilchen zusammen, die sich mittels Energie bewegen.

Wenn aber alles aus wenigen schwingenden Subteilchen besteht, wie kommt es dann zu der unendlichen Vielfalt der Erscheinungen?

Ein Ozean hat Eigenschaften und Qualitäten die sich nicht einfach aus der Addition der Eigenschaften seiner Wassermoleküle, geschweige denn aus deren Subteilchen herleiten lassen.

Nach neueren Erkenntnissen der Quantenphysik liegt wahrscheinlich „allem was ist", nicht bloß Energie und Materie, sondern auch Information, also eine geistige Qualität zugrunde, die in die entstehenden Strukturen und Formen, bildlich gesprochen, „hineingerinnt". – Oder um ein anderes vereinfachendes Bild zu verwenden: Eine geistige Qualität „kondensiert" oder manifestiert sich in die sichtbare Form wie der unsichtbare Wasserdampf in flüssiges Wasser oder in das Eiskristall[1]. Manche Physiker bezeichnen solche Prozesse auch als Emergenz.

1 Vergleiche dazu Thomas und Brigitte Görnitz, Der kreative Kosmos, Geist und Materie aus Information, Spektrum, Akademischer Verlag, 2006, sowie Thomas und Brigitte Görnitz Die Evolution des Geistigen, Quantenphysik – Bewusstsein – Religion, Vandenhoeck & Ruprecht, 2008 sowie das Zitat von Max Planck am Ende des Kapitels über den Kosmos auf Seite 274.

Samuel Hahnemann ist übrigens der erste Mediziner, der einen Patienten durch eine quellenorientierte Verschreibung geheilt hat: Den an Schizophrenie erkrankten Kanzleisekretär Klockenbrinck, der ihm sein eigenes Heilmittel aufzeichnete, nämlich die Engelstrompete, Datura Stramonium. Er wurde mit dieser pflanzlichen Arznei tatsächlich vollständig geheilt.

Sigmund Freud schildert interessanterweise ebenfalls als ein Art Kuriosum zwei Patienten, die sich ganz und gar mit einem anderen Lebewesen identifizieren: Den Rattenmann und den Wolfsmann[1]. Sein Biograph Octave Manoni berichtet: „Die Analyse des Rattenmannes ist die einzige, bei der Freud, obwohl er sonst alle Unterlagen zu vernichten pflegte, die Notizen aufbewahrt hat, die er sich nach jeder Sitzung zu machen pflegte."[2]

Therapeuten, die einmal in der geschlossenen Abteilung einer psychiatrischen Klinik gearbeitet haben, ist es wohl vertraut, dass einige Menschen ihr inneres Selbstempfinden mittels einer anderen Struktur des Universums ausdrücken: Völlig unbeirrbar kommen sie etwa als Sonnengötter oder Rehe, oder eine Blüte daher. Solche inneren Bilder sind bei ihnen nicht ins Unterbewusste verdrängt, sondern nehmen das Tagesbewusstsein ein und lassen dort nur noch wenig oder keinen Platz für andere Inhalte.

Doch der Unterschied zu den sogenannten Gesunden ist nur ein gradueller: In einem tiefgründigen Sprichwort wird diese allgemeine Erfahrung auf den Punkt gebracht: „Halbe Narren sind wir alle, ganze Narren sperrt man ein, aber die dreiviertel Narren, machen uns die größte Pein."
Allerdings drückt sich in dieser wundersamen Narretei – das zeigen jedenfalls die von uns erhobenen Befunde – sowohl das tiefstmögliche Heilmittel des Einzelnen aus, als auch sein ganz besonderes Potential.

Divya Chabra erschloss die von Sigmund Freud entdeckte freie Assoziation in den neunziger Jahren für die homöopathische Anamnese. Sie entwickelte sie zu einer eigenen Kunst:
Es gelang ihr auf diese Weise, die Patienten zu ungewöhnlich prägnanten Formulierungen anzuregen, die Divya wiederum mit ihrer sehr umfassenden Kenntnis des Repertoriums in elegante und tragfähige Rubriken übersetzte. Interessanterweise nannte ein kleiner Teil der so von ihr stimulierten Patienten spontan die Quelle ihres Heilmittels. Soweit ich

1 Sigmund Freud: Aus der Geschichte einer infantilen Neurose, G.W. XII S29-157
2 Octave Manoni: Freud, RORORO, Bildmonographien, 1971, S.112

Divyas Fälle kenne, handelte es sich meist um Patienten, die eines tierischen Arzneimittels bedurften.

Die freie Assoziation wurde seither sowohl von den Lehrern als auch von den Lernenden der Bombaygruppe in das tägliche Handwerkszeug der Anamnese aufgenommen.

Rajan Sankaran entdeckte um die Jahrtausendwende die besondere Aussagekraft der in Krankheit veränderten Empfindungen des Patienten wieder, die schon bei Hahnemann und Bönninghausen eine große Rolle spielten. Er entwickelte die Kunst des Assoziierens mit den Patienten in Richtung einer Schilderung ihrer spezifischen Empfindungen, um diese genauer denn je zuvor auszuleuchten. Sankaran baute so erstmalig eine eigene Verschreibungsmethode für das Pflanzenreich auf, die sich ausschließlich an den vom Betroffenen beschriebenen Empfindungen orientiert und diese Empfindung in entsprechenden Charts jeweils einem Arzneimittel zuordnet.

Auch hier kam es gelegentlich bei Patienten, die ihre genauen Empfindungen schilderten, zur spontanen Nennung der Quelle ihres Heilmittels. Wiederum waren es jedoch meist Patienten, die eines tierischen Arzneimittels bedurften.

Jan Scholten, der seinerseits ein ganz eigenes System der Pflanzenverordnungen geschaffen hat, hat in den letzten Jahren mitunter einen wunderbaren Pflanzenfall vorgestellt, in welchem ein Patient sein eigenes Heilmittel benannt hat. Oder der Patient hatte – wie sich nach der Verordnung herausstellte – die Bilder seiner Seele intuitiv in seinen Alltag umgesetzt und zum Beispiel weite Teile seines Gartens mit der später von Scholten, anhand seiner analytischen Methode bestimmten Pflanze bepflanzt.

Erstaunlicherweise hat bis heute trotz dieser spannenden und an Zahlen zunehmenden Inzidenzen über immerhin zwei Jahrhunderte noch keine umfassende Reflektion all dieser Beobachtungen stattgefunden. Bislang wurde kein Versuch unternommen, den Kontext zwischen dem inneren Bild des Patienten und seinem Arzneimittel genauer zu ergründen.

Möglicherweise einfach, weil den Berichten über solche Beobachtungen immer der Charakter des Merkwürdigen, des Kuriosen anhaftete. Tatsächlich handelt es sich ja um höchst ‚eigentümliche' Phänomene.

5
Ziel, Landkarte, Kompass und ein Weg

> *Triff das Ziel,*
> *ohne an das Ziel zu denken,*
> *denn alles Wollen bindet den Geist*[1]
>
> *1 Weisheit aus dem japanischen Weg der Bogenkunst*

Ziel, Landkarte und Kompass

Wir untersuchten, ob es in den schwer zugänglichen Fällen einen Weg zu einer quellenorientierten Verschreibung geben könnte.

Die essentiellen Erkenntnisse von Jürgen Becker aus seinen spannenden C4 Verreibungen und das daraus abgeleitete, erste Ebenenmodell von Rajan Sankaran haben mich inspiriert, eine möglichst genaue Landkarte der Anamnese bis zur Quelle weiterzuentwickeln.

Diese Landkarte ermöglicht uns an schwierigen Stellen eine unmittelbare Orientierung in der Fallaufnahme: Bewegt sich der Patient in Richtung der tieferen Ebenen, die schließlich die Quelle spiegeln, oder entfernt er sich davon? Als zuverlässiger Kompass erwies sich die Unregelmäßigkeit.

Der Weg: Handwerk und Kunst der Anamnese

Eine Quellenverordnung erfordert solides homöopathisches Handwerkszeug und ist doch eine wunderbare Kunst.

Zum Handwerkszeug gehört es wie eh und je, einen sicheren Umgang mit Rubriken und der herkömmlichen Materia Medica Stück für Stück zu erwerben. Weltweit vorbildlich ist hier die umfassende Ausbildung der indischen homöopathischen Universitäten.

Genauso wichtig aber ist die Fähigkeit und Neugier, sich die naturwissenschaftlichen Forschungsergebnisse über die jeweils vom Patienten beschriebene Quelle zu erarbeiten. Dabei gilt es abzugleichen, inwieweit das vom Patienten aus den inneren Bildern Geschilderte tatsächlich die wissenschaftlich erfassbaren Besonderheiten der natürlichen Quelle spiegelt.

Solch ein exakter wissenschaftlich orientierter Ansatz ist eine Stärke, die wiederum die westliche Welt zum homöopathischen Werkzeug beisteuern kann.

Die Kunst der Anamnese ist auf den ersten Blick unscheinbar: Sie folgt der schlichten und in der Homöopathie einigermaßen vertrauten Devise: „Weniger ist mehr". Für den Therapeuten gilt es oft, eher etwas zu lassen, als zu tun.

Die Kunst des Zuhörens bedeutet:

> Sich zu lösen von allen eigenen Belangen oder Problemen, die uns gerade noch beschäftigten, von möglichst allen beschränkenden Zeitvorgaben, allen unnötigen Unterbrechungen.
>
> Aufzuhören, das Gehörte gleich in altbekannte Rubriken und Arzneimittelbilder einzuordnen.
>
> Aber auch das Geschehenlassen und Annehmen von allem, was da aus den Tiefen des Unbewussten des Anderen ans Licht kommt. Dieser Prozess kann bisweilen eine ziemliche Herausforderung, eine tägliche Übung darstellen, die möglicherweise – wer weiß? – auch den eigenen Reifeprozess des Behandelnden fordert und fördert.

Möglichst kein eigenes Wort sollte der Therapeut in seinen Fragen der eigentlichen Aussage des Patienten hinzufügen. – Vielmehr gilt es, dem Anderen an der entscheidenden Stelle seine eigensten Worte wie ein Spiegel das Licht neutral zurückzuwerfen. So kann der Sprecher sie wieder aufnehmen und die nächste Strecke des Weges ausleuchten.

Es bedarf der Übung und der Erfahrung, zu erkennen, welche Worte, wenn sie dem Erzähler zurückgegeben werden, Licht ins Dunkel bringen:

An dieser Stelle skizziert die bereits erwähnte Formulierung von Mary Gillies eine entscheidende Möglichkeit:

„Es ist die scheinbar bedeutungslose Unregelmäßigkeit im Fluss der Worte des Erzählers, die an der Steilwand den besten Halt gibt für den nächsten Schritt."

Mit der scheinbar bedeutungslosen Unregelmäßigkeit sind jene beschreibenden Ausdrucksweisen charakterisiert, über die wir als Hörer normalerweise ganz kurz und halbbewusst stutzen und dann meist hinweggehen.

Charakteristischerweise sind das solche Redewendungen, die ein anderer, als eben dieser Erzähler, kaum wählen würde, um dieselben Fakten, Gefühle, Ereignisse oder Empfindungen zu beschreiben.

In dieser Unregelmäßigkeit im Fluss der Worte offenbart sich nach unserer Erfahrung ein durchgehendes, der Logik nicht zugängliches, komplexes Muster, das im Unbewussten eingraviert ist. Naturwissenschaftlich gesprochen enthält dieses Muster wahrscheinlich die Merkmale des charakteristischen physikalischen Informationsmusters des Patienten[10] und offenbart – darauf weisen jedenfalls unsere empirischen Untersuchungen hin – gleichzeitig ganz unmittelbar sein wirksames Heilmittel.

Es ist ein fortwährender Lernprozess für den Therapeuten, die Fragen gleichzeitig sparsam und doch so gezielt einzusetzen, dass der andere entlang dieser Eigentümlichkeiten seiner Erzählung immer tiefer und genauer in die Bilder seiner Seele eintauchen kann.

Idealerweise stellt hier einfach ein Mensch einem Anderen einen ganz und gar offenen und doch geschützten Raum zur Verfügung.

So kann für den Betreffenden die Freiheit erwachsen, oft zum ersten Mal das eigene Innere zu betreten und hier Licht und Schatten und alle strukturellen Besonderheiten genauso, wie er sie vorfindet, wahrzunehmen, zu betrachten und auszudrücken. Reflektiert der Hörer dem Sprecher die auftretenden feinen Besonderheiten seiner Rede auf dieser Reise, dann gelangt dieser meist unwillkürlich Schritt für Schritt in die Schilderung jenes merkwürdigen inneren Musters, durch das sich – auch wenn dies zunächst noch keiner von beiden im Einzelnen versteht – ein roter Faden zieht.

10 Das Informationsmuster eines Menschen wird in der 7. Ebene auf den folgenden Seiten noch genauer beschrieben. Der dazugehörige physikalische Begriff der ***Information*** wird im Kapitel über den Kosmos genauer definiert. Siehe dazu Seite 257.

Die Entwicklung des Ebenenmodells

Ganz essentielle Beobachtungen von den Ebenen unserer inneren und äußeren Wahrnehmung hat Jürgen Becker im Zuge seiner C1-C4 Verreibungen erstmalig entdeckt und formuliert, nämlich, dass jede Verreibungsstufe eines homöopathischen Wirkstoffes ein ganz eigenes Potential in den Probanden aktiviert:

Er hat sie folgendermaßen benannt:

C1: Das körperliche Potential

C2: Das emotionale Potential

C3: Das mentale Potential

C4: Das spirituelle Potential

Diese Pionierarbeit von Jürgen Becker hat wiederum Rajan Sankaran im Jahre 2002 inspiriert, ein darauf aufbauendes erstes Ebenenmodell für die Anamnese entlang den entsprechenden Rubriken des Repertoriums zu formulieren. Die Ebenen 1-5 dieses Modells haben sich in unserer Erfahrung bewährt. Mit der geduldigen Hilfe unserer Patienten und im Dialog mit Physikern und anderen Wissenschaftlern haben wir im Sommer 2005 hier im Institut für systematische Homöopathie versucht, die darüber hinausweisenden tieferliegenden Ebenen, die zur Erkenntnis der Quelle selbst führen, genauer zu verstehen und zu erfassen und schließlich so exakt zu formulieren, dass sie auch für andere möglichst klar nachvollziehbar werden.

6
Die 10 Ebenen der Fallaufnahme
Ein gemeinsamer Weg von Patient und Therapeut

Die Anamnese beginnt meist mit der Hauptbeschwerde und führt über die Schilderung der:

- Fakten
- Dazugehörigen Emotionen
- Bilder und Erlebnisse
- Eigenartigen Empfindungen in immer tiefere Ebenen, bis hinein in die tiefen Schichten des Unbewussten.

> *„Durch die Symptome eines Krankheitszustandes, oder eines Arzneimittels, die aufgelistet sind, zieht sich ein roter Faden wie durch die Taue der englischen Marine."*
>
> *Clemens von Bönninghausen*

Im folgenden werden die Ebenen, wie wir sie heute verwenden, *am Beispiel des jungen Mannes mit der Präthrombose des rechten Auges und bleibenden blinden Flecken geschildert.*[11]

Ebene 1: Name [12]

Jede Anamnese nimmt ihren Ausgang von der genauen Schilderung der Hauptbeschwerde: In der Regel wird zunächst der Name der Erkrankung benannt:

Beispiel: Präthrombose des rechten Auges, juveniler Bluthochdruck, Asthma, Depressionen.

Ebene 2: Fakten

Zu Beginn werden vor allem die reinen Fakten der Hauptbeschwerde geschildert:

Beispiel: Nach einer starken Überdosierung von Kaffee und Asthmamitteln kam es zu einer so gravierenden Durchblutungsstörung am rechten Auge, dass blinde Flecken auf der Netzhaut zurückblieben.

11 Vergleiche dazu auch die genaue Fallgeschichte auf Seite 92.

12 Die Ebenen 1 - 5 entsprechen weitgehend den Ebenen in Rajan Sankarans Ebenenmodel, welches wiederum auf den bemerkenswerten Ergebnissen aus den C4 Verreibungen von Jürgen Becker aufbaut.

Pragmatische Unterscheidung der Ebenen 3, 4 und 5:

Es hat mehrere Jahre gedauert, bis sich mir die exakte Differenzierung der Ebenen 3 bis 5 wirklich erschlossen hat.

In Seminaren merke ich, dass es den meisten Kollegen ähnlich geht. Mit der Zeit, mit dem jahrelangen Zuhören einerseits und mit dem selber innerlich Wahrnehmen andererseits, wurden mir aber die Unterschiede folgendermaßen klar:

Grundemotionen sind ein Reaktionsmuster, das wir wahrscheinlich alle miteinander teilen: Jeder von uns kennt Angst, Wut, Trauer, Zorn, Freude und Glücksgefühle. Es sind also einheitliche Basisgefühle der Menschen, über die wir uns meist leicht und mühelos verständigen können.

Die Situationen aber, die solche Grundgefühle im Einzelnen auslösen können, unterscheiden sich oft ganz erheblich[1]: In jeder Biographie finden sich individuelle Schlüsselsituationen, die dem Leben ihren unverkennbaren Stempel einprägen.

Die innere Empfindung in ein und demselben Schlüsselerlebnis unterscheidet sich meist beträchtlich von Mensch zu Mensch.

Grundemotionen, wie Freude und Angst fühlen wir körperlich und seelisch alle sehr ähnlich.

Eine Schlüsselsituation, wie den 11. September sehen wir vor uns. Sie läuft ab wie ein Film, ein Märchen, oder ein Traum. Wir können eine solche Situation schildern, ähnlich wie ein Künstler einen Roman, oder eine Filmgeschichte erzählt oder ein Bild malt. Sie ersteht virtuell vor dem geistigen Auge. Sie kann in Sprache oder Kunst ausgedrückt werden.

Eine Empfindung, wie zu stürzen oder zu fliegen, kann ich in dem Moment, wo ich sie selber registriere oder ein anderer sie mir schildert, nicht nur vor meinem geistigen Auge wahrnehmen, sondern – und das ist der entscheidende Unterschied zu einer Schlüsselsituation oder Delusion – eine Empfindung kann ich tatsächlich auch körperlich im Augenblick des Sprechens, Denkens oder Hörens empfinden, das heißt ich kann sie psychisch, und im eigenen Körper wahrnehmen und spüren und auch ausdrücken.

---

1 Die oft ganz verschiedene Wahrnehmung von ein und derselben Situation ist zum Beispiel in dem Sprichwort wiedergegeben: „Wat dem enen sin Eul, is dem andern sin Nachtijall." – Genau das, was dem einen also wie eine (im Beispiel hässlich gedachte) Eule erscheint ist für den anderen die liebliche Nachtigall und umgekehrt.

Der Patient ergänzt diese rein faktischen Ausführungen über die Ereignisse in seinem Auge spontan durch zwei ganz kurze Bemerkungen, die bereits einen ersten, ungewöhnlich frühen Hinweis auf die Informationsebene der Quelle, Ebene 7 beinhalten: ***Es war wie ein „blendenartiges, schwarzes Zusammenziehen ... als ob Sie in ein viel zu helles Licht geschaut hätten"****.*

Ebene 3: Die Grundemotionen

An dieser Stelle der Fallaufnahme oder manchmal auch später beginnt der Patient spontan von den für ihn mit der Erkrankung verbundenen allgemeinen, also unspezifischen Gefühlen wie Trauer, Wut, Angst oder aber von fehlender Zufriedenheit und Glück zu erzählen.

Beispiel: Der Patient berichtet von Ängsten in der Einschlafphase.

Trennungssituationen waren für ihn verbunden mit Panikattacken. Todesangst.

Ebene 4: Die Schlüsselsituation

Im nächsten Teil der Anamnese kommt dann oft eine einschneidende Situation zur Sprache, das Schlüsselerlebnis (Delusion), in dem sich der Patient immer wieder wähnt. Dies kann ein eigenes Erlebnis sein, oder symbolisch ein Traum – sogar Halluzinationen sind möglich – oder schlicht die Geschichte eines anderen, ein Märchen oder ein Film. In ihr sieht der Betroffene die prägende Schlüsselerfahrung des Lebens überhaupt dargestellt:

Beispiel:

1. *Eine kaum verarbeitete, entscheidende Erfahrung war für den Patienten, von einer geliebten Freundin verlassen worden zu sein. Diese Erinnerung löste die panische Verlustangst in ihm aus, von der jetzigen Freundin auch wieder verlassen zu werden. Die Schlüsselsituation seines Lebens ist es also, von dem geliebten Menschen in einer Trennungssituation alleine gelassen zu werden. Damit assoziierte er Bilder, als habe ihm jemand Elektroden ins Hirn gesteckt und darauf gedrückt.*
2. *Den für ihn schwierigen Erfahrungen seiner Kindheit folgten Assoziationen von misshandelten oder missbrauchten Kindern.*

Ebene 5: Die innere Erfahrung: Die Empfindung

Schließlich beschreibt er die tiefe innere Grunderfahrung, die eigentliche Empfindung in diesem Schlüsselerlebnis:

Beispiel: Ich sehe, wie ich zerfließe. Mich auflöse ... Nichts von mir übrig bleibt. Als hätte ich kein Gewicht, keine Distanz, keine Persönlichkeit.

Der Kern der Persönlichkeit wird zerstört ..." In diesem Satz geht die körperliche Empfindung des Zerfließens über in einen unmittelbaren Ausdruck der Quelle (Ebene 7).

Ebene 6: Die Körpersprache

Bei dem Versuch, eine tiefe innere Empfindung und Erfahrung zu beschreiben, beginnen wir alle unweigerlich, mit einer prägnanten Mimik, mit den Händen[13] und oft sogar mit dem ganzen Körper zu sprechen.

Beispiel: Bei der Schilderung, wie er sich auflöst, zeigt der junge Mann mit seinen Händen eine fließende Bewegung, die von der Körpermitte ausgeht und immer weiter reicht, dabei jedoch verschwommener wird.

Es ist also eine deutliche Handbewegung, aber noch keine Geste, die ein ganz klar erkennbares Muster aufweist.
Reflektieren wir solche eigentümlichen Worte und dabei auch die ihnen entsprechenden Körperbewegungen zu dem Patienten zurück, so kann ihn dies anregen, noch tiefer zu gehen.
Mimik und die Bewegungen beginnen plötzlich das Geschilderte in einem reproduzierbaren immer klarer werdenden Muster auszudrücken. Genau in diesem Augenblick erreicht der Sprecher die Türschwelle in eine weitere Ebene:

Ebene 7: Die Quelle des Arzneimittels

Wenn wir den Patienten ermutigen, entlang seiner inneren Wahrnehmungen, Empfindungen und Bewegungen noch weiter zu gehen, stößt er, stoßen wir mit ihm unweigerlich auf ein bereits von Siegmund Freud beschriebenes, komplexes Gebilde: Eine Struktur im Unbewussten, die keiner Verstandeslogik unterliegt und doch unser Verhalten und Empfinden steuert.

An dieser Stelle wird die Geschichte des Anderen immer schwerer für uns nachvollziehbar. Sie verlässt ganz unvermittelt plötzlich die allgemeingültige Erfahrung und Logik. Sie drückt sich plötzlich von Mensch zu Mensch, von Patient zu Patient in ganz und gar verschiedenen Assoziationen aus.
Er oder sie verwendet entweder:

- Pflanzliche Bilder oder

13 Die ausdrucksstarke Sprache der Hände wurde von Rajan Sankaran für die homöopathischen Anamnese entdeckt. Er nannte diese Ausdrucksform „Energieebene", was sich allerdings mit dem wissenschaftlichen Begriff der Energie schwer in Einklang bringen lässt.

- Bilder aus der Tierwelt oder
- Mineralische, physikalische und chemische Bilder

Beispiel: Dieser Patient schilderte den Zustand seiner Seele als wackelig, und sagte weiter: Er ziehe dann alle Kontaktarme zurück und spalte sich ab.

Seine Ausführungen waren jetzt auf einmal von klaren Handbewegungen begleitet, die das Gegenüber nicht nur als Hörer, sondern auch als Seher, einbeziehen und den geschilderten Vorgang sichtbar werden lassen.
Durch die schlichte Widerspiegelung seiner Worte ging er wie selbstverständlich weiter und gelangte ganz unvermittelt in Bilder der Physik:

Ein Kristall ... Kein Licht, schwarz, dunkel, unendlich schwer, stickig und eng.
Es geht um die Öffnung, nicht um den Rest der Kugel. Licht wird von dieser Öffnung verschluckt.
Es ist schwarz, totschwarz. Wie ein Hohlraumstrahler. Ein schwarzes Loch, aus dem nichts mehr entweicht. Man kann auch keine Strukturen mehr erkennen ...
Das Gegenteil ist ein Strahler, der genauso groß ist, gleißend hell, angefüllt mit Materie, die sich rasend schnell zerlegt, sich in subatomare Teile zerlegt. Gleißend heiß, Kernteilchen und Elektronen sind delokalisiert: Energie und Materie in der aktivsten Form. Elektromagnetische Strahlung. Brodelndes Chaos. Der höchste Grad der Entropie ...

Da er offenbar die Ebene erreicht hat, wo sich eine andere Struktur aus dem Universum in ihm ausdrückt, wird genau an dieser Stelle die entscheidende Frage des Therapeuten möglich, die dem Patienten hilft, die Quelle so exakt wie möglich zu benennen. Die Frage nämlich, wo es all das Geschilderte, die Besonderheiten seiner Erzählung noch einmal ganz genauso auf der Erde oder im ganzen Universum gibt:

Ein Strahler, blendendes Licht, gefüllt mit Materie, die schnell verfällt, verfällt in subatomische Teilchen, nukleare Teile und Elektronen sind getrennt ...
*Wenn Sie ein Bild haben wollen, ein Bild aus der Physik: Die Sonne, die Atombombe ... ja genau, **radioaktiv**.*

Auf dieser Ebene wird die genaue Quelle des Arzneimittels deutlich.
Diese Quelle korrespondiert in allen zentralen Aussagen mit der Schilderung seines körperlichen und seelischen Zustandes.

Einige Patienten können – wie bereits in Kapitel 4 erwähnt – am Ende der Anamnese auch spontan und ohne jede weitere Ermutigung durch den

Therapeuten die Quelle ihres Mittelbildes benennen, also die Struktur im Universum, die genau die Eigenschaften hat, die der Patient in der Fallaufnahme durch die verschiedenen Ebenen geschildert hat. Bei den meisten Patienten bedarf es allerdings eines besonderen Anstoßes, einer Anregung. Am Ende der Fallaufnahme, dann wenn alle wichtigen Details und die ungewöhnlichen Mosaiksteine der Erzählung bunt durcheinander liegen, hat es sich bewährt, in einem abschließenden Schritt, in einer Art Klimax im Prozess der Mittelfindung, dem Patienten noch einmal alle Unregelmäßigkeiten in seinen eigenen Worten vorzulesen und einfach wirken zu lassen.
Dann erst ist der Punkt gekommen, ihn zu fragen, wo ganz genau in der belebten oder unbelebten Natur dieses eine Phänomen noch einmal vorkommt, was er aus seiner Erfahrung so genau kennt.
Der Prozess der einsetzenden freien Assoziation braucht Zeit und die Ermutigung, das an die Oberfläche kommen zu lassen, was als tiefes inneres Wissen ohnehin da ist.

Es ist keineswegs immer so, dass das richtige Mittel die zuerst genannte chemische Verbindung oder Pflanze, oder das erstbenannte Tier ist. Oft werden zunächst symbolische Strukturen genannt.
Wir lesen daher die Eigentümlichkeiten der vorangegangenen Erzählungen meist mehrmals in aller Ruhe und mit Fokussierung vor. Es ist dabei wichtig, die entstehenden Pausen mit den jeweils einsetzenden tiefen, stillen Assoziationen nicht zu stören, sondern abzuwarten.
Das Heilmittel des Patienten, also die Quelle seiner Arznei, weist dann im Unterschied zu den symbolisch genannten Strukturen tatsächlich exakt jene Besonderheiten auf, die er vorher für seinen körperlichen Zustand und die Bilder seiner Seele spontan gewählt hatte.

Am Ende der Anamnese werden diese merkwürdigen Eigentümlichkeiten auf einmal alle aus den charakteristischen Eigenschaften einer sich in immer deutlicheren Umrissen abzeichnenden einzigartigen Struktur aus dem Kosmos verständlich.

Solche Eigenschaften sind:

- **Bei pflanzlichen Arzneimitteln:** Botanische Merkmale wie Besonderheiten der Bewurzelung, oder des Wuchses, der Blüten oder der Versamung.
- **Bei tierischen Arzneimitteln:** Zoologische Besonderheiten wie charakteristische Eigenschaften oder Verhaltensweisen der Gattung.

- **Bei mineralischen Arzneimitteln und chemischen Elementen:** Physikalische und chemische Eigenschaften wie Bindungseigenschaften, Druck- oder Widerstandsverhalten, Katalysatoreigenschaften, oder die Kapazität. – Im Beispiel sind es die Prozesse in der Supernova sowie die dort entstehenden radioaktiven Elemente.

  Wenn auch die Ebene 7 vom Patienten selbst in Übereinstimmung mit dem ganzen vorhergegangenen Bericht beschrieben ist, erreicht die Mittelverschreibung die höchste Zuverlässigkeit.

Gibt es weitere Ebenen von Krankheit oder Heilung?
Über all die Jahre, die ich den Patienten zugehört habe, wurde mir langsam klar, dass sich einigen von ihnen noch weitere, sehr elementare oder tiefe Ebenen der Erfahrung erschließen:

Ebene 8: Die energetische Wahrnehmung, die Energie

Energie ist eine physikalische Grundgröße. Dennoch wird das Wort Energie in der Umgangssprache und auch von vielen Therapeuten verschwommen für ein buntes Konglomerat von Phänomenen eingesetzt, ohne genau zu definieren, was im Einzelnen gemeint ist.
Energie kann man physikalisch als das beschreiben, was Materie in Bewegung setzt. Anders als die zugrundeliegende Information, prägt sie nicht so deutlich das eigentliche „Wesen" einer Struktur.
Bildlich gesprochen entscheidet der Energiezustand der Struktur nicht so sehr, welche Struktur es ist, sondern zum Beispiel, ob dieser Stoff gasförmig vorliegt (schnelle Bewegung der Teilchen), oder flüssig (mittlere Bewegung der Teilchen) oder fest (langsame Bewegung der Teilchen).
Energie drückt sich physikalisch z.B. als Frequenz und Amplitude aus.

Für die homöopathische Anamnese gilt:

1. Die energetische Ebene wird nicht in allen Anamnesen ausgedrückt.

2. Die Energieebene ist unspezifischer als die Informationsebene und kann daher das eigentliche Wesen der Quelle nicht unmittelbar wiedergeben, sondern nur so etwas wie ihr Tempo, ihre Frequenz, ihr bewegungsauslösendes Moment.

3. Energie und „Lebenskraft"
Hahnemann gehörte zu den Medizinern seiner Zeit, die aufgrund ihrer Naturbeobachtungen eine das Leben bedingende, oder Leben in Bewegung setzende Kraft postulierten. Einige Anamnesen weisen in diese Richtung:

Die Patienten schildern eine Wahrnehmung der eigenen Lebenskraft.

Wie drückt sich dies in einer Anamnese aus?

a. Die energetische Ebene im Sinne der „Lebenskraft" kann von Patienten ausgedrückt werden, die ihre Grundkrankheit als eine *„Störung ihrer Lebenskraft"* wahrnehmen, – eine immer häufiger werdende Erkrankung, die mittlerweile in der allgemeinen Medizin unter der Bezeichnung „Burnout-Syndrom" eingeordnet worden ist.

b. Einzelne Betroffene, die während einer homöopathischen Anamnese die Erfahrung machen, hier auch über Erlebnisse sprechen zu können, die sonst belächelt oder schnell abgetan werden, schildern, dass sie natürlicherweise energetische Phänomene wahrnehmen. Zum Beispiel nehmen sie bei anderen Lebewesen sowohl das Vorhandensein von einer Lebenskraft oder Lebensenergie als auch deren Mangel wahr.

4. Einige Patienten schildern synästhetische Sinneseindrücke, Licht- und sogenannte Aurawahrnehmungen.
Die meisten – es gab auch einprägsame Ausnahmen – Patienten, die bislang davon berichteten, sprachen eher nüchtern von diesen Phänomenen. Allerdings unterhielten sie sich selten mit Dritten darüber, weil ihnen klar war, dass die anderen, die diese Phänomene nicht von Natur aus und daher selbstverständlich wahrnehmen, mitunter befremdet auf solche Erfahrungsberichte reagieren.

Beispiel: Der Patient berührt in diesem Fall nur sehr knapp die Energieebene. Er spricht über die hohe Frequenz seines Quellenthemas: Letztendlich ist alles zu schnell: Meine Gedanken sind zu schnell, meine Bewegungen sind zu schnell, meine Handlungen sind zu schnell ...

Ebene 9: Die Bewusstseinsebene

Alle Ebenen können vom Einzelnen teilweise oder gänzlich unbewusst erfahren werden. Aber jede dieser Erfahrungsebenen kann auch das klare Licht des Bewusstseins erreichen.

Schon die ganz frühen Dokumente der Menschheitsgeschichte zeigen, dass menschliches Bewusstsein sich das eigene Selbst zu erschließen versucht – genauso wie alle anderen wahrnehmbaren Phänomene der Schöpfung, die dieses Selbst umgeben.

Bewusstsein beschäftigt sich in allen Kulturen auch mit der Quelle aller Existenz, so unvollkommen diese Erschließung auch immer bleiben mag.

Tiefe Heilung schließt nach meiner Erfahrung ein sich schrittweise erweiterndes und vertiefendes Bewusstsein des eigenen Wesens, aber auch der Welt um einen herum und der ganzen Schöpfung mit ein.
Beispiel: Im Verlauf der Gesundung konnte der Patient nicht nur die Versetzung seiner jetzigen Freundin gelassen hinnehmen und dennoch eine gelingende Partnerschaft mit ihr leben. Im letzten Jahr hat er mit seiner Partnerin den Beschluss gefasst, trotz der damit verbundenen Risiken, ihre berufliche Situation zu verändern, gemeinsam nach neuen Tätigkeitsfeldern zu suchen und so ihr Leben zusammen neu zu gestalten.

Anstelle der seit früher Kindheit bestehenden Depressionen ist – so berichtet er – eine spirituelle Zufriedenheit, eine ungerichtete Dankbarkeit getreten, die er seit dem Behandlungsbeginn 2003 in den verschiedenen Wechselfällen seines Lebens spürt.

Ebene 10: Die Unnennbare

Die 10. Ebene ist uns mit beschreibenden Worten schwer zugänglich.
Sie kann jedoch in der Meditation bei klarem Bewusstsein erreicht werden.

Die 10. Ebene ist verbunden mit dem **Ursprung aller Struktur**, dem „Meer aller Möglichkeiten" aus dem heraus sich alle belebte und unbelebte Natur formt.

Physiker beschreiben sie als:
- Das Meer aller Möglichkeiten
- Die absolute Leere
- Das Vakuum
- Das dennoch alles enthält

Religionen sprechen von Nirvana, Brahman, oder dem AllEinen.

Aus der Sicht der Quantenphysik entspringt aus diesem Ursprung vermutlich sowohl das Salz Radium bromatum als auch das diesem entsprechende spezifische Muster, das sich in einem bestimmten Menschen als ein wichtiger Teil seines ureigenen Informationsmusters ausdrückt.

Homöopathie, Psychologie und Naturwissenschaft

Constantin Hering äußerte einmal die Sehnsucht, die Homöopathie möge eines Tages ihre Arzneimittellehre nicht vor allem aus dem Blick aufs Detail sondern, wie die sich damals gerade entfaltenden Naturwissenschaften, aus dem Überblick ableiten:

> *Die Zeit kommt hoffentlich bald, wo wir ebenso wie die Naturhistoriker über unsere Mittel sprechen können, wo wir verstehen werden, wie diese, vollständige Beschreibungen zu geben, bei denen alle Nebensachen weggelassen sind. Die Zeit kommt hoffentlich bald, wo wir auch in der Arzneimittellehre wissen, was wesentlich ist und was nicht ...*
>
> *Man kann einwenden, dass beim Erlernen der Naturwissenschaften kein so mühsamer Weg (wie in der Homöopathie) eingeschlagen wird, sondern sehr bald das Allgemeine der verschiedenen Klassen und Familien gelehrt wird... Bei dem jetzigen Stande der Naturwissenschaften kann alles nach den Verwandtschaften überblickt werden, und das Studium wird dadurch außerordentlich erleichtert; allein da wir die Materia medica noch nicht so ausgebildet haben ..., so müssen wir diesen erleichternden Überblick wohl entbehren. Wir müssen deswegen aber doch den Weg verfolgen, der allein zu diesem Ziele führt, so mühsam er auch sein mag ...*[1]

Möglicherweise nähern wir uns über die einander verstärkenden methodischen Entwicklungen der letzten 30 Jahre schrittweise einer Einlösung dieser Sehnsucht von Constantin Hering an.

Interessanterweise bedurfte es jedoch zunächst der Entdeckung der Landschaften und Bilder der Seele, die durch Sigmund Freud und CG Jung begründet wurde. Erst in der Zusammenschau mit diesen Erkenntnissen gelang es auch der Homöopathie, zu einer umfassenden Übersicht in der Heilmittelkunde und ihren wissenschaftlichen Zusammenhängen vorzustoßen.

---

1 Dieses interessante Zitat von Constantin Hering verdanke ich einem Skript über die Cruciferen von Andreas Holling,- wie auch die Zitate von Bönninghausen auf S. 35 und von Boger auf S. 237. Es ist in der Vorbereitung zum Druck.

Über das Konzept der Lebenskraft

„Die Mitarbeiter haben mir erzählt, dass ein Toter aussieht, als ob er schläft. Sie wollten mich vorbereiten. Es stimmt nicht. Tot ist doch sehr tot." Diese kurzen Sätze aus der Erfahrung eines Zivildienstleistenden im Göttinger Hospiz beleuchten einfach und prägnant die „Rückseite" des Konzeptes einer grundlegenden Lebenskraft von Hahnemann:

> ***Dynamis***
> *Im gesunden Zustande des Menschen waltet die geistartige, als Dynamis den materiellen Körper belebende Lebenskraft unumschränkt und hält alle seine Theile in bewunderungswürdig harmonischem Lebensgange, ... so daß unser inwohnende, vernünftige Geist sich dieses lebendigen, gesunden Werkzeugs frei ... bedienen kann. (§9 Organon)*

Hahnemann's Konzept einer grundlegenden Lebenskraft geht auf Christoph Wilhelm Hufeland zurück:
Auf die empirische Beobachtung einer grundlegenden eigenständigen Kraft, die offensichtlich auslöst, dass wir für einen kurzen Augenblick in genau dieser Gestalt über die Erde gehen, ehe mit dem Wiederaussetzen dieser Kraft unsere jeweilige äußere Gestalt unbelebt und unbewegt zurückbleibt und vergeht.

Nach den ersten Überlegungen zur Lebenskraft im 18. Jahrhundert hat in dem darauf folgenden Zeitalter der Maschinenentwicklung eine immer stärker mechanistisch ausgerichtete Medizin den Gedanken einer belebenden Kraft entweder ignoriert oder negiert.

Vielleicht ist es auch die Furcht vor der tiefergehenden Erkenntnis einer „Urkraft", die sich im Leben genauso wie im Sterben ausdrückt, die bewirkte, dass diese Phänomene weder in der Biologie, noch in der Medizin bislang erforscht werden.

Denkbar ist, dass diese Kraft, die die Einheit aus Geist, Seele und Körper in der uns vertrauten lebendigen Gestalt für eine kurze Zeitspanne ermöglicht, eine fünfte Grundkraft des Universums[1] darstellt. Denkbar ist auch, dass wir auf die neuen Möglichkeiten, die sich aus einer Grundlagenforschung dieser Phänomene entwickeln könnten, gar nicht vorbereitet sind.

---

1 Über die vier bislang bekannten Grundkräfte der Physik, welche die Entwicklung des Universums ermöglicht haben, siehe Seite 257.

7
Klärung und Verstärkung
Über die Perspektive des Kindes

> *Kinder und Narren sprechen die Wahrheit?*[1]
>
> *1 altes Sprichwort*

Dreht sich der Bericht des Patienten einmal im Kreis, wie eine Schallplatte, die nach jedem neuen Anlauf in derselben Rille stecken bleibt und trotz aller Fragen nicht weiterführt, haben sich folgende Klärungen in unserer Erfahrung als hilfreich bewährt, um den Weg in tiefere Ebenen freizulegen:

1. Klärung des Therapieauftrages

Zunächst gilt es zu prüfen, ob der Patient zu einem Weitergehen überhaupt bereit ist. – Ob er also einen „Therapieauftrag" geben möchte, der eine noch weiterreichende Erkenntnis über sein inneres Wesen freilegt[14]. Denn dieses Freilegen setzt einen bewussten oder unbewussten Schritt in eine innere Freiheit voraus, der nicht jedem Menschen zu jedem Zeitpunkt seines Lebens möglich oder gangbar erscheint.

Je öfter innere Muster aus dem hellen Kegel des Bewusstseins durch Erziehung oder durch die damit verbundenen Ängste in das Dunkel des Unbewussten verdrängt wurden, desto schwieriger kann die Öffnung in das eigene Innere sein.

Umgekehrt gilt: Fast alle Patienten, die sich dazu entschließen, erleben eine solche Öffnung, in das eigene Innere, als einen befreienden Schritt, wenn sie behutsam begleitet und das Berichtete einfach vom anderen angenommen wird, wie es nun mal gegeben ist.

Ich sage deshalb den Patienten an dieser Stelle, dass es mehr als 10 000 homöopathische Arzneimittel gibt. Dass wir in der Mittelfindung schon ein ganzes Stück vorangegangen sind, und jetzt vielleicht noch z.B. einige 100, oder 10 in Frage kommen. Dass ich ihn aber noch genauer verstehen muss,

14 Wir führen ein ausführliches Gespräch mit den Patienten vor der Erstanamnese. Bleibt der Patient aber „stecken", ist es an diesem Punkt sinnvoll noch einmal zu reflektieren, ob der andere weitergehen möchte. Zu überlegen, was es für ihn an dieser Stelle bedeutet: nämlich, dass wir versuchen, wie vorher besprochen, ihn „so genau wie möglich zu verstehen".

damit am Ende nur noch sehr wenige und idealerweise ein einziges Mittel für die Verschreibung übrig bleibt.

Auf dem weiteren Weg dahin – wenn er ihn gemeinsam gehen möchte – sind wir auf sein inneres Wissen angewiesen. Es geht darum, dieses innere Wissen zu den Fragen kommen zu lassen, ohne mit Verstand und Logik viel nachzudenken oder nachzuhelfen.

2. Verstärkung: Blick aus der Perspektive des Kindes

Hat ein Patient, dem es zunächst schwer fällt, die tieferen Ebenen auszuleuchten, sich entschlossen, dies dennoch zu versuchen, so kann der weitere Weg nach meiner Erfahrung durch bestimmte Verstärker freigelegt werden:

Folgendes Vorgehen hat sich in unseren Händen besonders bewährt: Wenn die Anamnese an einer Stelle einfach nicht weitergeht, wählen wir die wichtigen Unregelmäßigkeiten und Eigentümlichkeiten XY der Erzählung aus und bitten den Patienten folgendes: „Stellen Sie sich vor, Sie erklären einem Kind die Welt. Dieses Kind muss genau verstehen, wie die Welt wirklich ist. Stellen Sie sich vor, es kennt die Worte ‚XY' noch nicht. Erklären Sie ihm die Worte, das Phänomen ‚XY' an sich und zwar unabhängig von Ihnen selbst."

Diese Frage hilft dem Patienten, in die unzensierte eigene Wahrnehmung und in den unbefangenen Blick der Kinderperspektive zurückzufinden. In der Kindheit liegen unsere inneren Bilder und Muster ganz selbstverständlich, wertungsfrei und offen zutage.

Für uns alle gilt zudem: Wann immer wir die Welt erklären, erklären wir uns selbst – gerade die Grundphänomene des Lebens und der Welt nehmen wir entlang der Perspektive unserer ureigenen Muster, unserer Eigentümlichkeiten wahr. [15]

---

15 Rajan Sankaran hat in Anlehnung an Erkenntnisse der modernen Psychologie interessante Bypässe entwickelt, wenn ein Patient nicht weiterkommt: Der Therapeut kann sich die verschlossenen und daher schwer zugänglichen, oft aus dem Bewusstsein verdrängten Ebenen des Betroffenen über einen „Umweg" nämlich über die Helden und Antihelden, die Träume, Hobbies, Lieblingsromane oder -filme allegorisch schildern lassen. Eine weitere klassische Umgehung ist die Verneinung: Welches Gefühl / welche Situation / welche Empfindung möchte der andere auf gar keinen Fall erleben? Welche Angst, welchen Traum hat er niemals? Wir alle wählen in einer exemplarischen Verneinung spontan einfach das aus, was wir als Thema ohnehin in uns tragen.

8
Fälle und Essenzen

Wer zur Quelle gehen kann, gehe nicht zum Wassertopf.[1]

1 Leonardo da Vinci

Im folgenden Kapitel werden für verschiedene Arzneimittel kosmischen Ursprungs entweder ein Patientenfall oder aber eine Essenz der Quellenbeschreibung des Mittels dargestellt.

Die Anordnung der Substanzen folgt dabei dem Entwicklungsprozess im Kosmos.

Ich habe die eigenen acht Fälle, die ich eingefügt habe, so ausgearbeitet, dass sie als eine mögliche Arbeitsvorlage für den Leser dienen können: Im fortlaufenden Text findet sich jeweils das Gespräch mit dem Patienten.

Damit der Leser seinen eigenen roten Faden im Text markieren und mit unserer Analyse vergleichen kann, ist am Seitenrand „der rote Faden", so wie er sich uns während der Fallaufnahme erschloss, wiedergegeben. Weitere Erklärungen zum Duktus des Falles sind grau unterlegt.[16]

2006 und 2007 habe ich die von uns entwickelte Quellenmethode entlang den 10 Ebenen in vier zusammengehörigen Artikeln[17] in den Homoeopathic Links veröffentlicht. Damals habe ich die Fälle: „Aus dem AllEinen in

16 Gelegentlich sind persönliche Erkennungsmerkmale von Patienten geändert worden, um ihrem Bedürfnis nach einer Wahrung der Privatsphäre zu entsprechen. Für die jeweilige Quellenthematik waren diese Änderungen unbedeutend.
Die Fälle wurden gekürzt, wenn die Patienten das Gesagte wiederholten. Themenbereiche die vom Patienten angefangen waren und an späterer Stelle wieder zur Sprache kamen, wurden im schriftlichen Text an einer Stelle zusammengeführt, um dem Leser das kontinuierliche Verständnis zu erleichtern.
Gelegentlich sind Worte wie zum Beispiel „das ist" oder „ich" oder „mein" eingefügt worden, wenn sie im raschen umgangssprachlichen Rededuktus des Sprechers ausgelassen waren.

17 Schlingensiepen-Brysch, Irene:
The Symptom, The Subconscious And The Source, Systematic Homoeopathy
Part I – An Unexpected Approximation To The Mystery of the Soul, Hom. Links, 3, 2006
Part II – From The Chief Complaint To The Information Of The Remedy, Homoeopathic Links, 4, 2006
Part III – Illustrative Case And Final Conclusions, Homoeopathic Links, 1, 2007
Schlingensiepen-Brysch, Irene; About The Beginning of Creation, Hom. Links, 3, 2007

die Dualität" sowie „Vom Schwarzen Loch und einem viel zu Hellen Licht" zur Veranschaulichung ausgewählt. Da gerade diese beiden Fällen wichtige Lernmomente für unser Verständnis und die Entwicklung der Methode in unserer Arbeitsgruppe auslösten, danke ich Harry van der Zee sehr herzlich, dass sie hier noch einmal erscheinen können.

Die Essenzen von Arzneimitteln sind jeweils mit dem Namen des Arzneimittels überschrieben.

Bei den Fällen ist lediglich eine Quintessenz des Berichtes in den Titel gerückt, so dass der Leser sich die Unregelmäßigkeiten im Text selbst erarbeiten und dem von uns extrahierten roten Faden am Rand abgleichen kann. So kann er feststellen, zu welcher Verordnung er gekommen wäre, wenn nicht der Patient selbst am Ende die Quelle beschrieben hätte.

Fünf Quellenfälle oder Essenzen haben Kolleginnen für dieses Buch zur Verfügung gestellt.

Da jede von uns auf ihre eigene Art den Patienten zur Quelle begleitet, habe ich die Verschiedenheiten im Stil bewusst nicht angeglichen.

Es können, – wenn sie tatsächlich weit genug gegangen und immer wieder auf das Ziel hin ausgerichtet werden – bekanntlich fast alle Wege gen Rom führen.

Die aufgezeichneten Geschichten der Patienten haben alle bis heute einen Verlauf, den man in einem Film wehmütig-ironisch als „Happy End" bezeichnen würde.

Natürlich bleiben auch die Patienten in unseren Praxen von Schicksalsschlägen nicht verschont.

Was sich aber unter den Quellenverordnungen deutlich ändert, ist die Brille durch die der Einzelne sein Leben in all seinen Wechselfällen wahrnimmt. Es verändert sich unmerklich der Umgang mit dem eigenen, wie mit dem Weg der anderen.

Ich kann die folgende Beobachtung nicht erklären, ich kann sie nur berichten: Mehr als 85 % der Ehen unserer kontinuierlich über längere Zeit therapierten Patienten halten bislang durch alle Krisen. Solche Krisen führen unter der harmonisierenden Einwirkung des Mittels, soweit ich es erkennen kann, seltener in einseitige Schuldzuweisung oder verzweifelte Hoffnungslosigkeit. Vielmehr setzen sie oft tiefere Erkenntniswege frei. Dieser Prozess scheint mit einer erneuerten Fähigkeit einherzugehen, sich selbst, ebenso wie andere, zu lieben.

Wir begleiten die Patienten im Gespräch durch kritische Phasen. Unsere Erfahrung ließe sich vielleicht so zusammenzufassen: Unter der Wirkung des Mittels entsteht eine erweiterte geistige Freiheit. Alte Blockaden und Muster können leichter überwunden werden.

Auch im Beruf beginnt der Einzelne interessanterweise oft andere Weichen zu stellen, so dass seine eigentlichen Begabungen und Wünsche deutlicher als bisher zu einer Entfaltung gelangen.

Neben der stabilisierenden Wirkung auf das Immunsystem ist eine der zuverlässigsten Indikatoren für die Wirksamkeit eines Mittels die meist innerhalb von Stunden oder wenigen Tagen einsetzende heilende Wirkung auf Depressionen, selbst wenn diese sehr gravierend waren.

Meist setzt auch etwas langsamer eine heilende Wirkung auf Angstzustände ein.

Patienten, die das Mittel über Jahre einnehmen, nehmen oft die Schwierigkeiten anderer und das Leid um sie herum bewusster wahr und sprechen doch von der *Erfahrung einer vorher nicht gekannten Dankbarkeit für die Schönheiten, für das Wunder des Daseins.*

1. Aus dem AllEinen in die Dualität

Fallbeispiel

Der Patient kam im August 2003 zur Anamnese.
Er schilderte, dass er seit einem Jahr eine Colitis hatte, mit stärkeren Darmblutungen und Flatulenz.

Er berichtete:

Seit 1 ½ Jahren habe ich Migräne. Wenn ich sehr viel Stress habe, arbeitsmäßig, ist es als wenn das Auge auch betroffen wäre.
Als seine Hauptbeschwerde aber beschrieb er Verspannungen und eine damit einhergehende ausgeprägte Erschöpfung, die ihm die Bewältigung des Alltags sehr mühsam erscheinen ließ:

Ich habe Verspannungen in der rechten Schulter mit Schmerzen. Das betrifft die ganze rechte Körperseite. Sie ist auffälliger jetzt. Ich kann es leider nicht ganz genau datieren. Ich habe in der rechten Schulter und in beiden Schultern Verspannungen. Bei bestimmten Bewegungen habe ich Knack-Geräusche. Bei besonders anstrengenden Phasen und bei Überanstrengung zieht es in den Kopf.
Ich halte den Sohn lieber mit dem linken Arm. Im rechten Arm habe ich ein kraftloses Gefühl. (Anmerkung: Im Fragebogen ist das Gefühl, kraftlos zu sein, sehr oft genannt). Tendenziell, als wenn ich ihn rechts nicht so sicher hätte, wie im linken Arm.
Das Gefühl: Nicht fest zupacken, die Dinge nicht fest packen können. Nicht festhalten können. Ein schwammiges (Gefühl, es ist) verschwommener, wabbeliger, kein richtig fester Griff, gefühlloser ...
Wenn ich Fahrrad fahre, habe ich im rechten Bein weniger Kraft als links. Das ist unausgeglichen.
Das Gefühl, am Rande der Kräfte zu sein, keine Reserve zu haben.
Das Gefühl ganz kaputt zu sein, nicht in eine Erholung rein zu kommen, um Kraft zu schöpfen.
(Ich) habe auf dieses Thema keine Lust mehr, nicht mehr ganz hier sein zu wollen.

Ich halte den Sohn lieber mit dem linken Arm. Im rechten Arm habe ich ein kraftloses Gefühl.

Verschwommener, wabbeliger, kein richtig fester Griff, gefühlloser ...
Wenn ich Fahrrad fahre, habe ich im rechten Bein weniger Kraft als links. Das ist unausgeglichen.

Auf dieses Thema keine Lust mehr, nicht mehr ganz hier sein zu wollen.

Ich schaff das alles nicht, das Alltägliche.

Die Angst um den Arbeitsplatz, die Existenz. Finanzielle Engpässe, Versorgungslücken.

Das geht einher mit der Einstellung: Ich schaff das alles nicht, das Alltägliche.

Die Angst um den Arbeitsplatz, die Existenz. Finanzielle Engpässe, Versorgungslücken. Die Angst, nicht genug Geld zu haben. Auf Sachen verzichten zu müssen. Abhängig zu sein, nicht die Dinge machen zu können.

Das ist eine Mischung aus Unzulänglichkeit und Unzuverlässigkeit.

Nicht für die Familie da sein können.

Es kommt zu Antriebslosigkeit, Sinnlosigkeit, Müdigkeit. Es fällt mir schwer, einen Schritt vor den anderen zu tun.

Keine Unterstützung.

Das ist Stillstand, Resignation ...

Das Gefühl, dass ein Mensch alleine ist. Nicht geliebt. Keine Unterstützung hat von Irgendjemandem, der ihn liebt, tröstet, zuhört, der da ist ...

Keine Lebensfreude ...

Gleichgültigkeit – nicht mehr berührt werden, von den Sachen, die passieren. Meine Oma war abwesend die letzten Jahre. Sie hat auf die Sachen, die man ihr erzählt hat, nicht reagiert. Es war keine Anteilnahme mehr, keine Lebensfreude ...

Th: Was ist das für eine Empfindung, – Lebensfreude?

Dass man sich freuen kann, feiern kann.

Ein fröhliches Gefühl, ein angenehmes Gefühl. Blumen blühen, Bäume wachsen im Frühjahr. Die Begegnung mit anderen Menschen. Dass man sich freuen kann, feiern kann, lachen kann. Dass man so etwas wie Demut und Respekt vor dem Leben empfindet.

Gelähmt.

Th: Was ist das Gegenteil?

Im Bett liegen, versorgt werden.

Die Angst gelähmt zu sein. Angewiesen auf die Hilfe anderer ...

Last sein.

Im Bett liegen und versorgt werden müssen. Eine zusätzliche Last zu sein.

(Der größte Fehler) ist wieder weiter von mir selber abzurücken ...

(Der größte Fehler) ist wieder weiter von mir selber abzurücken ...

Zu sterben, ohne das Gefühl, ein sinnvolles Leben gelebt zu haben.

Besorgnis immer Tipps gegeben, Ratschläge.

Viele Verhaltensweisen von meinen Eltern sind nicht meins. Meine Eltern haben aus Besorgnis immer Tipps gegeben, Ratschläge. Wieso soll ich mir was ausdenken, wenn sowieso die Tipps kommen und ich gesagt kriege, wie ich es machen soll. Meine Mutter hat die Tendenz, die negativen Dinge zu sehen, nicht was klappt und schön ist, sondern das Negative. Die Mutter hatte kein Selbstbewusstsein: Ich habe das gut gemacht und richtig. Wenn wir ihr unseren Sohn geben über das Wochenende: „Oje, kann ich das?" – und sie hat drei Kinder und sechs Enkel groß gezogen. Das sich zu trauen, das zu können.

Meine Mutter hat die Tendenz, die negativen Dinge zu sehen, nicht was klappt und schön ist, sondern das Negative.

In der spontanen Verneinung eines Themas drücken sich oft eigene Themen oder eigene Eigenschaften aus, die wir kritisch sehen, die Schattenseiten der Persönlichkeit.
Es ist die Kehrseite unserer willkommenen Eigenschaften, unserer Stärken.
C. G. Jung hat sich über viele Jahre mit diesem Phänomen bei sich selbst und bei seinen Patienten auseinandergesetzt. Er hat den Begriff vom *Schatten der Persönlichkeit* geprägt.

Th: Schildern sie mal: Negativ?
Negativ ist mangelndes Selbstvertrauen. Ich kann das nicht, ich bin nicht gut genug.
Leere. Sinnlosigkeit. Es führt alles zu nichts.
(Das Gegenteil ist), dass ich an göttliche Führung denke. An den Sinn des Lebens.
Es geht darum, mit der Seele Kontakt aufzunehmen, ihren Stand zu erfahren. Dass es möglich ist, den Sinn zu verkörpern.
Die Verantwortung zu übernehmen. Dass das zusammenhängt, was mir passiert. Dass es nicht eine böse Kraft von außen ist, sondern dass ich selber Verantwortung trage, was mir passiert.

Negativ ist mangelndes Selbstvertrauen. Ich kann das nicht, ich bin nicht gut genug.

Dass es möglich ist, den Sinn zu verkörpern.

Die Verantwortung zu übernehmen. Dass das zusammenhängt, was mir passiert. Dass es nicht eine böse Kraft von außen ist, sondern dass ich selber Verantwortung trage, was mir passiert.

Th: Schildern Sie mal eine böse Kraft von außen?
Der Teufel. Das ist etwas Äußeres, was außerhalb von mir existiert und was mich bedroht. Zum Beispiel Bakterien, die eine Krankheit verursachen.

Etwas unfassbar Dunkles, was gegen mich wirkt.

Andere Länder, die das eigene Land bedrohen. Andere Menschen, die das eigene Hab und Gut bedrohen. Etwas unfassbar Dunkles, was gegen mich wirkt. Etwas Unfassbares, was sorgt, dass ich einen Autounfall habe. Dass ich eine Treppe runterfalle.

Bei der Arbeit haben wir wenig privaten Kontakt. Entlassungen stehen an.

Mitgeschliffen werde.

Th: Was empfinden Sie?
Misstrauen. Dass ich nicht weiß, woran ich bin. Ob ich mitgeschliffen werde. Ob es nicht so angesehen ist, was ich da tue.

Mitgeschliffen werden **ist eine auffallende Unregelmäßigkeit im Fluss der Worte. Aber zum Zeitpunkt dieser Erstanamnese im Sommer 2003 war ich auf verwertbare Rubriken und Bezüge zur bekannten Materia Medica und die neueren Pflanzen und Mineralien-Charts konzentriert. Ein Jahr später begann ich jede Anamnese konsequent entlang der scheinbar belanglosen Unregelmäßigkeiten aufzunehmen.**

Erst in der zweiten Erstanamnese aus dem Frühjahr 2006 führt eben dieser Weg direkt zur Quelle des Arzneimittels. Zu dem Mittel existiert seit einigen Jahren eine Arzneimittelprüfung. In ihr werden Rubriken vorgeschlagen, die von dem Fall eindrucksvoll bestätigt werden. Diese Rubriken jedoch fanden sich zur Zeit dieser Fallaufnahme noch nicht im Repertorium. Auf herkömmlichem Wege wäre das Medikament ohne eine Quellenanamnese kaum zu finden gewesen.

Nach der ersten Anamnese, die hier etwa auf ein Drittel gekürzt wurde, verschrieb ich dem Patienten 2003 *Barium arsenicosum*:
Das Thema, völlig auf die Unterstützung der anderen angewiesen zu sein, ist ein Thema der 2. Spalte des Periodensystems. Barium hat das Thema, die Verantwortung des Erwachsenenlebens nicht übernehmen zu können und

stattdessen so auf die Unterstützung anderer angewiesen zu sein, als ob der Betroffene behindert wäre. Die ausgeprägte Angst um die Familie, um Finanzen, um Krankheiten und um die Gesundheit, sowie ein ausgeprägtes Misstrauen sind Charakteristika von Arsen.

Zwei Jahre lang besserte sich die Hauptbeschwerde, nämlich sein Erschöpfungszustand graduell. Die Blutungen traten nicht auf. Nach zwei Jahren jedoch nahm die Erschöpfung wieder zu und heftigere Blutungen traten auf. *Barium arsenicosum* in verschiedenen Potenzen hatte wenig bis keinen Einfluss mehr auf das Geschehen. So entschloss sich der Patient zu einer zweiten Erstanamnese.

Ich habe den Fall in zwei Seminaren als Lehrfall gezeigt. Nahezu alle Teilnehmer, die Homöopathie entlang der Differenzierung in die verschiedenen Reiche und der modernen Charts erlernt hatten, wählten nach dem ersten Teil der Fallaufnahme ein Salz als Heilmittel aus:
Ca. 80% entschieden sich entweder für Barium oder Calcium als erste Komponente.
Als zweite Komponente wählten sie eines der beiden unmittelbar nebeneinander liegenden Elemente der vierten Reihe: Brom oder Arsen. Nur vereinzelt wurden andere Salze, oder ein Lanthanid vorgeschlagen.
Es war für mich ein sehr interessanter Lernprozess, zu erfahren, dass eine andere Gruppe von Homöopathen, die alle ein und dieselbe homöopathische Ausbildung durchlaufen und dabei gelernt hatten, Arzneimittel nach ihrer gemeinsamen Herkunft zu differenzieren (Meeresmittel, Milchmittel etc.), jeder unabhängig von den anderen ein Meeresmittel für diesen Patienten bestimmten: Zum Beispiel eine bestimmte Muschel.

So war es für all diese Teilnehmer nicht weniger spannend, als einst für mich, zu sehen, wohin der Patient selbst uns entlang seiner ureigenen Bilder führen würde.

Wiederaufnahme vom 1. 6. 2006

(Es geht) um ganz hier sein, den Bezug zur Erde irgendwie nicht zu haben.

(Es geht) um ganz hier sein, den Bezug zur Erde irgendwie nicht zu haben ...
(Es ist) besser so zu tun, als ob ich was nicht sehe oder höre, um nicht in Situation reinzukommen ..., wo nicht von vorne rein klar ist, was ich zu tun habe ...

(Ich brauche) Unterstützung: Einen Leitfaden, woran ich mich orientieren kann.

(Ich brauche) Unterstützung: Einen Leitfaden, woran ich mich orientieren kann –
das entbindet mich von einer Art Verantwortung für das eigene Tun.

Die materiellen Ängste Die Angst vor unvorhergesehenen Sachen.

Die materiellen Ängste ...
Die Angst vor unvorhergesehenen Sachen ...
Mit der finanziellen Belastung das Haus gekauft zu haben.
Oh je, das kriegen wir nicht so hin ...
(Das ist wie) ein Zwang im Hintergrund.
Nicht mehr frei entscheiden zu können.
An etwas gebunden zu sein.

Wie ein Zwang im Hintergrund. Nicht mehr frei entscheiden zu können. An etwas gebunden zu sein.

So ein Riesenhaufen, der einfach da ist.

So ein Riesenhaufen, der einfach da ist.

Th: Schildern Sie mal einen Riesenhaufen, der einfach da ist, ganz allgemein?

Das ist ... so was Festes, was auf lange Zeit da ist,
eine Verpflichtung über mehrere Jahrzehnte.
Der Zwang, ich muss einen Job haben.
... ein Ballast, wo man dranhängt.
Wo man sich nicht wegbewegen kann.

Das ist ... so was Festes, was auf lange Zeit da ist, eine Verpflichtung über mehrere Jahrzehnte. Der Zwang, ich muss einen Job haben.

Das Thema Unterstützung und Verantwortung ist wie in der ersten Anamnese Thema geblieben, genauso wie die finanziellen Ängste.

Während der Patient früher in Alltagssituationen wie auch hier eher einen Mangel an tatsächlicher Präsenz beschrieben hat, ergänzt er diesmal noch etwas Ballastartiges, etwas, was mit einer vollständigen Materialisation einhergehen würde.

Früher hätte ich mich wahrscheinlich bemüht, nach den nun folgenden Zeilen, mit dem Patienten weiter zu irgendeiner passenden Rubrik zu kommen. Dabei hätte ich versucht, über eine „vernünftige Frage" diesen merkwürdigen Bereich der Erzählung, der mir damals zunehmend unverständlicher wurde, möglichst bald wieder zu verlassen.

Wenn die langen Lehrjahre auf dem Weg zur Entwicklung der Quellenmethode mich etwas lehren konnten, dann vielleicht dies: Nie bin ich der Quelle in der Anamnese näher, als an dem jeweiligen Punkt meiner eigenen größten Verwirrung gekommen. Und genau diesen Punkt gilt es auszuhalten, oder – wenn er verloren geht und scheinbar sichereres – weil mir bekannt vorkommendes, homöopathisches Land wieder gewonnen ist, dann gilt es, genau an diesen Punkt meiner allergrößten Verwirrung gemeinsam mit dem Patienten in aller Ruhe zurückzukehren. Denn hier ist seine größte Eigentümlichkeit, hier spiegelt sich Hahnemanns Beobachtung aus dem § 153 in ihrem ganzen Potential: In der klarsten, eigentümlichsten Ausdrucksmöglichkeit des Betroffenen. Und genau hier liegt das Heilmittel meist unmittelbar unter der Oberfläche und es gilt den Patienten schlicht zu begleiten, bis er das eben noch verborgene Kleinod sichtbar in das klare Licht des Bewusstseins hält. So habe ich im folgenden Text dem Patienten jedes Mal, wenn er von selbst aufhörte, zu sprechen seine eigenen Worte entlang der Unregelmäßigkeiten reflektiert. Diese Unregelmäßigkeiten sind seitlich hervorgehoben. Aus Platzgründen sind meine Fragen weggelassen.

Schließlich legte er, ohne dies selbst zu merken, unwillkürlich die Hände vor der Brust und schloss die Augen. Auf meine jeweilige Frage hin wartete er – offenbar in einer Art Meditation, solange, bis er das nächste Bild vor Augen hatte.

Das Patientenvideo zeigt, dass ich mich damals einfach seinem Schweigen anschloss und wartete, bis er den nächsten Puzzlestein aus dem ihm innewohnenden Wissen geortet hatte und ans Licht befördern konnte. – Einfach nur schweigen und warten können, genau das katalysiert eine Anamnese an ihrer tiefsten Stelle so, wie kaum ein Wort dies je vermag.

(Es ist) wie festgehalten werden.
Nicht mehr sich bewegen können.

(Es ist) wie festgehalten werden. Nicht mehr sich bewegen können.

Was einen ganz starr festhält, lähmt.

So komplett festgehalten, wie einbetoniert.

Was einen ganz starr festhält, lähmt.
Einen ausliefert, hilflos macht.
So komplett festgehalten, wie einbetoniert.
Im Wasser sein.
Nur dass dies Wasser viel dichter ist:

Dass man sich nicht langsamer bewegen kann, sondern gar nicht mehr.

Dass diese Idee, dass Bewegung möglich sein könnte, gar nicht in Betracht gezogen wird.

Dass man sich nicht langsamer bewegen kann, sondern gar nicht mehr.
Nicht so: Ich kann mich 2 mm bewegen und dann geht es nicht weiter, sondern die Bewegung an sich geht nicht.
Dass diese Idee, dass Bewegung möglich sein könnte, gar nicht in Betracht gezogen wird.
Wie ganz am Anfang ... da fängt die Bewegungslosigkeit an.

Es gibt keinen Anfang, Es ist alles ein Kreislauf, Ein Wandel.

Schöpfung und Zerstörung ist eins.

Ohne Schwarz kein Weiß. Ohne Hell kein Dunkel. Der Anfang ist da, wo es zusammen ist. Anfang geht nicht ohne Ende.

Es gibt keinen Anfang.
Es ist alles ein Kreislauf.
Ein Wandel.
Da ist dieses: Schöpfung und Zerstörung ist eins.
Ohne dies gibt es kein das.
Ohne Schwarz kein Weiß.
Ohne Hell kein Dunkel.
Der Anfang ist da, wo es zusammen ist.
Anfang geht nicht ohne Ende.
Mich dem ganz hingeben zu können, ist ein ganz tiefer Wunsch.
Wie ein Treiben lassen.
Ich muss mich gar nicht bewegen, mich nur loslassen, ... eins werden.

Im Wasser liegen da ist eine Welle, ich lass mich nicht davon tragen.

Es wäre locker, wenn ich nicht starr wäre, nicht diesen Widerstand leisten würde. Ein tiefer Wunsch durch die Gegend zu rennen. Weil alles freudig und schön ist.

Im Wasser liegen da ist eine Welle, ich lass mich nicht davon tragen.
Ich wirke dieser Bewegung entgegen.
Es wäre locker, wenn ich nicht starr wäre, nicht diesen Widerstand leisten würde.
So eine Sehnsucht die Freude sehen zu können.
Das Leben ist Freude.
Ein tiefer Wunsch durch die Gegend zu rennen.
Weil alles freudig und schön ist.
Alles sich entwickelt.
Entsteht und vergeht.

An dieser Stelle geht der Patient, wie am Ende der Anamnese erkennbar wird, bereits in die unmittelbare Beschreibung der Quelle über:

Ich sehe zwei Seiten:
Etwas Duales: ohne Dies geht nicht Das.
Es gehört beides dazu.
Nicht das eine ist besser, als das andere.
Wertvoller als das andere.
Schöner als das andere.
Es ist einfach beides.
Sonst wäre es ein Ungleichgewicht, etwas Wertendes
Es würde bedeuten, dass man das Ganze in mehr als zwei Hälften teilen müsste.
Es sind zwei Seiten ein und derselben Sache.

Das Eine im Sinne von Gott.
Das was Alles ist.
Das eine, was die Quelle von Allem ist.
Der Anfang, wo es zusammen ist, ist ganz klar Gott:
Außerhalb der Dualität.
Aus diesem Einen geht es hervor.

Das Gute und das Schlechte kommt daher.
Nur das eine, das geht nicht.
Es kann nicht existieren.
Nur gut: das geht nicht.
Wenn ich in die Dualität gehe, gehören die beiden zusammen.
Es trennt sich auf in das Gute und das Schlechte, dass sich die Gegensätze erkennen, wahrnehmen können."
An dieser Stelle habe ich dem Patienten noch einmal alle Unregelmäßigkeiten vorgelesen und ihn gefragt, wo ganz genau es diese noch einmal in der belebten oder unbelebten Natur geben würde, außerhalb unserer menschlichen Welt. Der Patient antwortete:

Ich habe einen Urknall vor Augen.
Da ist der Urquell, der ist eins

Ich sehe zwei Seiten: Etwas Duales: ohne Dies geht nicht Das. Nicht das eine ist besser, als das andere. Wertvoller als das andere. Schöner als das andere. Es ist einfach beides. Sonst wäre es ein Ungleichgewicht, etwas Wertendes.

Es sind zwei Seiten ein und derselben Sache. Das Eine im Sinne von Gott. Das was Alles ist Das eine, was die Quelle von Allem ist. Der Anfang, wo es zusammen ist, ist ganz klar Gott: Außerhalb der Dualität. Aus diesem Einen geht es hervor. Das Gute und das Schlechte kommt daher. Wenn ich in die Dualität gehe, gehören die beiden zusammen. Es trennt sich auf in das Gute und das Schlechte, dass sich die Gegensätze erkennen, wahrnehmen können. Ich habe einen Urknall vor Augen. Da ist der Urquell, der ist eins.

Etwas, was in dieses Leben hinein will:
Jetzt will ich leben, gut und schlecht haben, beides gleichzeitig.

Jetzt will ich leben, gut und schlecht haben, beides gleichzeitig.

Es entlädt sich,
explodiert in alle Richtungen –
dadurch entstehen Farben und Formen.
Dinge, die benannt werden können.
Angefasst werden können.

Es entlädt sich, explodiert in alle Richtungen.

Es entstehen Leben und Gefühle.
Ein Wechselbad, was das Ganze erfahrbar macht.
Eine Sehnsucht, da will ich rein, ich will dieses alles erleben.
Wahrnehmen.
Die ist da und durchbricht das alles.
Lässt es entstehen.
Die Sehnsucht, diese gewaltigen Energien freizulassen.

Eine Sehnsucht, da will ich rein, ich will dieses alles erleben.

Die Sehnsucht, diese gewaltigen Energien freizulassen.

Gefühle am ehesten.
Freude, Liebe, Trauer.

Dinge entstehen dadurch, dass ich sie wahrnehme.
Ich brauche die physikalische Welt, um es erfahren zu können:

Dinge entstehen dadurch, dass ich sie wahrnehme.

Die Schönheit.
Die Quelle.
Es ist alles da, aber vor dem Urknall ist es nicht erfahrbar.

Die Quelle. Es ist alles da, aber vor dem Urknall ist es nicht erfahrbar.

Vorher ist Stille,
hinterher ist Dynamik,
Leben, Farben.

Vorher ist Stille, hinterher ist Dynamik. Leben, Farben.

Möglichkeit zur Bewegung.
Im Einen, in der Stille ist alles.
Durch die Schöpfung kann ich sagen, ich möchte einen Baum sehen.
Ich möchte ins Wasser.
Ich möchte mich gut fühlen, ich möchte mich schlecht fühlen.

Ich möchte ins Wasser. Ich möchte mich gut fühlen, ich möchte mich schlecht fühlen.

Th: Sie sagten, sie brauchen die physikalische Welt, um das erfahren zu können, – welcher physikalische Prozess gibt das, was sie schildern ganz genau wieder?

Energie wandelt sich in Materie um.
Aus dem Nichts heraus können entgegengesetzte Teilchen entstehen und verschmelzen.

Aus dem Vakuum entsteht ein Positron und ein Elektron – oder ob es Neutrinos sind ...

Aus dem Nichts entstehen zwei Teilchen,
unterschiedlich geladene Teilchen,
die man rekombinieren kann ...

Nach der Anamnese musste ich erst einmal tief durchatmen: Was wusste ich überhaupt von Positronen, Elektronen und Neutrinos?

Vor Jahren hatte ich einen Vortrag von Misha Norland über seine Arzneiprüfung von *Positronium* gehört. Er hatte berichtet, dass die Frage von Dualität und AllEinheit ein wichtiges Thema von *Positronium* ist. Er beschreibt *Positronium* als die womöglich erste „Substanz" die in dieser Schöpfung nach dem Urknall entsteht und als die möglicherweise letzte, die schließlich vergeht. Es sei das einfachste, simpelste „Ding", das überhaupt als eine Substanz beschrieben werden könne.[18]

***Energie wandelt sich in Materie um.
Aus dem Nichts heraus können entgegengesetzte Teilchen entstehen und verschmelzen.
Aus dem Vakuum entsteht ein Positron und ein Elektron – oder ob es Neutrinos sind ...
Aus dem Nichts entstehen zwei Teilchen,
unterschiedlich geladene Teilchen,
die man rekombinieren kann ...***

In Mishas Prüfungsprotokoll von Positronium fand ich im Computerprogramm Reference Works[1] folgende charakteristische Rubriken:

Positronium:
Gemüt; Geschäftigkeit, abwechselnd mit, Schlappheit
Gemüt; Angst, Gesundheit, um die
Gemüt; Angst, Geldangelegenheiten, um
Gemüt; Furcht vor Infektion
Gemüt; Furcht vor Armut
Gemüt; Abneigung, Mutter, gegen

1 von David Warkentin

18 Norland, Misha; Positronium, School of Homeopathy, Devon, UK, in Reference Works, KHA, San Rafael 2006
siehe außerdem auch: Wikipedia, Positronium

Gemüt; Farben, Verlangen, nach (gelb, orange, braun)
Gemüt; Delusion, Teufel besessen sein, vom
Gemüt; Delusion, zwei Teile, geteilt, in

Gemüt; angebunden
Gemüt; Apathie
Gemüt; Dankbarkeit
Gemüt; Gleichgültigkeit, Freude
Gemüt; Meditation
Gemüt; Pessimist
Gemüt; Spiritualität
Gemüt; Verlassenheitsgefühl

Allgemein; Gewicht, wie von einem schweren
Allgemein; Seite, links
Allgemein; Schlappheit

Stuhl; blutig
Stuhl; reichlich
Stuhl; Flatulenz

Gut genug um zu verschreiben ...

Ich recherchierte außerdem bei Wikipedia:

Über Positronium:
Positronium ist ein exotisches Atom und ähnelt dem Wasserstoffatom. Es hat wie der Wasserstoff auch ein einziges Elektron in seiner Hülle, im Kern hingegen ein Positron. Positronen entstehen aus kosmischer Strahlung: Aus harter Gammastrahlung und beim Betazerfall, also auch in radioaktiven Prozessen.
Ein Positron ist einfach ein positiv geladenes Elektron. Anders als ein Proton können wir uns das Positron punktförmig vorstellen, ohne innere Struktur und nahezu ohne eigene Masse.
Beide Teilchen, das Positron innen im Kern und das Elektron außen, sind also identisch bis auf die Ladung.
Daher können die beiden Teilchen sich auslöschen, wenn sie aufeinander treffen: Sie annihilieren einander. In diesem Augenblick kommt es zur Photonenbildung, allegorisch gesprochen, ist dies also ein Moment in dem im Kosmos in seinen frühen Phasen Licht entsteht.
Positronium ist nach heutigem Wissen so etwas wie das erste kurze

Aufblitzen einer atomaren Struktur im Universum, die bereits kurz nach dem Urknall entstehen kann.
Die Lebensdauer dieses allerersten Ansatzes einer Materiebildung im Universum liegt im Bereich von Nanosekunden.

Differentialdiagnose (DD): Positronium und Hydrogen in der Homöopathie:

Im **Positroniumzustand** findet sich ein intuitives Wissen vom vorausgegangenen Beginn der Schöpfung. Es ist durch einen eher unmateriellen Zugang zum Leben gekennzeichnet. Es tut sich mit den materiellen Erfordernissen und der damit verbundenen Verantwortung für dieses Lebens schwer.
Kennzeichnend ist die duale Sichtweise des Lebens: *Schwarz oder weiß, gut oder schlecht,* verbunden mit einem ganz selbstverständlich anmutenden spirituellen *Wissen um das Einsseiende, aus dem alles, was ist oder wird, hervorgeht*:
Vor dem Anfangspunkt des Kosmos ist Stille, Bewegungslosigkeit, das AllEine, das alles enthält, aber ohne dass dies bereits voneinander unterschieden oder unterscheidbar wäre.
Mit dem explosionsartigen Freisetzen der Energien der Schöpfung im Urknall und dem Entstehen der Antiteilchen entsteht die physikalische Welt.
Wollte man Positronium mit ins Periodensystem einordnen, so müsste man es an die erste Stelle noch vor Hydrogen, sozusagen in Reihe 0 einordnen.

DD: Hydrogen
Hydrogen ist das erste stabile Atom.
Homöopathisch ist es gekennzeichnet durch das Gefühl, noch zu unzureichend zu sein, als dass es sich wirklich „existent“ fühlen könnte.
Es ist nicht so sehr rückwärts auf den Beginn der Schöpfung gerichtet, als vielmehr darauf, durch eine zukünftige Verbindung deutlicher, fassbarer in die eigene Existenz hinein zu gelangen. Die innere Grundhaltung ist oft sehr unsicher. Andererseits: Sobald der Betroffene sich eine Perspektive oder Struktur mühsam erarbeitet hat, besteht er oft rigide oder sogar radikal auf diesem Ansatz.
Chemische Reaktionen von Wasserstoff verlaufen meist heftig, wie die Kernfusion des Wasserstoffs in der Sonne und in der Wasserstoffbombe oder die Knallgasreaktion mit Sauerstoff.

Verschreibung:
Positronium C 200
Weitere Gaben:
Dezember 2006 *Positronium* C 1000
April 2007 *Positronium* XM,
August 2007 der Patient nahm im Urlaub nach einer Flugreise eine C 200 wegen Schlaflosigkeit selbstständig ein,
Dezember 2007 *Positronium* XM.

Follow-up:
Die Darmblutungen stoppten eine Woche nach der ersten Gabe vollständig, bis heute.
Er selber sagt, dass er bei diesem Arzneimittel von Anfang an eine viel tiefere Wirkung bemerkte, als beim vorhergehenden Medikament. Er empfinde eine beständig wachsende innere Sicherheit und brauche nicht mehr das „Außen" um sich zu orientieren, wie vorher. Er fühle eine tiefe innere Ruhe und Präsenz selbst in Stresssituationen. Wenn das Mittel ausläuft, lassen diese Ruhe und Präsenz nach.
Seit dem Spätsommer 2006 fühle er sich über weite Strecken voller Energie und fit, seine Aufgaben in Beruf und Familie zu erfüllen. Er hat wieder begonnen zu meditieren. Mit seiner Frau geht er öfter aus und sie führen einen intensiven Austausch über die Fragen, die sie beschäftigen und ihre inneren Bedürfnisse. Auch Konfliktzeiten stehen sie am Ende gut und klar miteinander durch.
Er empfindet, wie er sagt, Vertrauen in das Leben und immer wieder tiefe Freude.

2. Hydrogenium

Essenz

Wasserstoff ist das häufigste Element im Universum. Es ist das leichteste aller Elemente und steht daher an der ersten Stelle des Periodensystems. Das häufigste Isotop besteht aus einem winzigen Proton im Kern und einem Elektron in der Hülle.

Wasserstoff bildet im Universum Gaswolken, die sich durch Gravitation immer weiter verdichten können, bis ganze Sterne entstehen. Durch den unvorstellbar hohen Druck im Zentrum einer Sonne kommt es zur Kernverschmelzung von zwei Wasserstoffatomen zu einem Heliumatom.

Diese Kernfusion ist eine fulminante Reaktion, die auf der Erde, ausschließlich durch Menschenhand initiiert, in der Wasserstoffbombe abläuft.
Wasserstoff kommt nämlich auf der Erde kaum je ungebunden vor.
Es ist Bestandteil des Wassers und aller organischen Verbindungen.
Kein anderes Element geht auf diesem Planeten so viele verschiedene Verbindungen ein, wie der Wasserstoff.

Hydrogen[19] in der Anamnese und im Repertorium

Bei Patienten, die einen Wasserstoffzustand aus den Bildern ihres Inneren beschreiben, findet sich das Gefühl einer tiefen Einsamkeit. Das Gefühl, so wie sie sind, nicht gut genug zu sein, nicht richtig zu sein. Eine schier unerfüllbare Sehnsucht, sich mit anderen Menschen oder mit einer bestimmten Aufgabe zu verbinden.

Im Repertorium findet sich *Hydrogen* unter anderem in den Rubriken:
Schlüsselsituationen:

- Gemüt; Träume von Hochzeiten
- Gemüt; Wahnidee, er ist im Himmel
- Gemüt; Wahnidee, in der Hölle

19 Vergleiche zu Hydrogen
Jan Scholten, Homöopathie und die Elemente, 1997, Utrecht
Jayesh Shah, Einblicke in das Periodensystem, Schröder Burmeister Verlag, Hamburg, 2006
Rajan Sankaran, The Soul Of Remedies, Bombay, Homoeopathic Medical Publishers, 1997

Empfindung:

- Gemüt; Wahnidee, getrennt von der Welt (Zandvoort Millenium Repertory)

In der Quellenebene 7 der Anamnese können sich finden:

- Aggressionen, mit Selbstzerstörungsimpulsen
- Das Gefühl verrückt zu werden: wobei sie sich und andere zerstören könnten
- „Es gibt zwei und die können sich durch Autoaggression ausreagieren, wie eine Verschmelzung"
- Außen ist der Körper, wie eine Hülle im Sonnengelb, da ist innen „nichts und außen nichts"
- Außen ist die Hülle, innen ist es leer, da ist ein einziger Punkt: Die Seele, – so als wäre sie im Innern des (kleinsten) Atoms.

Das grundlegende Lebensgefühl ist, von anderen gar nicht wahrgenommen zu werden.

Sie können sich in der Quellenebene wie einen einzelnen Punkt schildern, der durch das Weltall fliegt. Wie ein Punkt ohne einen klar erkennbaren Raum um ihn herum, ohne Grenzen, im Dunkeln. Ohne Zeitgefühl. Ohne Ziel.

Als ob sie ein Punkt im Kosmos seien, der nicht auf der Erde ankommt. Die Patienten schildern dabei das verzweifelte Gefühl, hier unten noch nicht in eine irdische Existenz gekommen zu sein, noch nicht zu existieren.
Wenn sie diese Selbstwahrnehmung malen, zeichnen sie eine leere Hülle, wie einen menschlichen Umriss. Dieser Umriss ist innen leer, bis auf einen einzigen Massepunkt im Zentrum.

3. Zwischen Sein und Nichtsein

Fallbeispiel

Die Patientin kam im Sommer 2005 zur Erstanamnese:

... Als ich angerufen habe, um den Termin für die Anamnese auszumachen, hatte ich gerade wieder eine besonders schlechte Phase, wie schon lange nicht.
Die äußert sich dann so, dass ich total destruktiv werde. Mich selber schlecht mache. Alles was ich tue, in Frage stelle: Meine Mutterschaft, meine Partnerschaft, mein Verhalten in der Partnerschaft, aber auch meinen Partner, meinen Beruf, ob ich gut bin in meinem Beruf, oder gut genug ... Es wird alles sinnlos.

Dass ich total destruktiv werde. Mich selber schlecht mache. Alles was ich tue, in Frage stelle: Meine Mutterschaft, meine Partnerschaft, mein Verhalten in der Partnerschaft, aber auch meinen Partner, meinen Beruf, ob ich gut bin in meinem Beruf, oder gut genug ... Es wird alles sinnlos.

Das habe ich in dem Ausmaß schon lang nicht mehr gehabt. (Es ist) möglicherweise ausgelöst durch eine Körpertherapie, die ich jetzt mache. Ich dachte, ich habe es schon hinter mir:

Das, was mir auch sonst sehr nahe geht, nämlich das Schicksal anderer Menschen – hungernder Menschen, die gequält werden, oder verfolgt werden, oder misshandelt werden ... dass mich das so trifft, als ob ich es am eigenen Leib spüre.

Das Schicksal anderer Menschen – hungernder Menschen, die gequält werden, oder verfolgt werden, oder misshandelt werden ... dass mich das so trifft, als ob ich es am eigenen Leib spüre.

Dass ich da nicht wegdenken kann, es kommt so nahe und es ist dann fast dauernd da.

Wenn ich einen Menschen in der Stadt treffe, wo man merkt, der ist irgendwie gestört, wie ein Zombie, – wo du merkst, mit dem ist irgendwas passiert in der Kindheit oder so, dann treibt mir das die Tränen in den Augen, das tut mir richtig weh.
Und das ist etwas, was fast immer gegenwärtig ist, dieses Mitgefühl mit anderen, und es wird dann fast unerträglich. Ich denke dann, ich will nicht mehr leben, ich will mit dem allen nichts mehr zu tun haben.
Es ist furchtbar, es wird dann so extrem. Ich habe stundenlang zu Hause gesessen und geheult über den Zustand dieser Welt.

Es ist furchtbar, es wird dann so extrem. Ich habe stundenlang zu Hause gesessen und geheult über den Zustand dieser Welt.

Die Patientin spürt das Leid der Welt, als sei es ihr eigenes.
Opium und die sonstigen Opiate pflanzlicher Herkunft haben das Leid und den Schmerz der Welt als zentrales Lebensthema.
Das Grundthema der gequälten, verfolgten und misshandelten Geschöpfe kann sich bei Opium und anderen Pflanzen als Unterthema finden. Es ist aber vor allem charakteristisch für viele tierische Arzneimittelbilder.
Die Quellenanamnese hat uns hier im Institut über die Jahre allerdings nachdrücklich gelehrt, dass der Patient solche Zuordnungen in die Arzneimittelreiche durch den Therapeuten immer wieder mir nichts, dir nichts, über den Haufen wirft. Er allein kann am Ende der Anamnese, wenn alle Puzzleteile auf dem Tisch liegen, die tatsächlich stimmige Einordnung in ein Reich vornehmen. Oft birgt gerade dieser Schritt eine Überraschung für den Behandler.

Ein tolles schönes Haus und da konnte ich über ein Jahr lang nicht hineingehen in dieses Haus, ohne daran zu denken, dass es Menschen gibt, die nicht mal ein Dach überm Kopf haben, oder die weniger haben als ich und das hat mir echte Probleme gemacht, das anzunehmen, dass ich so lebe.

Also das ist durch „*Crocus*“ passiert, dass ich da Abstand gekriegt habe. (*Crocus* war die letzte homöopathische Arznei, die der Patientin im Ausland verordnet worden war).

Ja, ich habe doch dieses Haus geschenkt gekriegt, ein tolles schönes Haus und da konnte ich über ein Jahr lang nicht hineingehen in dieses Haus, ohne daran zu denken, dass es Menschen gibt, die nicht mal ein Dach überm Kopf haben, oder die weniger haben als ich und das hat mir echte Probleme gemacht, das anzunehmen, dass ich so lebe.

Das geht jetzt auch viel besser, aber zum Beispiel, wir haben eine Haushälterin und ich habe echt Probleme, dass die sozusagen weniger hat, als ich und ich will ihr immer geben, teilen, immer abgeben, von dem was ich habe. Wenn ich zum Beispiel Käse kaufe dann gebe ich ihr ein Stück davon, oder wenn ich weiß, sie kann sich das nicht leisten, dann kaufe ich es und schenke es ihr, oder so.

Ich habe oft Probleme, Geld zu verlangen in der Praxis. Ich schenke ganz oft Sitzungen her bei Leuten, wo ich weiß, dass sie wenig haben, oder ich lasse sie selbst bestimmen, was sie zu bezahlen haben und das ist manchmal in Ordnung.

Manchmal weiß ich, dass es übertrieben ist und Leute in den Genuss kommen, die es sich eigentlich leisten könnten. Also ich kann das dann nicht unterscheiden. Also, es fällt mir schwer, etwas für mich so zu beanspruchen, ohne was abzugeben, teilen zu wollen.

Also ich kann das dann nicht unterscheiden. Also, es fällt mir schwer, etwas für mich so zu beanspruchen, ohne was abzugeben, teilen zu wollen.

Was mich stört, besonders körperlich, ist die Müdigkeit. Sie ist auch nicht mehr so schlimm wie früher, so totale Erschöpfung, das ist es nicht mehr, aber ich bin sehr viel müde. Also ich könnte am Abend um neun Uhr schlafen gehen, oder ich schlafe mit den Kindern ein. Mir geht die Energie, finde ich, zu schnell aus.

Mir geht die Energie, finde ich, zu schnell aus.

Was mir noch in letzter Zeit Schwierigkeiten macht, ist, dass mir die Begeisterung abhanden gekommen ist, die Begeisterung für mein Leben oder für viele Dinge. Ich habe den Eindruck, dass das mit dem *Crocus* so gekommen ist, diese extremen Tiefen gab es nicht mehr in diesem Ausmaß, aber es gibt auch nicht mehr diese Begeisterung, das sagen mir auch meine Freunde oder meine Patienten teilweise, dass ich so schaumgebremst bin, also ich spüre nicht mehr diese Lebensenergie oder diese Lebenserotik, wie ich es früher hatte, noch vor einem Jahr ...

Dass ich so schaumgebremst bin, also ich spüre nicht mehr diese Lebensenergie oder diese Lebenserotik, wie ich es früher hatte, noch vor einem Jahr ...

Ich habe mich früher ganz viel darum gesorgt, dass es allen in meiner Umgebung gut geht.
Also ich habe immer darauf geachtet, dass es nicht nur meiner Familie sondern allen, die bei mir waren gut geht, habe mich verantwortlich gefühlt für deren Zustand. Auch schuldig gefühlt für deren Zustand. Also wenn ich gemerkt habe, es fühlt sich jemand schlecht, habe ich das automatisch auf mich bezogen.

Ich habe mich verantwortlich gefühlt bzw. für deren Zustand. Auch schuldig gefühlt für deren Zustand. Also wenn ich gemerkt habe, es fühlt sich jemand schlecht, habe ich das automatisch auf mich bezogen.

Ich glaub' das kommt aus der Situation, dass es meiner Mutter in der Schwangerschaft ganz schlecht gegangen ist.

Ich hab das Gefühl, dass man im Mutterbauch das mitkriegt. Also ich habe immer versucht, es allen recht zu machen.

Zwei Brüder vor mir sind knapp nach der Geburt gestorben. Dann kam mein Bruder. Dann kam ich. Ich hab das Gefühl, dass man im Mutterbauch das mitkriegt. Also ich habe immer versucht, es allen recht zu machen.

Ich kann mich erinnern, dass ich mal wahnsinnig zornig war als Kind, dass sie mich unter die kalte Dusche gestellt haben, damit ich mich beruhige. An solche Zornesanfälle kann ich mich erinnern und der Auslöser war immer, dass ich mich ungerecht behandelt gefühlt habe.

Ich war völlig verloren, hatte extremes Heimweh, habe mich total verloren und verlassen gefühlt, bin dann nach einiger Zeit magersüchtig geworden.

Was noch für mich ganz einschneidend war, war das Internat. Ich bin mit zehn ins Internat gekommen. Ich war völlig verloren, hatte extremes Heimweh, habe mich total verloren und verlassen gefühlt, bin dann nach einiger Zeit magersüchtig geworden.

Was auffallend ist, ab 14 oder 15 bin ich immer nach Frankreich gefahren, als Kindermädchen. Ich habe dort gelitten wie ein Schwein, ich bin dort hingefahren, um mir das Heimweh abzugewöhnen, sozusagen als Therapieversuch gegen das Heimweh.

Den ersten spontanen Bericht der Patientin, der so frei und selbstverständlich fließt, unterbreche ich nicht. Einfach schweigen und dabei mit aller Aufmerksamkeit nichts, gar nichts zu tun, als nur zuzuhören, wirklich zuzuhören ... das ist oft der wirksamste Katalysator für den Anderen tiefer zu gelangen. Erst nachdem die Patientin ganz von selbst wichtige Schlüsselsituationen ihres Lebens: Das Leid der Welt, die unglückliche Zeit im Internat, die Magersucht, aber auch interessante Metaphern, wie „schaumgeboren" ausgeleuchtet hat, frage ich nach dem, was all diese Elemente erfahrungsgemäß miteinander verbindet: Der Hauptbeschwerde.

Th: Was würdest Du Dir am meisten Wünschen von allem, dass es sich ändert?

Diese destruktiven Phasen, wo ich mich überhaupt nicht auskenne und dieses Zurückgenommene. Ich habe mich sehr viel zurückgenommen.

Th: Schildere mal zurückgenommen?

Zurückgenommen: Bevor die Magersucht begonnen hat, so ab 14, 15, habe ich begonnen zu flirten, bzw. Männer auszuprobieren. Ich hätte es gerne gehabt, mit unterschiedlichen Männern auszugehen und zu schmusen und ich kann mich erinnern, dass mein Bruder das negativ kommentiert hat – das haben zwar die Burschen alle gemacht, aber die Mädchen durften das nicht. Und das hat mich so schockiert, ich war so schockiert über mich, dass ich mich sofort zurückgenommen habe, nicht ausgelebt habe, was ich eigentlich gern ausgelebt hätte, einfach ausprobiert, wie das ist. Ich glaube, ich hatte eine ausgeprägte Sinnlichkeit und Sexualität, die ich in der Zeit schon begonnen habe, abzuwürgen.

Ich hatte dann ein Erlebnis mit meinem damaligen Freund, wo ich meine Sinnlichkeit und Körperlichkeit ganz stark erfahren habe.

Es war wie ein Schock, dieses eine Erlebnis, das möglicherweise der Auslöser war für die Magersucht.

DD: Im Zentrum ihres Erlebens stehen also zum einen destruktive Phasen. Sie sind begleitet von einem Gefühl sich nicht auszukennen. Zum anderen schildert sie einen schockartigen Zustand, der in ein „sich zurücknehmen" übergeht, was offenbar für sie gleichbedeutend ist mit nicht gelebter Sinnlichkeit und Sexualität. Schock ist ein essentielles Thema der Loganaceen, wie *Ignatia* und *Gelsemium*, aber auch ein Unterthema der Opiate.

Dann habe ich diese Gefühle ziemlich abgestellt, habe sie nicht sehr weit gehen lassen, diese Gefühle. Sexualität

Diese destruktiven Phasen, wo ich mich überhaupt nicht auskenne.

So ab 14, 15, habe ich begonnen zu flirten, bzw. Männer auszuprobieren.

Und das hat mich so schockiert, ich war so schockiert über mich, dass ich mich sofort zurückgenommen habe, nicht ausgelebt habe, was ich eigentlich gern ausgelebt hätte, einfach ausprobiert, wie das ist. Ich glaube, ich hatte eine ausgeprägte Sinnlichkeit und Sexualität, die ich in der Zeit schon begonnen habe, abzuwürgen.

Ein Erlebnis mit meinem damaligen Freund, wo ich meine Sinnlichkeit und Körperlichkeit ganz stark erfahren habe.

habe ich jahrelang nicht zugelassen und nicht erlebt oder nur sehr eingeschränkt, und das habe ich erst so seit zehn Jahren langsam wieder aufgebaut. Also da habe ich mich sehr zurückgenommen.

Dass ich eine Zeit lang ziemlich frech war, so zwischen 10 und 14, und ein paar Mal damit unglaublich angeeckt bin.

Ich weiß, dass ich eine Zeit lang ziemlich frech war, so zwischen 10 und 14, und ein paar Mal damit unglaublich angeeckt bin. Ich habe auch gemerkt, dass ich Menschen verletze und habe begonnen, das zu kontrollieren. Unser Musiklehrer, der hat mir so gut gefallen, da habe ich irgendeine Bemerkung gemacht, wo ich ihn verletzt habe. Er hat gesagt, „du benimmst dich wie eine Halbstarke", und das hat mich ganz tief getroffen und da habe ich dann begonnen, mich zu kontrollieren.

Mich weniger zu machen, mich kleiner machen, meine Bedürfnisse zu verringern.

Diese Magersucht war sozusagen: Mich weniger zu machen, mich kleiner machen, meine Bedürfnisse zu verringern.

Th: Schildere das mal?

Gefühl, ich bin nicht gut so, wie ich bin, ich bin nicht richtig so, wie ich bin, das hat sich natürlich auf meinen Körper ausgewirkt.

Das kam sicher aus einem Gefühl heraus, ich bin nicht gut so, wie ich bin, ich bin nicht richtig so, wie ich bin, das hat sich natürlich auf meinen Körper ausgewirkt.

Die anderen schließen mich aus. Und die haben mir aber das Gefühl gegeben, ich dränge mich vor, ich mache mich wichtig.

Wenn wir zum Beispiel Feste gehabt haben, oder mit der Schule weggefahren sind, habe ich immer das Gefühl gehabt, die anderen schließen mich aus. Und die haben mir aber das Gefühl gegeben, ich dränge mich vor, ich mache mich wichtig.

Ich habe immer das Gefühl gehabt, ich bin nicht attraktiv, ich bin hässlich, keiner will mich. Die anderen Mädels waren immer interessanter und das hat mich auch sehr gekränkt und das hat sich dann auch in dieser Magersucht niedergeschlagen.

Dieses Zurücknehmen hat sich auch dadurch geäußert, dass ich oft was hergeschenkt habe, wenn jemand was wollte, oder wenn ich gemerkt habe, es gefällt dem, habe ich es immer gleich hergeschenkt. Oder das Gefühl, meinen Geschwistern irgendetwas schuldig zu sein.

In der Praxis zum Beispiel. Ich sehe immer nur, was ich schlecht mache, ich sehe nie die Erfolge, da muss mich schon ein anderer darauf hinweisen.

Ich sehe allerdings, dass andere Homöopathen jahrelang an den Patienten herumdoktern und halt einfach diese Geduld haben, die habe ich nicht, beziehungsweise, – ich habe das Selbstvertrauen nicht.

Offensichtlich vergleicht sich die Patientin oft mit anderen. Nach der heute oft vorgenommenen Einteilung des Gesagten in die Arzneimittelreiche ist ein Vergleich des Könnens oder der Attraktivität eine Thematik, die auf ein tierisches Heilmittel verweist. Es kann aber auch gelegentlich in einem Pflanzenfall vorkommen, wie zum Beispiel bei den Rosen.
Letztlich geht es in diesen beiden Reichen um einen Selektionsvorteil durch äußere Schönheit oder durch besondere Fähigkeiten. Für mich war es ein wichtiger Lernprozess, zu verstehen, dass solche Vergleiche der Attraktivität oder des Könnens tatsächlich in allen Reichen vorkommen können:
Bei chemischen Elementen geht es unter genau denselben vergleichenden Stichworten um die Schwere, um die Masse, um den Grad der chemischen Materialisation und die Zugehörigkeit zu beständigeren oder unbeständigeren, zu edleren oder profaneren Stoffen.

Das war in dieser schlechten Phase ganz stark, das Gefühl, ich sollte diesen Beruf aufgeben, weil das, was ich mache, einfach zu ungenügend ist. Gleichzeitig habe ich aber auch das Gefühl, dass ich mehr dafür tun müsste, da bin ich aber zu faul dafür. Ich habe so viele Dinge, die ich machen würde und nehme mir dann zu wenig Zeit für eines, weil ich schon in Gedanken bei der nächsten Sache bin.

__Das war in dieser schlechten Phase ganz stark, das Gefühl, ich sollte diesen Beruf aufgeben, weil das, was ich mache, einfach zu ungenügend ist.__

__Das Gefühl, dass ich mehr dafür tun müsste, da bin ich aber zu faul dafür.__

__Nehme mir dann zu wenig Zeit für eines, weil ich schon in Gedanken bei der nächsten Sache bin.__

In der Praxis habe ich alle Ruhe und Geduld und bin konzentriert bei der Sache, aber bei meinen anderen Interessen

Aber bei meinen anderen Interessen habe ich so ein zerfleddertes Gefühl, möchte überall sein.

habe ich so ein zerfleddertes[20] Gefühl, möchte überall sein.

Th: Schildere mal: Zerfleddertes Gefühl und überall sein?

Alles machen können.
Das Leben einsaugen, voll leben, so ohne zu schlafen.

Th: Schildere mal: Das Leben einsaugen, stell dir vor ich kenne die Worte nicht.

Da fällt mir als erstes der sinnliche Genuss ein, das ist einsaugen, küssen, essen, trinken, mit allen Poren da sein.

So wie ein riesiger Mund, eine riesige Öffnung, der alles schmecken kann, aufnehmen kann, trinken kann, spüren kann, oder riesige Augen, riesige Poren, so, es fällt mir ein Bild ein, die Welt umfassen, mit dem ganzen Körper die Welt umfassen.

Th: Einsaugen?

So wie ein riesiger Mund, eine riesige Öffnung, der alles schmecken kann, aufnehmen kann, trinken kann, spüren kann, oder riesige Augen, riesige Poren, so, es fällt mir ein Bild ein, die Welt umfassen, mit dem ganzen Körper die Welt umfassen.

Th: Schildere mal: Mit dem ganzen Körper die Welt umfassen?

Verschmelzen ist das eigentlich.

Verschmelzen ist: Eins werden ... Alles spüren, was da ist, in Wechselwirkung sein ...

Das ist ein dauerndes reagieren, auf das was rundherum ist, so wieder als fließende Bewegung ... eins werden.

Th: Schildere mal: Verschmelzen?

Verschmelzen ist: Eins werden ...
Alles spüren, was da ist, in Wechselwirkung sein ...

Das ist ein dauerndes Reagieren, auf das was rundherum ist.
So wieder als fließende Bewegung ...
Eins werden.

Th: Schildere mal: Eins werden, verschmelzen?

Nicht getrennt sein, jetzt ist es weg, dieses Gefühl von Verschmelzen.

20 Interessanterweise ist zerfleddern auch ein wichtiges Wort in „radioaktiven" Anamnesen.

Th: Schildere mal: das Gegenteil von Verschmelzen?

So alleine oder getrennt, ich spüre jetzt so was ganz unangenehmes, kribbelndes.
Ich spüre meinen Körper so – meinen getrennten Körper: Es sind so ganz scharfe Konturen, ganz wie wenn ich mit einem Zirkel ausgeschnitten werde, konturiert.

Und das andere ist, das nicht mehr zu spüren, sondern dieses Verschmelzen eben: Da gibt es keine Konturen, sondern das fließt so.
Ich kann das nicht beschreiben, das ist auch nicht nur mit der Erde verschmelzen, sondern mit dem ganzen All.
Das ist auch nicht mehr Sein, sondern, das ist, als wäre da kein Bewusstsein da.

So als wäre das Bewusstsein Trennung.

Th: Bewusstsein ist Trennung?

Irgendwie hab ich das Gefühl, dass das Denken ein unglaubliches Hindernis ist, ein Hindernis zu sein, einfach zu sein.

Th: Schildere mal: Sein, einfach sein?

Das kann ich nicht schildern, so wie eine weiße Masse, die aber keine Masse ist.
Die nicht schwer ist, es ist ganz leicht, aber ich kann nicht sagen, es ist wie Luft, es kann auch schwarz sein.

Th: Was ist das Sein?

Es ist Luft, es ist eine Masse, die nicht schwer ist.

Es hat was zu tun mit diesem nicht mehr existieren wollen.

Es ist einfach alles, was so existiert, als Wesen, als Person, als Tier, als Mensch, als Pflanze: Alles ist einfach mit diesem Schmerz verbunden, oder mit diesem Leiden.
Und es muss doch einen Zustand geben, wo es das nicht gibt.

Th: Schildere mal diesen Zustand, was gibt es da nicht?
Dieses ich und du, und alles was sich so abspielt auf der Welt.

So alleine oder getrennt, ich spüre jetzt so was ganz unangenehmes, kribbelndes. Ich spüre meinen Körper so – meinen getrennten Körper: Es sind so ganz scharfe Konturen, ganz wie wenn ich mit einem Zirkel ausgeschnitten werde, konturiert.

***Das ist auch nicht mehr Sein, sondern das ist, als wäre da kein Bewusstsein da.
So als wäre das Bewusstsein Trennung.***

So wie eine weiße Masse, die aber keine Masse ist, die nicht schwer ist, es ist ganz leicht, aber ich kann nicht sagen, es ist wie Luft, es kann auch schwarz sein.

Es ist Luft, es ist eine Masse, die nicht schwer ist.

Es ist einfach alles, was so existiert, als Wesen, als Person, als Tier, als Mensch, als Pflanze: Alles ist einfach mit diesem Schmerz verbunden, oder mit diesem Leiden.

Ich habe Angst vorm Sterben, weil ich Angst habe, dann wieder irgendwo hinzukommen, wo ich mich nicht auskenne, wo ich die Regeln nicht kenne, wo ich allein bin, wo ich mir mühsam meinen Platz suchen muss, wo wieder dieses Getrenntsein ist.

Th: Was ganz genau gibt es da nicht?

Ich habe Angst vorm Sterben, weil ich Angst habe, dann wieder irgendwo hinzukommen, wo ich mich nicht auskenne, wo ich die Regeln nicht kenne, wo ich allein bin, wo ich mir mühsam meinen Platz suchen muss, wo wieder dieses Getrenntsein ist.

Th: Getrennt sein, schildere mal getrennt sein, das Phänomen an sich, unabhängig von Dir?

Dass etwas aus einzelnen Teilen besteht, anstatt dass es einfach ein Ganzes ist.

Th: Schildere mal, wenn etwas aus einzelnen Teilen besteht, anstatt dass es ein Ganzes ist?

Ich habe jetzt eine Kugel gesehen um die andere Kugeln herum kreisen, und da ist mir das schwarze Loch eingefallen.

Ich habe jetzt eine Kugel gesehen um die andere Kugeln herum kreisen, und da ist mir das schwarze Loch eingefallen, was mir irrsinnig Angst macht.

Th: Schildere mal das schwarze Loch?

Das schwarze Loch, wo einfach nichts mehr ist, grauenhaft.

Th: Was ist so grauenhaft?

Dieses Nichts.

Th: Schildere mal: Nichts, – was ist das Nichts?

Das kann ich nicht denken.

Th: Was ist so grauenhaft?

Dass ich das nicht denken kann.

Th: Was kannst Du nicht denken?

Nichts, kann ich nicht denken.

Da gibt es aber was, zwischen unserer Existenz und dem Nichts, gibt es einen Zwischenzustand, der ohne dieses Individualbewusstsein ist. Der verbunden ist, wo alles ineinander fließt.

Da gibt es aber was, zwischen unserer Existenz und dem Nichts, gibt es einen Zwischenzustand, der ohne dieses Individualbewusstsein ist. Der verbunden ist, wo alles ineinander fließt.

Th: Schildere mal: Dieser Zwischenzustand zwischen unserer Existenz und dem Nichts.

Das ist ein Gefühl von verbunden sein, ohne ein Individuum zu sein, ohne Ansprüche, ohne Ego.

Das ist ein Gefühl von verbunden sein, ohne ein Individuum zu sein, ohne Ansprüche, ohne Ego.

Th: Schildere mal: Verbunden sein, das Phänomen an sich, verbunden sein, ohne ein Individuum zu sein?

Das ist ein Zustand, ich kann nicht sagen „des Nichts-Spürens", aber auch nicht des „Spürens".

Th: Schildere mal, was ist das?

Einfach „Sein" ohne bestimmte Ansprüche.

Einfach „Sein" ohne bestimmte Ansprüche.

Th: Schildere mal: Sein ohne bestimmte Ansprüche?

Ich habe da dauernd ein Bild, das ich aber nicht schildern kann, weil es nicht ein Bild ist sondern ein Gefühl, aber auch nicht wirklich ein Gefühl, es ist ein Zustand, eine weiße Masse, die aber auch nicht wirklich eine Masse ist, weil sie nicht schwer ist und trotzdem eine gewisse Substanz hat.

Eine weiße Masse, die aber auch nicht wirklich eine Masse ist, weil sie nicht schwer ist und trotzdem eine gewisse Substanz hat.

Th: Was könnte das für eine Masse sein, weiß, nicht schwer, keine wirkliche Masse?

Vielleicht ist es ein Gas, aber eins, was sich nicht verflüchtigt, sondern was irgendwie zusammenhängt.

Th: Schildere mal das Gas, das sich nicht verflüchtigt und irgendwie zusammenhält?

Ich denke immer an Helium, aber ich habe überhaupt keine Ahnung, was Helium ist.

Ich denke immer an Helium, aber ich habe überhaupt keine Ahnung, was Helium ist.

Th: Was ist denn Helium?

Es ist etwas relativ Schweres, das trotzdem schwebt, aber sich nicht verflüchtigt, sondern zusammenhängt, aber nicht fest ist, keine Substanz in dem Sinn hat.

Was zusammenhält, aber keinen Körper hat, keine Form, was alles, was man sich denken kann, ausfüllt.

Die Patientin assoziiert von ihren Metaphern, wie **riesige Augen, riesige Poren (DD: Opium), es fällt mir ein Bild ein, die Welt umfassen, mit dem ganzen Körper die Welt umfassen.**
Verschmelzen, Eins werden ... Alles spüren, was da ist, in Wechselwirkung sein ...
Hier kommt sie interessanterweise auf einen physikalischen Begriff: Die Wechselwirkung. Von hier assoziiert sie weiter:
Das ist ein Gefühl von verbunden sein, ohne ein Individuum zu sein, ohne Ansprüche, ohne Ego: Einen Zustand des einfachen Seins und einen Zustand des Nichts. Sie beschreibt dann einen Zwischenzustand zwischen Sein und Nichtsein. Das Thema, zu sein oder nicht zu sein ist das Leitmotiv der ersten Reihe des Periodensystems, in der Hydrogen und Helium stehen. Hydrogen hat das Thema noch nicht zu existieren. Helium beschreibt die eigentliche Konzeption: den Augenblick zwischen Nichtexistenz und dem Beginn der Existenz.

Es fällt mir ein Stein ein, ein Berg, ein leerer Vulkan ... ein Draht.

Es fällt mir ein Stein ein, ein Berg, ein leerer Vulkan ... ein Draht.

(Ich kenne) Zustände, wo mir irrsinnig schlecht geworden ist, ich bin ohnmächtig geworden und dann bin ich aufgewacht und habe gedacht, ich löse mich auf und das war immer mit wahnsinniger Angst verbunden, ich habe mich irrsinnig erbrochen.
Dann habe ich drei Tage so gelegen, ohne mich zu bewegen, ohne zu essen und zu trinken. Dann ist es mir wieder gut gegangen.

Schaumgebremst ist eigentlich: Das Leben ausgebremst, das Totale rauslassen, gehen lassen. Einfach das Sein wie es ist, unkontrolliert ...

Ich habe die Anamnese noch einmal durchgesehen und nach einem anfangs von der Patientin verwandten Begriff gefragt, den ich noch nicht einordnen konnte: „schaumgebremst“ Sie antwortet und bringt das Wort „schaumgebremst" mit dem Thema des Seins in Verbindung. Sie ordnet es also nahtlos in das bereits Gesagte ein.

Th: Schildere mal schaumgebremst?

Schaumgebremst ist eigentlich: Das Leben ausgebremst, das Totale rauslassen, gehen lassen. Einfach das Sein wie es ist, unkontrolliert ...

Schaumgebremst ist eigentlich: Das Leben ausgebremst, das Totale rauslassen, gehen lassen. Einfach das Sein wie es ist, unkontrolliert ...

Es ist nicht Wasser, etwas intensiveres, dickeres, es hat noch eine starke Dynamik, aber ist trotzdem weich, es ist nicht völlig unkontrolliert, es geht nicht unter in dieser Masse, von der ich da rede, es hat so seine eigene Form, die aber fließend ist.

Ich habe das Gefühl, das Mittel ist etwas wie ein Element.

Ich habe gedacht, es ist heliummäßig ... Das war nicht nachdenkend, es ist so gekommen ... Weil ich dieses Bild gehabt habe, – wie im Universum ...

Helium in der Anamnese:

Ein Patient im Heliumzustand erkennt ahnend die ganze Schwierigkeit des Seins – das unendliche Leid und den Schmerz der Welt.

Dieses Thema kann so ausgeprägt sein, dass man es mit der Schmerzthematik der Opiate verwechseln kann.

Bei *Helium* gibt es aber neben dem Leid und Schmerz weitere zentrale Themen:

– Das Thema des Nichtanhaftens. Die Patientin sagte einmal im Gespräch von sich: *„Ich schenke her, wenn jemandem was gefällt und weine dem nicht nach.*

Ich verstehe Materie nicht, ich verstehe den Wert von Materie nicht. Soweit ich es beurteilen kann, hänge ich nicht daran."

– Über das Denken und unser Alltagsbewusstsein sagte sie in der Anamnese: *„... So als wäre das Bewusstsein Trennung.*

Irgendwie hab ich das Gefühl, dass das Denken ein unglaubliches Hindernis ist, ein Hindernis zu sein – einfach zu sein."

– Und über das Sein: *„Das ist ein Gefühl von verbunden sein, ohne ein Individuum zu sein, ohne Ansprüche, ohne Ego. Einfach ‚Sein' ohne bestimmte Ansprüche ...*

Ich kann das nicht beschreiben, das ist nicht nur mit der Erde verschmelzen, sondern mit dem ganzen All."

Follow-up:

Die Patientin hat im Juli 2005 eine Gabe *Helium* C 50 000 eingenommen, da – wie sie in mehreren Gesprächen nach der Erstanamnese betonte – eines ihrer Hauptprobleme die Störung ihrer Lebensenergie war.

Über das darauf folgende Jahr schreibt sie:

Langsam aber sicher hat sich eine tiefe innere Ruhe und Zufriedenheit in mir breit gemacht. Es war wie Schweben und Lächeln und ein Gefühl: Alles ist gut. Wenig Nachdenken im Sinne von Grübeln, eine größere Sicherheit in meinem Tun in der Praxis, mehr Abstand und Abgrenzung Freunden gegenüber. Die Müdigkeit wurde sehr langsam weniger, aber die Erschöpfung ist schon seit einem Jahr nicht mehr spürbar.

Die nächste Gabe wirkte nüchterner, sie schreibt: *Diesmal hat es länger gedauert, bis sich die angenehme Veränderung wieder eingestellt hat, und sie war auch nicht so stark spürbar. Was angehalten hat, war die Fähigkeit, mich abzugrenzen ohne Angst vor Isolation, auch bemerke ich seit der ersten Einnahme bis jetzt eine zunehmende Fähigkeit, mich zu deklarieren, ohne viel darüber nachzudenken und ohne Angst, einen anderen dadurch einzuschränken oder an einem eventuellen Unwohlsein eines anderen Menschen schuld zu sein. Das war mir (vor der Behandlung) immer ein großes Problem.*

Im Februar 06 nahm die Patientin eine weitere 50 000 in einem kleinen Zwischentief ihres bis dahin guten Zustandes offenbar zu früh ein: Für mehrere Wochen stellte sich ihr alter seelischer Zustand wie vor der Behandlung wieder ein: *Was ich daran gemerkt habe, dass es mir einige Wochen lang sehr schlecht ging: Erstmalig ging es mir wieder wie damals vor der Anamnese – mit Ausnahme der Verzweiflung über das Leid in dieser Welt. Das ist in dieser Intensität nicht wieder aufgetaucht.*

Diese Beobachtung der Patientin kenne ich auch von anderen Patienten, die ein genau passendes Mittel entweder zu früh, oder zu hochdosiert einnehmen: Alte seelische Beschwerden kehren als Überreaktion noch einmal zurück und klingen mit dem Nachlassen dieser Überdosierung wieder ab.

Im Frühjahr 2007 lief das Mittel wieder aus und nach einer erneuten Einnahme berichtet sie über die Monate März- August 2007:

Es war wie in einem Fluss.

Es war ohne Ziel.

Der Weg war schön: Einfach eine Freude am Leben.

Das waren so tiefgehende Anamnesen, (die ich in meiner Praxis gemacht habe).

Es war so ein Liebesgefühl zu den Menschen.

Ich hatte keine Angst vor dem Tod, der mir sonst so ein Schreckensthema ist.

Wenn ich sterben würde, wäre ich nicht getrennt von den Kindern und den anderen.

Diesseits und Jenseits ist eins.

Im Oktober und November 2007 lief ihr Mittel wieder aus, was sie daran merkte, dass sich ihr seelischer Zustand verschlechterte und ihre alten Ängste und das Gefühl der Nichtexistenz einige Nächte lang zurückkehrten. Da Ihre Lebensenergie weiterhin ausgeglichen war, nahm sie erstmalig eine C 10 000 ein. Seither geht es ihr bis zum heutigen Tag – Ende März 2008 – *in all dem kleinen und größeren Auf und Ab, welches das tägliche Leben so mit sich bringt, einfach wieder sehr gut.*

Helium[1]

Helium hat nicht mehr das Thema „gar nicht zu existieren“ (Hydrogen), fühlt sich aber auch noch nicht „richtig existent“. Das wird erst für alle folgenden Elemente ab dem Lithium selbstverständlich.

Helium ist der Augenblick des Gezeugtwerdens. Dieser an sich kurze Moment des Übergangs spiegelt das permanente Lebensgefühl der Betroffenen.

[1] Vergleiche dazu Jan Scholten, Homöopathie und die Elemente, 1997, Utrecht.

Patienten, deren Heilmittel Helium ist, können, wie auch dieser Patientin zu eigen, eine sehr erotische Ausstrahlung haben – in einer unschuldig anmutenden, liebreizenden Weise.

Helium entsteht in der Sonne durch Kernfusion aus zwei Wasserstoffatomen. Auf der Erde entspricht die Wasserstoffbombe dieser heftigen Reaktion der Hydrogenatome zu Helium.

Es ist das zweithäufigste Element im Universum. 23% aller sichtbaren Materie bestehen aus Helium. Es wird als einziger Stoff auf der Erde auch nahe dem absoluten Nullpunkt nicht fest. Helium verdampft schon bei Temperaturen unmittelbar über dem absoluten Nullpunkt. Dabei ist es weiß.

Gasförmiges Helium ist farblos. Im nicht erleuchteten Weltall ist es daher wie seine Umgebung schwarz. Um die Sonne herum bildet es eine hellgelbe Spektrallinie, die Pierre Jansen 1868 bei einer totalen Sonnenfinsternis entdeckte.

Da diese Linie „um die Sonne herum“ war, gab er dieser Substanz den Namen Hel (=Sonne) -ium.

Helium ist ein Edelgas, also inert. Es ist die Substanz mit der größten Reaktionsträgheit.

Es reagiert nicht mit anderen Stoffen.

Dennoch entstehen später in einer Supernova aus diesen allerersten Atomen schwerere Atome bis hin zum Eisen durch das sogenannte Heliumbrennen. Dies geschieht, weil hier ein für uns nicht vorstellbarer hoher Druck die Protonen der Atomkerne zusammenführt und so zu schwereren Kernen verdichtet.

Homöopathisch kennzeichnet Heliumpatienten, dass sie sich selbst genügen können. Jan Scholten hat herausgearbeitet, dass alle Edelgase mögliche Mittel für Autismus sind. Edelgase reagieren nicht mit anderen Stoffen. Homöopathisch entspricht diesem Thema das grundlegende Gefühl des *„Nichtinkontaktseins“*.

Die Kehrseite dieser Medaille kann ein tief empfundenes Trennungsgefühl voller Sehnsucht nach einem erfülltem Leben mit anderen Menschen sein.

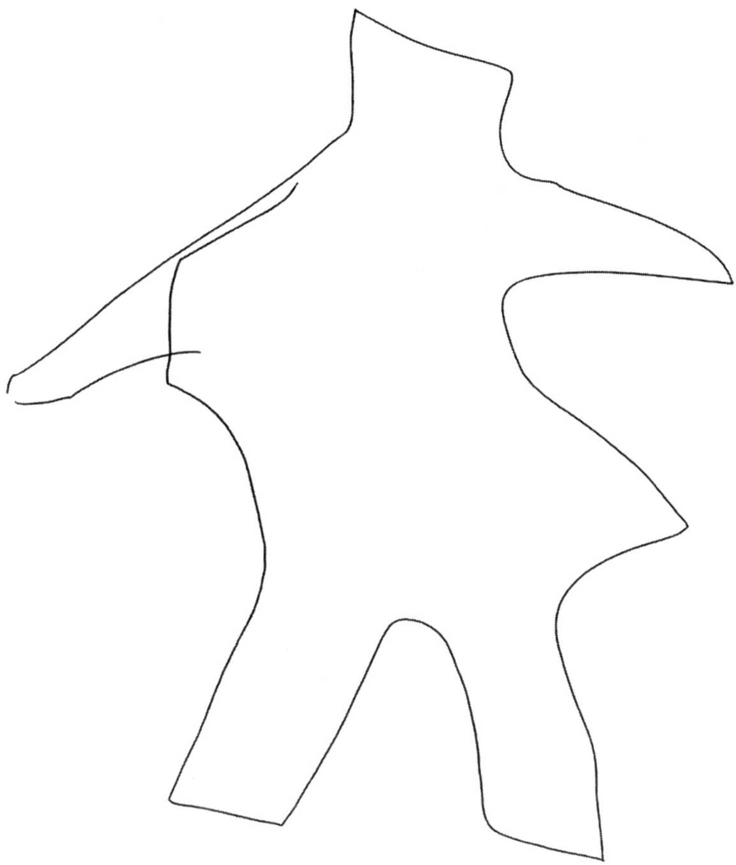

Zeichnung der Patientin während der Anamnese:
„Das scharf konturierte, das sind einfach so meine Umrisse: So scharfe Umrisse einfach, rausgeschnitten."
Drei Patienten haben spontan während der Anamnese diese Figur mit der harten äußeren Konturierung gezeichnet. Interessanterweise haben alle drei in der Anamnese entweder einen Helium- oder einen Hydrogenzustand geschildert und auf diese Mittel gut angesprochen. Die äußere Konturierung – so erklärte eine Patientin – entspricht offenbar der einen, ersten Elektronenschale, die für Helium und Hydrogen charakteristisch ist. Auf ihr kreisen ein Elektron (Hydrogen), respektive zwei Elektronen (Helium), um den fast noch leeren Atomkern.

Buddha war eine der interessantesten und prägendsten Persönlichkeiten der Weltgeschichte, deren zentrale Aussagen möglicherweise das Wissen und die Weisheit eines Heliumzustandes spiegeln.

Als junger Edelmann mit dem Leben außerhalb des väterlichen Palastes konfrontiert, kam er zu dem Schluss, dass *alles Leben Schmerz und Leid bedeute*. Diese Erkenntnis löste eine schwere Krise aus. Er suchte einen Ausweg und fand ihn zunächst in extremer Askese: Siddharta, dessen Leben als erstaunlich gut dokumentiert gilt, soll jahrelang seine Tage in Erdlöchern verbracht haben. Er war schließlich abgemagert bis zum Skelett.[1] Später wurde er meist lächelnd und mit einem Bäuchlein abgebildet. – Als er merkte, dass der Weg der Selbstkasteiung ihn nicht weiterbrachte, verließ er ihn.

Nach seiner Erleuchtung lehrte er den *Weg ins* ***Nirvana***: Dieser Übungsweg führt über das Loslassen *des alltäglichen Denkens hin zum Freiwerden von allen Hindernissen des Ego*. Das *Nichtanhaften an bestehenden Strukturen*, wie die Patientin es näherungsweise schildert, gilt für Buddhisten als ein essentieller Schritt hin auf dem Pfad der Erlösung vom universellen und allgegenwärtigen Leid.

Jeremy Sherr hat verschiedene Edelgase geprüft und beobachtet, dass Erleuchtung ein wichtiges Thema aller Edelgase ist. Menschen, denen diese Themen eigen sind, haben offenbar eine natürliche Begabung den Zustand der Erleuchtung zu erlangen.

---

1 Etliche der Hydrogen- und Heliumpatientinnen, die ich kenne, sind interessanterweise in ihrer Jugend durch eine lebensbedrohliche Magersucht gegangen: möglicherweise ein physischer Ausdruck des nicht in diese Existenz Eintreten-Wollens oder Könnens.

4. Die Sonne, Sol oder Hel – vom Werdegang eines Sterns Essenz

Die Sonne in unserem Planetensystem ist vermutlich vor 4,6 Milliarden Jahren aus einer riesigen Gas- und Staubwolke entstanden. Aufgrund der eigenen Schwerkraft zog sich diese Wolke immer dichter zu einem Stern zusammen.

Größere Sterne leuchten nur einige Millionen Jahre im Universum.
Da diese Sonne ein mittelgroßer Stern ist, wirken in ihr vergleichsweise gemäßigte Kräfte und Temperaturen. Sie triggern eine entsprechend langsamere Verbrennung von je zwei Wasserstoffatomen zu einem Heliumatom in einer Kernverschmelzungsreaktion. So kommt es, dass unsere Sonne voraussichtlich noch Milliarden Jahre scheinen wird. Nur unter solchen Bedingungen war eine allmähliche Entwicklung wie die Entfaltung des Lebens auf dem Planeten Erde möglich.

Bei der Kernfusion in der Sonne wird Energie in Form von Lichtphotonen und Neutrinos frei: Jeder neu entstandene Heliumkern hat nämlich weniger Masse, als die zwei Wasserstoffkerne, aus denen er hervorgegangen ist.
Die Lichtphotonen durchqueren mit Lichtgeschwindigkeit den Raum, sobald sie die Sonne endlich verlassen haben.

Es vergehen aber durchschnittlich zehn Millionen! Jahre von der Entstehung des einzelnen Photons im Inneren des Sterns, bis zu dem Zeitpunkt, an dem es die Sonne selbst durchquert hat. [21]

Sonnenflecken

Etwa alle elf Jahre treten zahlreiche Sonnenflecken, sogenannte Sonnenfleckenmaxima gleichzeitig auf. Das Magnetfeld der Sonne polt sich um. Es entstehen starke Magnetwinde mit entsprechend verstärkten elektromagnetischen Feldern. Es kommt zu Eruptionen von Materie, also zu gewaltigen Masseauswürfen aus der Sonne ins Weltall.

Die Magnetwinde erreichen auch die Erde. Sie stören auf ihrem Weg Satelliten und elektromagnetische Systeme.

Klangkörper

Die Sonne ist ein Klangkörper. Sie pulsiert in verschiedenen Frequenzen wie eine riesige Glocke.

---

21 Zu den Einzelheiten der verschiedenen Vorgänge in einer Sonne siehe: Über die Sonne, vom Werdegang eines Sterns im Kosmoskapitel auf Seite 263.

Vom Ende einer Sonnenzeit:

Nach insgesamt elf Milliarden Jahren versiegt voraussichtlich der Wasserstoffvorrat im Innern der Sonne.

Sie brennt aus:
Als roter Riese dehnt sie sich weit aus.
Dann kommt es zum explosionsartigen Heliumbrennen und Heliumblitzen.

Dabei entstehen alle schweren Elemente bis hin zum Eisen.

Schließlich bleibt als strahlender Rest ein weißer Zwerg übrig. Milliarden Jahre später erinnert nur noch ein schwarzer Zwerg an diese himmlische Episode.

Eine Sonne in der homöopathischen Anamnese:

Wenn ich an alte Fallaufnahmen denke, gibt es einige Patienten, denen ich erst Mineralien verschrieb. Dann bekamen sie – als die Pflanzencharts herauskamen, Rubiaceen und später Cruciferen, und schließlich mitunter noch ein tierisches Mittel.

Anders als bei anderen Patienten hat jedes einzelne dieser Arzneimittel etwas bewirkt.

Das verwunderte mich.

Mineralien aus der Gold- und Silberreihe hatte ich diesen Patienten in den 90iger Jahren verordnet, als ich vor allem nach Delusionen (Wahnideen) und Schlüsselsituationen in der Anamnese suchte: „Chef sein" war ein wichtiges Thema (Goldreihe), aber auch Kreativität und Ideen (Silberreihe), – sie schilderten zum Beispiel das Leben als ein *„Füllhorn von Ideen"*. Oder sie beschrieben, dass sich große Herrscher wie Alexander oder Augustus, denen sie sich innerlich verwandt fühlten, vor allem *durch die Ideen in ihrer jeweiligen Wirkung unterschieden.*

Später in meiner ‚Pflanzenverschreibungssphase' ordnete ich deshalb ihre durchgehende Begeisterung für Ideen und ihre kreative Erfindungsgabe den Rubiaceen zu.

Als ein Patient später wochenlang davon sprach, wegen seiner Erschöpfung nicht im Fluss zu sein, sondern das Gefühl zu haben, innerlich zu stagnieren, verordnete ich Cruciferen.

Als schließlich der eine oder andere Patient häufig von Konkurrenz sprach und zudem schilderte, sich in schwierigen Situationen gefangen zu fühlen, ließ ich mir die Gefangenschaft schildern und verordnete tierische Arzneimittel.

In einer Quellenanamnese entlang den „scheinbar belanglosen Unregelmäßigkeiten", die auf solche jahrelangen Irrungen und Wirrungen schließlich folgte, zeigte sich in jeder dieser Fallaufnahmen wieder ein sehr komplexes Bild.

Jede „Sonne" umfasst eine große Fülle von Möglichkeiten:
Immerhin gehen – soweit wir wissen – aus ihrem Werden und Vergehen **alle uns bekannten** Strukturen hervor, die sich im Universum über die winzigen Wasserstoffatome hinaus bilden.[22]

Verwendete Metaphern von verschiedenen Patienten:
Erster junger, männlicher Patient:

Eine Idee umsetzen.
Eine Idee haben, die sehr viele andere Menschen betrifft.
Augustus und Alexander sind bekannter als andere, weil ihre Idee ein großes Ausmaß hat.

Über die langen Phasen der Antriebslosigkeit sagte der Patient in einer späteren Anamnese:

Es ist wie eine Blockade, alles stagniert, nichts fließt mehr.

Ein Stau.

Es ist wie in einem ganz großen, dunklen Raum.

Oben, ganz weit weg, ist eine winzig kleine Öffnung.

Da ist etwas, was man durchbrechen muss. Man kann ein ganzes Leben damit verbringen, dass man versucht, das zu schaffen. (Er beschreibt diesen Prozess als lebenslange, unvorstellbar große, nicht enden wollende Anstrengung).

Wenn man draußen ist, sind alle Farben möglich. Licht. Dort ist der freie Raum.[23]

---

22 Zu den Einzelheiten der verschiedenen Vorgänge in einer Sonne siehe: Über die Sonne, vom Werdegang eines Sterns im Kosmoskapitel auf Seite 263.

23 Im Gesamtkontext der Quellenbeschreibung erinnert diese Schilderung an den endlosen, jahrmillionenlangen Weg des Photons durch die Sonne, bis es in den Weltraum austritt.

Ich möchte jeden Punkt im ganzen Raum um mich erreichen können, der Schmerz in meinem Fuß hindert mich daran.

Ich kann dann, wenn ich nicht jeden Punkt im Raum erreichen kann, nicht mehr alle anderen auf ihrer Bahn halten.

Es ist eine elliptische Bahn.

Gravitation, magnetische und elektrische Kräfte spielen dabei eine Rolle.

Eine andere Patientin beschrieb folgende Phänomene:

Ein innerer wie äußerer Reinigungsprozess.

Klar sein, mit sich im Reinen.

Erlösung: gereinigt aus dem Prozess hervorgehen.

Askese.

Egozentrisch sein ist positiv: Aus der eigenen Mitte heraus das eigene Ding machen.

Egoistisch sein dagegen bedeutet: Wo ist mein Vorteil? Das ist eher negativ.

Spannung ist in der Luft.

Wie ein Pulverfass explosiv sein, platzen.

Ein Fass, das wie Sand aussieht, verwüstet alles im Umkreis.

Es platzt, was künstlich in der Schwebe gehalten wurde.

Man versucht, ein Gleichgewicht zu halten.

Gefangen wie ein Tier im Käfig.

Eingekesselt in eine Zwangsblase.

Da ist eine Staumauer, ein Überdruck.

Dämme.

Wasserthemen.

Wie ein Heißluftballon.

Platzen am Siedepunkt.

Ein Samenkorn: Wie Vulkane Planeten, Galaxien.

Wie Atomkraft.

Ein Atomkern und ein Funke, der hin und her springt und die Bewegung im Kern erzeugt.

Es geht um Klarheit:

Präzise und klar das Leben zu leben, egal ob es ein heiliger Ort oder ein

heiliger Mensch ist.
Heil sein, heilig sein.
Ganz in sich stimmig.
Etwas, dem nichts fehlt.
Etwas, das so in sich geschlossen „ganz" ist, dass es immer wohltuend ist.
Das liegt an den Schwingungsverhältnissen.
Es gibt Menschen, die eine größere Heilkraft haben.
Weil da eine Ausstrahlung vorhanden ist:
Die dem anderen hilft, das eigene Leben zu richten.

Oder es gibt Störungen.
Ein Störfeld.
Eine vorhandene Existenz zerstören, weil jemand dich anstrahlt.
Strahlen und Wellen.
Ein Schwebezustand ist der Prototyp des ungeklärten Zustandes.
Es gibt Übergänge von Zuständen:
Wie ein Mensch wächst, dann geht es abwärts.
Oder ein Baum wächst, bis zu seiner optimalen Entfaltung.
Ein Stern wird geboren, durch eine wahnsinnige Explosion.
Dann wächst er und bildet sich und wird groß.
Er erreicht seine maximale Größe.
Saugt alles auf, was um ihn rum ist.
Dadurch wächst er, in dem er aufnimmt.
Irgendwann hat er sein Maximum an Aufnahme erreicht.
Dann fängt er an zu implodieren.
Es gibt Fälle wo Materie implodiert, dass nur noch ein minimaler schwarzer Klumpen da ist.
Als ob der in ein schwarzes Loch fällt.
Bei uns dauert es 80 - 100 Jahre vom explodieren, bis wir implodieren.
Beim Stern dauert es 100 Milliarden oder Millionen Jahre: Er hat seine optimale Strahlkraft.
Und dann bröselt er wieder ab.

Verfällt in ein schwarzes Loch.

Angst vor der eigenen Zerstörungskraft.

Verbrennungsprozesse bringen Klarheit.

Licht und Klarheit und Wärme ist Teil der Liebe.

Das alles, was ich beschrieben habe, ist im Kosmos die Sonne.

Sie ist wie alle Sterne: Ein Verbrennungsherd.

Der Sinn des Seins besteht darin, sich hinzugeben, sich selbst zu verbrennen für andere.

Die Sonne in verschiedenen Kulturen und Religionen:

Sol, die Sonne wurde in den alten Hochkulturen der Ägypter und der Inka als höchster Gott verehrt.

Gold diente in diesen Kulturen als Werkstoff, der den Glanz, die Ausstrahlung des göttlichen Gestirns in religiösen Kultgegenständen und Bildern abbildete.

Interessant fand ich, dass eine Patientin in einer ‚Sonnenanamnese' die chronischen Reizungen der Haut an den Händen und die Verletzungen der Füße spontan mit religiösen *Stigmata* assoziierte.

– Stigmata bezeichnen das Wieder-Auftreten der Wundmale des gekreuzigten Jesus von Nazareth an den Händen und am Körper eines lebenden Menschen. –

Von **Jesus Nazarenus** werden die Worte überliefert: *Ich bin das Licht der Welt*, oder: *Niemand kommt zum Vater, denn durch mich.* [24]
In über hundert Kirchenliedern wird Jesus *als Licht der Welt oder als die Sonne* angesprochen, *die in die Dunkelheit oder gar in unsere Todesnacht hinein scheint und sich selbst für uns hingegeben hat.*

24 Interessanterweise geht ja möglicherweise alles, was sich im Universum materialisiert irgendwann durch einen Sonnenzyklus hindurch.

Essenz einer Sonnenanamnese von Dr. med. Jutta Steinacker, Wien

Der Patient spricht immer wieder von Blockaden und von „fließen". Fließen scheint eine Empfindung zu sein, die allen „kosmischen" Mittelzuständen bekannt ist.

Aufgrund dieser Empfindung habe ich immer wieder fälschlich Cruziferen verordnet, so auch in diesem Fall. Meist mit zunächst guten, aber vorübergehenden Ergebnissen!

Der Patient beschreibt eine Dreckkruste, die ihn einsperrt, blockiert, die Lebensenergie kommt nicht durch. Wie in einer Bewegung eingefroren. Verlust des Kontaktes zur Außenwelt. Getrennt von Anderen und von der Welt.

Erstarrte Lava, eingefroren in Angst und Trauer. Angst vor dem Zuviel, mich selbst verlieren, dass es mich nicht mehr gibt.

Gleichzeitig Sehnsucht nach Auflösung, ganz ins Licht gehen. Gefühl, ich muss aus dem Körper raus, jedoch Angst vor der totalen Schwerelosigkeit, vorm Auflösen, wie Wasserdampf ... es macht pfffft ... ist weg ... transformiert.

Nicht mehr sein. Nichts. Ich bin auf Trips ohne Drogen.
Nicht nachdenken, dass ich vergehen könnte, schwimmen wie in einer Fruchtblase, warm lebendig, eingebettet, sicher.

Wut, eingesperrte Kraft, zerstörerisch, wenn ich's heraus lasse.
Wie eine Eisenkugel, in der eine Kraft eingesperrt ist, Magma. Wie ein Vulkan, eruptiv, kräftig.

Die Sonne, ein Stern, ein Kernfusionsball, gleißend orange, heiß, nicht ganz flüssig, zähflüssig, explodierend, verwandelt sich im Flug in ein Gas.
Die Struktur löst sich auf, wird Gas, mit einem Zischen. Energetisiert die Umwelt. Energetisiert. Lichtpartikel lösen sich auf ...
Die Umwelt wird lebendig! Materie, die sich in Licht umwandelt. Materialisation und Dematerialisation.
Materie wird zu Energie, Transformation, mächtige Explosion, Sonne! Alles ist Eins ... grenzenlose Freude am Sein, rot – orange Lust, archaische Energie.

Leuchten in mir. Die Energiezentrale ist aufgeladen.
Die Sicherheit, sein zu dürfen.

5. Vom schwarzen Loch und einem viel zu hellen Licht

Fallbeispiel

Der damals 37-jährige, deutlich jünger wirkende Patient kam im Januar 2003 zur Anamnese. Damals, als ich das erste Gespräch mit ihm führte, suchte ich entlang dem Gesagten vor allem nach Sätzen, die sich in charakteristische Rubriken und nach Empfindungen, die sich in die modernen Charts übersetzen ließen.

Der Patient litt an jugendlicher Hypertonie, die zu einem Fundus hypertonicus geführt hatte. Außerdem an schwerem Asthma, an Depressionen von Kindheit an und schließlich an bleibenden blinden Flecken nach einer Präthrombose des rechten Auges. Da unter der verordneten homöopathischen Medikation die Heilung der recht umfassenden Pathologie erstaunlich schnell und tief voranschritt, entschloss ich mich anderthalb Jahre später, im Frühsommer 2004 diesen Fall noch einmal aufzunehmen. Es war das erste Mal, dass ich ganz bewusst eine zweite Anamnese entlang der Unregelmäßigkeiten des Gesprochenen durchführte, obwohl, oder vielmehr gerade weil die Verschreibung offenbar eine sehr tiefe Heilung auf den verschiedenen Ebenen der Seele und des Körpers bewirkt hatte. Mich interessierte ganz einfach, ob es irgendeinen Zusammenhang zwischen der verordneten Substanz und den inneren Bildern des Patienten gab oder auch nicht. Konnten seine inneren Bilder nicht genauso gut ins Tier- oder ins Pflanzenreich weisen, auch wenn es ein Salz war, das bislang eine so tiefgreifende Heilung ausgelöst hatte? Der Patient wusste damals nicht, welches Arzneimittel er eingenommen hatte.

Erste Fallaufnahme im Januar 2003

Der Patient begann, er habe den Fragebogen nicht vollständig ausgefüllt, weil ihm klar geworden sei, dass es so eine riesenlange Latte mit seinen Symptomen sei, dass es ihm lächerlich oder absurd vorgekommen sei, das alles zu

Papier zu bringen. Eine Hauptbeschwerde sei sein Asthma, das ihn seit seiner jüngeren Kindheit arg einschränke. Er habe mit wenig Erfolg verschiedene Behandlungsversuche unternommen. Er fuhr fort:

Darf ich gleich überleiten: Ein aktuelles Problem ist es gewesen, was mich bewogen hat, mich in homöopathische Behandlung zu begeben, – das ist aber ein anderes Bild. Es hat zu tun mit meinem Auge. Ich war vor fünf Wochen in der Augenklinik. Dort ist ein Präthrombose am rechten Auge diagnostiziert worden, also Sehfeldeinschränkungen und -ausfälle.

Dort ist ein Präthrombose am rechten Auge diagnostiziert worden, also Sehfeldeinschränkungen und -ausfälle.

Th: Erzählen Sie mir das bitte ganz genau.

Ich beginne am besten mit der aktuellen Symptomatik, mit meinem Auge. Es begann vor zwei Monaten. Ich wachte morgens auf, hatte sehr schlecht geschlafen, weil ich Asthmabeschwerden hatte, und habe den Tag begonnen mit reichlich Kaffee. Während der Nacht hatte ich ein Anti-Asthmatikum inhaliert. Ich habe es überdosiert. Im Laufe des Tages hatte ich auf dem rechten Auge ein blendenartiges schwarzes Zusammenziehen. Da ich damals im Ausland war, bin ich dummerweise erst so spät zur Augenärztin gegangen, ich habe gedacht, ich kann das aufschieben und nicht gewusst, dass es tatsächlich zur Schädigung der Netzhaut führt.

Ich wachte morgens auf, hatte sehr schlecht geschlafen, weil ich Asthmabeschwerden hatte, und habe den Tag begonnen mit reichlich Kaffee.

Ein Anti-Asthmatikum inhaliert – Ich habe es überdosiert.

Ein blendenartiges schwarzes Zusammenziehen.

Zurück blieben Netzhautabbildungen, die sich größtenteils im zentralen Sehfeld zeigten, kranzförmig angeordnet wie kleine Blutgefäße. Im zentralen Sehfeld hatte ich auch kleine blinde Flecken, z.T. auch bunt, bläulich gefärbt. Ja, genau so als ob sie in ein zu helles Licht schauen und geblendet werden.

Zurück blieben Netzhautabbildungen, die sich größtenteils im zentralen Sehfeld zeigten, kranzförmig angeordnet wie kleine Blutgefäße. Im zentralen Sehfeld hatte ich auch kleine blinde Flecken.

Th: Was bedeutet das für Sie ?

Für mich war das ein Symptom, ein Zeichen, dass ich mein Leben generell ändern muss.

Ich interpretiere das als Fingerzeig, ich denke, dass es stressindiziert war.

Der Patient verdeutlicht an dieser Stelle seine Hauptbeschwerden mit unbewussten sehr plastischen Handbewegungen, nämlich:

1. Das blendenartige Zusammenziehen und

2. Die kranzförmig angeordneten Netzhautabbildungen, als ob er in ein viel zu helles Licht geschaut habe. Das Video zeigt interessanterweise 1 ½ Jahre später genau dieselben Handbewegungen noch einmal. In dieser zweiten Quellenanamnese veranschaulicht der Patient mit exakt den gleichen Bewegungen erst das schwarze Loch und dann den gleißend hellen Strahler. Hier wird durch die Videoaufnahmen im Nachhinein erkennbar, wie anschaulich die Quelle des Heilmittels sich in der Beschreibung seiner Hauptbeschwerde und in der damit verbundenen Körpersprache gleich zu Beginn der ersten Anamnese ausgedrückt hat.

Von den nüchternen Fakten seiner Beschwerde ausgehend, bietet hier der Patient mit dem Wort „Fingerzeig" an, tiefere Bewusstseinsebenen auszuleuchten, wie etwa die Schlüsselsituationen seines Lebens – Ebene 4. Ich nehme sein Angebot an:

Th: Ein Fingerzeig?

Ich war wenige Wochen vorher beim Ohrenarzt, weil ich in den Ohren ein Taubheitsgefühl hatte, ich dachte an einen Hörsturz und war beunruhigt. Schätzungsweise drei Wochen später kam dann die Symptomatik im Auge. Für mich gehört das zusammen.

Th: Es gehört zusammen?

(Er denkt nach.) Also, es beeinträchtigt mich zu einer Leistungsminderung, es deutet darauf hin, dass sich in meiner Lebenssituation einiges ändern muss, mit der ich sehr, sehr unzufrieden bin. Ich lebe von meiner Lebenspartnerin räumlich getrennt, sie lebt in München. Wir machen das schon seit zweieinhalb Jahren. Wir waren

Es beeinträchtigt mich zu einer Leistungsminderung, dass ich in meiner Lebenssituation einiges ändern muss, mit der ich sehr, sehr unzufrieden bin. Ich lebe von meiner Lebenspartnerin räumlich getrennt.

ursprünglich davon ausgegangen, dass sie mit hierher kommt, hatten hier eine Wohnung organisiert. Dann hat sie aber einen Job angeboten bekommen und ist in der alten Stadt geblieben und ich hier. Zu allem Überfluss habe ich auch noch ein Verhältnis mit einer Arbeitskollegin. Das belastet mich sehr stark, ich weiß nicht, wie ich das lösen soll.

Th: Was genau belastet Sie so stark?

Ich versuche es, mit dem Verstand zu lösen, mit der Ratio. Dann sagt mir mein Herz, ich muss mich eigentlich von meiner jetzigen Partnerin trennen, um hier ankommen zu können, um die Energie anders investieren zu können, teilweise in meine Arbeit, teilweise in meine persönliche Entwicklung. Ich habe das Gefühl, das ist gerade nicht möglich. Ich suche eigentlich – das hört sich vielleicht trivial an, aber ich suche eine spirituelle Zufriedenheit. Ich würde meine Zeit am liebsten anders verbringen als mit dem Job, den ich gerade mache.

Dann sagt mir mein Herz, ich muss mich eigentlich von meiner jetzigen Partnerin trennen, um hier anzukommen.

Th: Schildern Sie das einmal ganz genau, die Dinge, mit denen Sie nicht zufrieden sind. Was belastet Sie am meisten?

Ich denke an die Konstellation meiner Beziehung. Ich bringe letzten Endes den Mut nicht auf, die Beziehung zu meiner Partnerin in München zu beenden. Die Beziehung ist jetzt acht Jahre alt und oft sehr schwierig gewesen. Wir schaffen es beide nicht, los zu lassen. Sie hatte zwischendurch diverse Affären, ich bis jetzt gar nicht. Die Verletzungen hindern mich daran, die Beziehung von Grund auf neu zu versuchen.

Ich denke an die Konstellation meiner Beziehung. Ich bringe letzten Endes den Mut nicht auf, die Beziehung zu meiner Partnerin in München zu beenden.

Th: Was sind das für Verletzungen?

Ich bin ein sehr eifersüchtiger Typ, habe aber in der Anfangsphase versucht, das nicht zu zeigen. Das hat vielleicht zur Folge, dass sie sich häufig andere Männer gesucht hat. Ich hatte oft das Gefühl, ich bin nur eine Ersatzlösung, sie lässt sich nicht wirklich auf mich ein. Das hat mich wirklich verletzt, weil sie in mir nicht den Beziehungspartner

Ich bin ein sehr eifersüchtiger Typ, habe aber in der Anfangsphase versucht, das nicht zu zeigen.

Ich hatte oft das Gefühl, ich bin nur eine Ersatzlösung.

Lückenbüßer.

gesehen hat, sondern nur einen Lückenbüßer. Ich fand das respektlos bis fast unverschämt. Erst hat es mich sehr aggressiv gemacht, dann auch sehr traurig.

Th: Was empfindet ein Mensch, wenn er sich als Ersatzlösung, als Lückenbüßer fühlt?

Dass sie die intime Zeit, die wir miteinander hätten verbringen können, zerrissen hat.

Klammern, abschotten, das war absolut nicht der Fall.

Beispielsweise: Sie war mit ihren Eltern drei Wochen im Urlaub und kam zurück. Ich habe mich sehr gefreut, es war noch in der Anfangsphase. Ich habe sie abgeholt, wir sind zum Badesee gefahren und haben eine sehr schöne Zeit verbracht. Ich hatte gedacht, dass wir auch die nächsten Tage miteinander verbringen können, sie hat dann aber einen gemeinsamen Freund angerufen, um mit ihm Yoga zu machen. Das war ihr wohl wichtiger. Das hat sie häufiger gemacht, dass sie die intime Zeit, die wir miteinander hätten verbringen können, zerrissen hat, weil sie meinte, Freundschaften pflegen zu müssen. Aber ich meine, sie nicht eingeschränkt zu haben. Nicht das typische Muster: Klammern, abschotten, das war absolut nicht der Fall. Alles was ich verlangt habe, das war das ganz normale Maß an Aufmerksamkeit und Zuneigung wie ich das mit meiner Vorstellung von Zuneigung vereinbaren kann.

Th: Was hat sie Ihnen bedeutet?

Sie hat vieles von dem ausgestrahlt, was ich nicht ausgestrahlt habe.

Sie hat vieles von dem ausgestrahlt, was ich nicht aus-gestrahlt habe. Sie ist sehr kontaktfreudig, naturverbunden, sehr ehrlich, spirituell. Eher das Gegenteil von mir, weil ich eher ein flatterhafter, luftiger Typ bin. Das hat mich sehr angezogen.

Th: Flatterhaft und luftig?

Ich reagiere sehr auf Druck, auf Zeitdruck.

Mache dann vieles nebeneinander her.

Schwebe über dem Boden und verliere den Kontakt zu mir selbst. Nachmittags überkommt mich dann oft eine bleierne Müdigkeit.

Ich reagiere sehr auf Druck, auf Zeitdruck, dazu bin ich nicht geeignet, dann trete ich die Flucht an. Ich habe einen immensen Kaffeekonsum, mache dann vieles nebeneinander her, merke aber, das mir das nicht gut tut, schwebe über dem Boden und verliere den Kontakt zu mir selbst. Nachmittags überkommt mich dann oft eine bleierne Müdigkeit.

Th: Können Sie mir den Zustand wo Sie schweben, beschreiben?

Ja, es hat mit Aufmerksamkeitsdefizit zu tun. Ich kann mich nicht auf die Gegenwart konzentrieren, ich bin überall gleichzeitig, hab gleichzeitig das Gefühl, mental sehr flexibel zu sein, eine hohe Aufnahmekapazität zu haben. Aber letztendlich ist alles zu schnell: Meine Gedanken sind zu schnell, meine Bewegungen sind zu schnell, meine Handlungen sind zu schnell ...

Ich habe Angst vor Einsamkeit und vor der eigenen Bedeutungslosigkeit, z. B. gibt es Phasen, da schlafe ich tagsüber, so ein leichter Tagschlaf. Dann habe ich das Gefühl, dass in der Einschlaf- und Schlafphase meine Filterfunktionen ausgeschaltet sind, dann kommt die Zukunftsangst an die Oberfläche, das ist sehr unangenehm.

Th: Was genau ist das?

Verlustängste meines Partners.

Th: Schildern Sie die Verlustängste.

Dass ein Teil von mir weg geht und ich mich nicht komplett fühle, inkomplett.

Th: Wie ganz genau fühlen Sie sich, wenn Sie sich inkomplett fühlen?

Ich habe dieses Gefühl als Desintegration beschrieben, ich hatte das Gefühl, dass ich mich auflöse, dass meine emotionalen Beziehungen zu meinen Mitmenschen einseitig wechseln, dass ich fallen gelassen werde und dass ich schwach werde dadurch, das ist eine sehr existenzielle Bedrohung für mich.

Th: Was heißt das: Desintegration, – was ist die existentielle Bedrohung gewesen?

Alleine nicht lebensfähig zu sein.

Th: Was heißt das?

Inkomplett heißt für mich, nicht geliebt zu werden ...

Aufmerksamkeitsdefizit.

Ich bin überall gleichzeitig, hab gleichzeitig das Gefühl, mental sehr flexibel zu sein, eine hohe Aufnahmekapazität zu haben. Aber letztendlich ist alles zu schnell: Meine Gedanken sind zu schnell, meine Bewegungen sind zu schnell, meine Handlungen sind zu schnell ...

Ich habe Angst vor Einsamkeit und vor der eigenen Bedeutungslosigkeit.

Verlustängste meines Partners.

Dass ein Teil von mir weg geht und ich mich nicht komplett fühle, inkomplett.

Gefühl der Desintegration.

Alleine nicht lebensfähig zu sein.

Inkomplett heißt für mich, nicht geliebt zu werden.

Die Anamnese führt von der Beschreibung der Beschwerden, von denen er sagt, dass sie für ihn eine Leistungsminderung bedeuten, zu seiner Lebenssituation die er ändern müsse.

Das Problem liege in der Konstellation seiner langjährigen Beziehung, von der das Herz wisse, dass er sich trennen müsse.

Er hat das Gefühl, häufig eine Ersatzlösung zu sein. Er klammere nicht und wolle keine Abschottung. Spontane Verneinung zeigt, genau wie ausdrückliche Bejahung an, dass dieses Thema – das einem anderen in diesem Zusammenhang meist gar nicht einfallen würde – ein wichtiges Thema für den Betreffenden ist.

Seine furchtauslösende Zukunftsvorstellung ist die Angst vor dem Verlust dieser Partnerin. Er fühlt sich dann inkomplett, alleine nicht lebensfähig.

Das Gefühl, völlig auf die Unterstützung von anderen angewiesen zu sein ist charakteristisch für die zweite Spalte des Periodensystems, in der als bekannte Mittel Magnesium, Calcium, Strontium und Barium untereinander stehen.

– Magnesium wurde als Mittel für Waisenkinder bekannt. Es steht dreiwertig in der Rubrik: Wahnidee, verlassen, im Stich gelassen.

– Calcium kennzeichnen starke Sicherheitsängste: Vor Geistern, Feuer, Mördern, Dieben und Hunden und es sehnt sich danach, beschützt zu werden.

– Strontium charakterisiert die Suche nach dem Ratgeber, der hilft das Neue im Leben zu bewältigen.

– Barium: Menschen, die Barium benötigen, trauen sich nicht, die Verantwortung im Leben zu übernehmen und suchen nach einem Halt, auf den sie sich stützen können (Wahnidee, die Beine seien abgeschnitten).

Der Patient hier aber beschreibt seine ungewöhnlich intensiven Verlustängste einer chronisch untreuen Partnerin als **Desintegration.**

Das ist die zentrale Empfindung der radioaktiven Elemente.

Unter Barium steht noch **Radium** in der zweiten Spalte. Thema ist, sich so stark auf die Unterstützung der anderen angewiesen zu fühlen, dass der Betroffene ohne diese Unterstützung zu desintegrieren droht, so dass nichts von ihm übrigbleibt.

Th: Was heißt das genau: Desintegration, inkomplett sein?

Ich sehe wie ich zerfließe, mich auflöse, wie Wolken, Zigarettenqualm, nichts von mir übrig bleibt, dass ich nicht im Geschehen verankert bin, dass ich die Ansprüche, die das Leben an mich stellt nicht bewältigen kann. Als hätte ich kein Gewicht, keine Distanz, keine Persönlichkeit, nichts was anerkannt wird, was wichtig ist, woran man sich reiben kann.

Ich sehe wie ich zerfließe, mich auflöse, wie Wolken, Zigarettenqualm, nichts von mir übrig bleibt.

Woran man sich reiben kann.

Das war ganz stark mit Panikattacken verbunden und zwar Angst, – als hätte mir jemand Elektroden ins Hirn gesteckt und darauf gedrückt, letzten Endes Todesangst.

Als hätte mir jemand Elektroden ins Hirn gesteckt und darauf gedrückt, letzten Endes Todesangst.

Es hat sich sehr verstärkt, es hat sich meiner Kontrolle vollständig entzogen, weil ich keine Möglichkeit der Kontrolle hatte, keine Möglichkeit irgendetwas dagegen zu tun.

Th: Schildern Sie mir das genauer: „Als hätte mir jemand Elektroden ins Gehirn gesteckt"?

Das ist keine Phobie vor etwas oder gegen etwas, das ist nur Angst und Panik ohne Auslöser.

Th: Schildern Sie mir das noch einmal: „Als hätte mir jemand Elektroden ins Gehirn gesteckt", – Was empfindet derjenige?

Ich habe das Bild gehabt, etwas steckt mir Elektroden ins limbische System und es feuert dann. Der Kopf wird zermartert. Das Gefühl zu zergehen, zusammen mit der Angst: Todesangst.

Ich habe das Bild gehabt, etwas steckt mir Elektroden ins limbische System und es feuert dann. Der Kopf wird zermartert. Das Gefühl zu zergehen, zusammen mit der Angst: Todesangst.

An dieser Stelle überlegte ich, ob sich die Anamnese noch einmal fortentwickeln würde z.B. über das Thema *gequält zu werden und Tierversuche* in die Bilder eines tierischen Arzneimittels. Daher ließ ich mir seine Gefühle und Empfindungen so genau wie möglich beschreiben. Der Patient aber wählte von den Elektroden im Gehirn nicht die Situation des Versuchstieres im Käfig, sondern schilderte seine inneren Erfahrungen als, *feuern, aufwallend* und wendet sich von hier aus wieder dem Grundthema *Trennung* zu. Trennung als Kernthema ist das Leitmotiv der Halogene in der 17 Spalte des Periodensystems.

Th: Schildern Sie mir diese Todesangst so genau wie möglich.

Ein aufwallendes Gefühl, sehr intensiv aufwallend.

Als meine damalige Freundin, mein bis dahin wichtigster Beziehungspartner, sich von mir trennte.

Das ist ein aufwallendes Gefühl, sehr intensiv aufwallend. Es fällt mir sehr schwer das genauer zu beschreiben. Es trat in einer Lebenssituation auf, als meine damalige Freundin, mein bis dahin wichtigster Beziehungspartner, sich von mir trennte. Da ging es los.

Ich habe mich als völlig isoliert gesehen, auch sozial.

Völliges Versagen meinerseits.

Sie bedeutete mir alles. Es war sehr wichtig für mich, mich aus meinem familiären Umfeld zu lösen. Sie war im Prinzip die erste Person in meinem Leben, mit der ich über alles sprechen konnte, mich wirklich austauschen konnte. Ich hatte das erste Mal das Gefühl: Das kommt wirklich an, das wird wirklich verstanden. Ich hatte das Gefühl, dass mein Freundeskreis und mein Bekanntenkreis sich nach der Trennung von mir lösen würde. Bis auf wenige Ausnahmen waren meine Freundschaften durch sie angebahnt, gehörten zu ihrem Kreis. Ich habe mich als völlig isoliert gesehen, auch sozial, obwohl zwei Leute mir sehr geholfen haben. Bei der Fehlersuche das Gefühl: Völliges Versagen meinerseits.

Th: Schildern Sie mir das genauer.

Der Kern meiner Persönlichkeit, mein Ich-Gefühl war fast zerstört. Es kollidierte mit meinem Ich-Gefühl. Was macht mich aus? Wer bin ich? Bin ich beliebig? Bedeutungslos, wertlos?

Th: Schildern Sie mir „bedeutungslos, wertlos sein".

Ich kann Ihnen einen Menschen schildern, der bedeutungslos ist: Kriegsopfer, Kinder, die bedeutungslos in ihrer Existenz bedroht sind, zerstört werden. Keine Möglichkeit, was zu unternehmen. Die schwach sind, keine Lobby haben. Es ist die Angst vor dem Tod. Die Angst sich völlig loszulassen, aufzugeben. So, als wenn der Boden unter den Füßen weg ist. Der Boden sich auftut und man fällt. Wie ein freier Fall.

Th: Schildern Sie mir, wenn der „Kern der Persönlichkeit fast zerstört ist".

Das ist ein ganz wichtiges Lebensthema! Mein Vater war sehr dominant. Ich hatte das Gefühl nicht eine eigenständige Persönlichkeit zu sein, sondern ein Sammelsurium, das bestimmte Funktionen erfüllt. Wenn es es gut macht, ist es okay. Wenn nicht, versucht man es mit Gewalt dazu zu bringen.

Th: Schildern Sie mir das genauer.

Das ist wie Druck mit körperlicher Gewalt, verbaler Aggressivität. Es sind Ansprüche, die mein Vater in keinster Weise selbst erfüllt. Zuverlässigkeit, Kontinuität, Disziplin. Es ging immer nur um alte preußische Tugenden. Sonst kam es zu Beschimpfungen, völligem Ignorieren, völligem Verneinen meiner Bedürfnisse.

Th: Was bedeutet das für das Kind?

Es fühlt sich bedeutungslos, machtlos, hilflos, minderwertig.

Mir widerstrebt so ein Mensch. Jemand der andere Menschen als minderwertig behandelt und herabwürdigt. Seine Macht und Stärke ausnutzt. Das ist wie ein Mensch, der sich an einem Kind vergeht. So einen Menschen könnte ich als minderwertig bezeichnen. Das ist die Missachtung

Der Kern meiner Persönlichkeit, mein Ich-Gefühl war fast zerstört. Es kollidierte mit meinem Ich-Gefühl. Was macht mich aus? Wer bin ich? Bin ich beliebig? Bedeutungslos, wertlos?

So, als wenn der Boden unter den Füßen weg ist. Der Boden sich auftut und man fällt. Wie ein freier Fall.

Gefühl nicht eine eigenständige Persönlichkeit zu sein, sondern ein Sammelsurium, das bestimmte Funktionen erfüllt.

Das ist wie ein Mensch, der sich an einem Kind vergeht.

Der Missbrauch des eigenen Kindes.

Macht-Missbrauch.

Das ist der Inbegriff des Bösen schlechthin. Das ist diabolisch. Das ist verwerflich.

Moralisch, ethisch, emotional, in jeder Beziehung. Es gibt nichts, was darunter läge.

jeder Grenze. Es ist die Herabwürdigung der eigenen Person, ohne jedes Empfinden, ohne Gefühl für das Gegenüber, ohne Liebe. Voller Ignoranz, Hass und Aggressivität.

Das ist wie ein Klischee. Der Missbrauch des eigenen Kindes.

Macht-Missbrauch. Er befriedigt die eigenen Bedürfnisse ohne Skrupel. Das ist der Inbegriff des Bösen schlechthin. Das ist diabolisch. Das ist verwerflich.

Ich würde dafür keine Erklärung und keine Entschuldigung akzeptieren. Wenn so jemand so etwas tut.

Moralisch, ethisch, emotional, in jeder Beziehung. Es gibt nichts, was darunter läge.

Analyse der ersten Erstanamnese:

Die Anamnese führt von der Beschreibung der Beschwerden, von denen er sagt, dass sie für ihn eine Leistungsminderung bedeuten, zu seiner Lebenssituation, die er ändern müsse.

Das Problem liege in der Konstellation seiner langjährigen Beziehung, von der das Herz wisse, dass er sich trennen müsse. Er hat das Gefühl, häufig eine Ersatzlösung zu sein. Er klammere nicht und wolle keine Abschottung. Spontane Verneinung zeigt, genau wie ausdrückliche Bejahung an, dass dieses Thema ein wichtiges Thema für den Betreffenden ist. Einem anderen als diesem Sprecher würde diese Assoziation in diesem Zusammenhang meist gar nicht einfallen.

Seine sehr unangenehme Zukunftsangst ist es, diese Partnerin zu verlieren. Er fühlt sich dann inkomplett, alleine nicht lebensfähig, bis zur vollständigen Desintegration. Wie auf Seite 98 dargestellt, entspricht diese Thematik **Radium**.

Er beschreibt darüber hinaus ein zweites Thema:
Derjenige, der sich so auf andere angewiesen fühlt, ist wie ein Kind, das keine eigenständige Persönlichkeit hat. Es ist Machtmissbrauch ausgesetzt, wie er es bei seinem Vater erlebt hatte. Dieser Missbrauch verkörperte moralisch, ethisch für ihn das Böse schlechthin.

Brom hat das Thema der Ethik, der moralischen Wertung, aber auch das Thema von den eigenen Familiengehörigen angegriffen zu sein.

Der Patient erhielt im Januar 2003 *Radium bromatum* C 1000.

Er berichtete daraufhin, dass seine Augenbeschwerden sehr deutlich gebessert seien und fuhr fort, dass auch seine chronische depressive Lähmung gar nicht mehr vorhanden sei. Er hatte diese in der Erstanamnese gar nicht erwähnt, weil sie so selbstverständlich zu seinem Leben gehört habe, weil sie immer da gewesen sei.

Erst als diese Depression einige Wochen nach der ersten Einnahme von *Radium bromatum* ganz verschwunden war, berichtete er mir davon.

Anfang Juni 2003 verschlechterte sich sein Zustand wieder und er erhielt eine weitere Dosis.

Im September ging es ihm weiter sehr gut, aber er erhielt eine C 1000 in Wasser aufgelöst, da er ein Wattegefühl im Ohr hatte, was auch seiner Augenvenenthrombose vorausgegangen war.

Zehn Monate später, Ende Juni 2004 kam der Patient in die Praxis, weil seine seelischen Beschwerden seit 3-4 Wochen wieder etwas verstärkt auftraten und weil er Kopfschmerzen nach intensivem Yogatraining hatte. Die ganzen Monate davor war es ihm ohne weitere Mitteleinnahme gut gegangen.

Im folgenden drucke ich die zweite Erstanamnese ab, in der ich die verfeinerte Anamnesetechnik entlang der Unregelmäßigkeiten einsetzte, um zu sehen, ob und wenn ja zu welcher Quelle seiner inneren Bilder mich der Patient führen würde. Ich war neugierig, wohin diese Reise führen würde.

23.06.04

Ich kann mein Corticoidspray, und Allergospasmin niedrig dosieren, das war in anderen Jahren früher anders.

Mit dem Auge habe ich gar keine Probleme mehr. Die Augenärztin sagt, dass ich früher juvenilen Hypertonus hatte. Mit dem Auge, sagt sie, hat sich der bestmögliche Verlauf entwickelt. (Der augenärztliche Befund lautet seit Herbst 2003 auf eine Restitutio ad integrum, ganz im Gegensatz zu der ursprünglichen Diagnose von nicht therapierbaren, persistierenden blinden Flecken).

Der Blutdruck ist jetzt, wenn ich messe, immer normal.

Was ich (jetzt) habe, sind Verspannungskopfschmerzen.

Ich schätze, dass ich den Kiefer zusammenpresse.

Ein dumpfer, pochender Schmerz, er korreliert mit Yogaübungen.

Ich habe beschlossen, die Yogaübungen weiterzumachen.

Die Kopfschmerzen habe ich mit Unterbrechungen, seit ich meine Yogapraxis so intensiviert habe.

Th: Wie geht es Ihnen innerlich?

Ich fühle mich stark, aber ich könnte entspannter sein.

Bis vor einem Monat ging es mir noch einen Tacken besser als jetzt, auch in meiner inneren Gelöstheit …

Im letzten Jahr spüre ich zunehmend häufiger eine Zufriedenheit und innere Stärke, ein Grundvertrauen in meine Existenz. Diese Grundzufriedenheit ist (jetzt) ein ganz wichtiger Begriff für mich …

Zufriedenheit macht sich bemerkbar, dass ich eine Situation genieße, eine Dankbarkeit verspüre, nicht religiös, eine ungerichtete Dankbarkeit verspüre.

Der Patient schildert dann, dass ihm erstmals in den letzten Wochen die Beziehung mit der alten Freundin wieder mehr zu schaffen macht.

Th: Wie genau war die Entwicklung im letzten Monat?

Nicht so befestigt, sondern ein bisschen wackelig, ich beginne, ohne dass ich das will, mich mit meiner Biographie auseinander zu setzen.

Im letzten Monat habe ich gemerkt, dass es Tage gibt, wo ich mich unsicher fühle, nicht so befestigt, sondern ein bisschen wackelig, ich beginne, ohne dass ich das will, mich mit meiner Biographie auseinander zu setzen.

Das hat durchaus einen bitteren Beigeschmack, weil ich das bewerte, – unerbittlich:

Das hat durchaus einen bitteren Beigeschmack, weil ich das bewerte, – unerbittlich:

Bis jetzt hast du so und so gelebt, und ab morgen musst du das und das machen …

„Bis jetzt hast du so und so gelebt, und ab morgen musst du das und das machen …

Th: Schildern Sie mir die Empfindung, wenn man sich nicht so befestigt fühlt, sondern ein bisschen wackelig?

Die Empfindung ist ganz wichtig! Ich empfinde Angst.

Angst soziale Kontakte zu pflegen, vor allem auch Kontakte die neben meiner Beziehung bestehen.

Meine sorgsam aufgebauten Mauern brechen.

Angst, dass ich dieser Angst nachgebe, meine sorgsam aufgebauten Mauern brechen, ich anfange zu weinen …

Ich bewerte das immer als Rückschritt, möchte gerne Grundzufriedenheit in mir kultivieren und mich unabhängig machen von äußeren Einflüssen, mich nicht abspalten, zum Autisten werden ...

Mich unabhängig machen von äußeren Einflüssen, mich nicht abspalten, zum Autisten werden ...

Auffallend in der Schilderung der Beziehungsschwierigkeiten ist, dass der Patient ihre Wirkung als *wackelig* oder als *sorgfältig aufgebaute Mauern* beschreibt, die nun *brechen*. Die ihn *abhängig machen können von äußeren Einflüssen*, dass er *sich abspaltet*.

Th: Schildern Sie mir, was heißt das: „Sich abspalten"?

Abspaltung heißt Abtrennung von Mauern, auch sich von seinem Gefühlserleben abtrennen.

Das ist eine ganz wichtige Beschreibung: Durch die Abtrennung von unsichtbaren Mauern.

Abspaltung heißt Abtrennung von Mauern.

Durch die Abtrennung von unsichtbaren Mauern.

Sarkasmus ... Verdrängung.

Das Idealbild ... dem ich nicht entspreche, wenn ich mich schlecht fühle.

Th: Was genau heißt sich abspalten? Stellen sie sich vor, ich kenne das Wort nicht und Sie wollen es mir erklären, dass ich es für alle Zeit verstehe?

Abspaltung heißt Nichtzugehörigkeit, einsam sein, Trennung. Tod letzten Endes.

Th: Sie können jetzt alles Persönliche hinter sich lassen, schildern Sie mir einfach nur noch „Abspaltung", – das Phänomen an sich. Stellen Sie sich vor, ich kenne das Wort nicht und Sie wollen es mir ein für alle mal klar machen, wie wenn man einem Kind eine Sache ganz grundlegend erklärt. Schildern sie mir einfach, wo in der belebten oder in der unbelebten Natur gibt es genau dieses Phänomen der Abspaltung?

Ich habe Schwierigkeiten in der Natur eine Entsprechung zu finden ...

Oft fällt es einem Patienten zunächst schwer, sich von seiner alltäglichen Erfahrung zu lösen und die Quelle selbst in der Natur zu beschreiben. An dieser heiklen Stelle hat es sich für uns bewährt, die wichtigen Unregelmäßigkeiten der Erzählung einfach selbstverständlich zu wiederholen. Und dann ganz unbefangen zu fragen, wo es denn genau das noch einmal in der Natur – in der belebten oder unbelebten Welt gibt – ... ganz genau so, wie der Patient es aus seiner inneren Erfahrung kennt.

Th: Schildern Sie einfach so, wie es Ihnen kommt: Abspaltung?

Abspaltung ... Verlust ...

Wenn ich mich abspalte, ziehe ich mich zurück und verliere letzten Endes meine Identität.

Ich meine, dass ich im nicht-abgespaltenen Zustand Teil des Ganzen, des Lebensflusses bin.

All diese Kontaktarme ziehe ich zurück.

All diese Kontaktarme ziehe ich zurück.

– Hier beginnt der Patient mit dem Körper zu sprechen: Er streckt mehrmals die Arme im 90 Grad Winkel weit aus und zieht sie wieder zum Körper. –

Was aussieht wie eine Kristallisation in einem Punkt, ist ein Verlust von Identität.

Es ist ein Verdichten, komprimieren, zusammenschnurren.

Verdichten, komprimieren, zusammenschnurren.

Th: Schildern Sie mir dieses Phänomen ganz genau?

Es ist der Begriff von Isoliertheit, Einsamkeit, Nichtteilnahme schlechthin.

Ich habe da ein Bild im Kopf, – das ist eigentlich kein Kristall ... es ist wie ein Hohlraumstrahler, wie ein schwarzes

Loch, aus dem nichts mehr entweicht, man kann auch keine Strukturen mehr erkennen.

– An dieser Stelle wiederholt der Patient unwillkürlich ganz genau die Handbewegungen mit denen er vor 1 ½ Jahren das blendenartige schwarze Zusammenziehen während der Präthrombose am Auge verdeutlicht hatte. –

Th: Schildern Sie mir das schwarze Loch?

Kein Licht, ein Kristall. Schwarz, dunkel,
unendlich schwer, stickig, eng.
Sie haben einen abgeschlossenen Raum, eine Kugel.
An dieser Kugel ist eine Öffnung, es geht um die Öffnung, nicht um den Rest der Kugel.
Licht wird von dieser Öffnung verschluckt.
Es wird nichts von diesem Licht reflektiert, sondern es verschwindet.
Es ist schwarz, totschwarz.
Das Licht verschwindet.
Wie eine glatte Oberfläche, es ist einfach schwarz.

Th: Erzählen Sie mehr über genau diese Phänomene.

Diese Oberfläche, die emittiert doch selber Strahlung, nicht im sichtbaren Bereich, sondern Wärme. Da ist auch Infrarot dabei, langwellige Strahlung die man als Wärme spüren, nicht spüren, aber registrieren könnte, messtechnisch.

Elektromagnetische Strahlung.

Da heben die Teilchen auf dem Welle -Teilchenmechanismus ab.

Man kann es als Korpuskel wahrnehmen, oder auch als Welle.

Das sind die Geheimnisse der Materie, die man nicht erklären kann, nur beschreiben ...

Th: Gibt es noch andere Prozesse, auf die das zutrifft?

Haben Sie schon mal von Entropie, Ordnungszuständen gehört?

Ein Hohlraumstrahler, wie ein schwarzes Loch.

Kein Licht, ein Kristall. Schwarz, dunkel.

Unendlich schwer.

An dieser Kugel ist eine Öffnung, es geht um die Öffnung.

Es ist schwarz, totschwarz.

Diese Oberfläche, die emittiert doch selber Strahlung.

Da heben die Teilchen auf dem Welle -Teilchenmechanismus ab.

Man kann es als Korpuskel wahrnehmen, oder auch als Welle.

Das sind die Geheimnisse der Materie, die man nicht erklären kann, nur beschreiben ...

Niedrige Ordnung in Hohlraumstrahlern.

Die meisten Vorgänge sind auf niedrigem energetischen Niveau, nahe dem energetischen Nullpunkt, Stillstand.

Ich stelle mir vor, dass eine niedrige Ordnung in Hohlraumstrahlern herrscht, da ist nur noch ganz wenig Energie, die meisten Vorgänge sind auf niedrigem energetischen Niveau, nahe dem energetischen Nullpunkt, Stillstand.

Ich erinnere mich noch genau, wie ratlos ich an dieser Stelle der Anamnese war. Zwar war der Patient in seinen inneren Bildern ohne Umschweife in die Welt der Physik und Chemie gegangen, aber wo um Himmels willen befand er sich? Selbst wenn ich es gewollt hätte, wie sollte ich ihm „schwarzes Loch" verordnen und außerdem hatte ihm *Radium bromatum* in sehr seltenen Gaben auf den verschiedensten Ebenen so außerordentlich gut getan und offenbar eine sehr tiefe Heilung angeregt. Gab es ein besseres Heilmittel für ihn oder spiegelte seine innere Welt in keiner Weise sein Heilmittel wieder? Da kam mir der Gedanke, dass sich ja jedes Thema und jede Beschwerde in der Anamnese in zwei komplementären Polaritäten ausdrücken kann, wie die beiden Seiten einer Medaille. Genauso wie der Patient seine Hauptbeschwerde auch als Polarität von schwarzer Blende und viel zu hellem Licht geschildert hatte.

Die zweite Seite der Medaille kann ganz einfach durch die Frage nach dem genauen Gegenteil des jeweils Beschriebenen in der Anamnese angeregt werden. Ich fragte also ergänzend nach dem genauen Gegenteil des bislang Geschilderten ...

Das ist ein Bild aus der Physik.

Ein Strahler der genauso groß ist, gleißend hell, angefüllt mit Materie, die sich rasend schnell zerlegt, sich in subatomare Teile zerlegt, unvorstellbar heiß, Kernteilchen.

Th: Schildern Sie mir das genaue Gegenteil.

Das ist ein Bild aus der Physik.

Das ist ein Strahler der genauso groß ist, gleißend hell, angefüllt mit Materie, die sich rasend schnell zerlegt, sich in subatomare Teile zerlegt, unvorstellbar heiß, Kernteilchen.

– An dieser Stelle wiederholt der Patient unwillkürlich ganz genau die Handbewegungen mit denen er vor 1 ½ Jahren die innere Erfahrung der Präthrombose verdeutlichte: „Als ob sie in ein viel zu helles Licht geschaut hätten." –

Die Elektronen sind delokalisiert.

Es ist ein brodelndes Chaos.

Der Ordnungsgrad ist verschwindend gering.

In der Kernfusion und Kernspaltung.

Wenn sie ein Bild haben wollen: Die Sonne, die Atombombe.

Th: Die Atombombe – radioaktiv?

Es ist auch radioaktiv, ja genau!

Es herrscht ein hoher Unordnungsgrad, ein hohes Potential.

Gleißend heiß.

Energie und Materie in der aktivsten Form.

Die Elektronen sind delokalisiert.

Ein brodelndes Chaos.

Der Ordnungsgrad ist verschwindend gering.

In der Kernfusion und Kernspaltung.

Die Sonne, die Atombombe.

Es ist auch radioaktiv, ja genau!

Gleißend heiß.

Energie und Materie in der aktivsten Form.

Analyse der zweiten Erstanamnese:

Schon in der ersten Fallaufnahme hatte der Patient seine physischen Augenbeschwerden als

1) blendenartiges schwarzes Zusammenziehen geschildert.
2) als ob man in ein zu helles Licht schaue und geblendet sei.

Diese Phänomene korrespondieren mit den hier geschilderten physikalischen Phänomenen, die er unmittelbar aus den Bildern seiner Seele herleitet:

1) *Verdichten, komprimieren, zusammenschnurren: – ... Wie ein Hohlraumstrahler, wie ein schwarzes Loch.*

2) *Ein Strahler der genauso groß ist, gleißend hell, angefüllt mit Materie, die sich rasend schnell zerlegt, sich in subatomare Teile zerlegt, unvorstellbar heiß, Kernteilchen.*

Nach der Anamnese war mir überhaupt nicht klar, ob es denn auch irgendeinen Zusammenhang zwischen den von ihm geschilderten schwarzen Löchern und dem radioaktiven Zerfall geben könnte:

Im Internet fand ich, dass in verglühenden großen Sternen, also in einer Supernova Elemente, die schwerer als Eisen sind, und vor allem die radioaktiven Elemente erst entstehen und dann radioaktiv zerfallen können. In dem Neutronenstern, der am Ende übrigbleibt, kann ein schwarzes Loch entstehen.[25]

Verlauf und Follow-up:

Der Patient erhielt Ende Juni 2004 eine weitere Dosis *Radium bromatum* C 1000.

Seine restlichen allergischen Beschwerden wurden noch einmal deutlich gebessert. Die Kopfschmerzen treten kaum noch auf. Es geht ihm seither gut. Seine Beziehung zur alten Partnerin macht ihm nicht mehr zu schaffen, er ist mit ihr noch in losem, freundschaftlichem Kontakt und lebt seit Herbst 2004 in einer festen Beziehung mit seiner Arbeitskollegin.

Im Frühjahr 2005 fühlte er sich plötzlich erneut instabiler, als sich herausstellte, dass die Stelle seiner jetzigen Partnerin auslief und sie in eine andere Stadt wechseln musste. Er erhielt eine erneute Gabe einer C 1000. In den folgenden Monaten berichtete er, dass es ihm trotz anstehender Trennung einfach gut ging. Das hielt auch nach der Versetzung seiner Partnerin in eine andere Stadt an.

Die beiden führen nun seit Jahren eine offenbar glückliche Wochenendbeziehung. In den letzten Monaten haben sie beschlossen, sich gemeinsam in einer anderen Stadt zu bewerben, um wieder zusammenleben zu können.

Die Depressionen sind in all den Jahren nicht mehr aufgetreten. In der 2. Erstanamnese im Sommer 2004 hat er die Zufriedenheit, die „ungerichtete Dankbarkeit" geschildert, die er seit dem ersten Jahr der homöopathischen Behandlung als Grundgefühl seines Lebens wahrnimmt. Diese ungerichtete Dankbarkeit hält, wie er sagt, bis heute an.

---

25 Zitat aus dem Internet: Supernova N Typ II Massereiche Sterne entwickeln sich rasch und bilden im Inneren in den verschiedenen Fusionszonen Metalle. Dadurch erhöhen sich der innere Druck und die innere Temperatur.
Je nach Eigenart der Explosion werden in endothermen Kernprozessen auch Elemente schwerer als Fe (Co, Ni, usw.) und die radioaktiven Elemente erzeugt. Diese zerfallen später radioaktiv. Als Überrest bleibt ein Neutronenstern, der sich als Pulsar manifestieren kann. Ist die Masse des Neutronensterns groß, so kann es ein Schwarzes Loch sein.
www.astro.uni-bonn.de

6. Plutonium nitricum

Essenz

Plutonium ist ein silberglänzendes Schwermetall mit einer sehr hohen Dichte.

Es ist ein Spaltprodukt des Uran.

Plutonium fällt in Kernreaktoren an. Es findet seine Hauptanwendung in der Atombombe. Das wichtigste Isotop hat eine Halbwertzeit von 24360 Jahren. Es ist 5 -10 mal so toxisch wie Radium.

In der Umgebung von Tschernobyl kam es unter dem Fallout insbesondere von Plutonium und anderen radioaktiven Stoffen zu einem riesenhaften Wuchs von Gurken und Tannennadeln bis zur zehnfachen Größe.

Seit der Entwicklung von Atomreaktoren sind in den letzten fünfzig Jahren neue, besonders große Obst- und Gemüsesorten gezüchtet worden, indem Fachleute verschiedenste Samen für eine bestimmte Zeit in Atomkraftwerken deponierten und in den späteren Aussaaten große wasserreiche Mutanten weiterzüchteten.

In der Prüfung von **Plutonium nitricum** von Jeremy Sherr finden sich:

- Wiederholte Träume, beim ersten Mal als Zuschauer, beim zweiten Mal als Teilnehmer
- Großes Schweregefühl, oder das Gefühl leicht und schwebend, wie im Weltraum zu sein
- Spiralen
- Gefangen in der Unterwelt
- Sich ausstrecken, lang werden
- Bilder von einem enorm großen Phallus
- Aufspaltung in höher und tiefer

Jan Scholten weist darauf hin, dass Menschen, deren Zustand einem radioaktiven Mittelbild entspricht, oft im Verborgenen arbeiten. Dies wurde von einem unserer Patienten als seine Existenz im *Schattenreich* beschrieben.

Die Prüfung von Hans Eberle und Friedrich Ritzer[26] berichtet von weiteren Symptomen, die wir auch von Patienten gehört haben:

26 Ein Bericht über die Prüfung findet sich unter: www.homoeopathieforschung.de

- Schweregefühl wie Blei
- Ein sehr ausgeprägtes Müdigkeitssyndrom
- Angst- und Paniksyndrom
- Unbeugsamer Wille
- Gebeugter Wille
- Innere Auflösungszustände
- Schwere dunkle Depression mit Existenzbedrohung
- Fühlt sich eingesperrt, verzweifelt und droht mit Gewalt

Sie fassen den Zustand von *Plutonium* so zusammen:

„Die zentrale Idee ist die Unterdrückung und Verschüttung der innersten Kräfte des Menschen und die Bedrohung und Gefährdung des Lebens im Allgemeinen."

Im Vergleich zu den oft eher zurückhaltenden und schüchternen *„Radium"*-Patienten sind die Betroffenen deutlich aggressiver, oder ganz besonders liebenswürdig.

Da sie auf andere Menschen sehr stark oder auch bedrängend wirken können, bedeutet es ihnen viel, wenn die feinen, zarten Anteile ihrer Seele wahrgenommen und geschätzt werden. Sie beschreiben eine tiefe Sehnsucht, geliebt und ohne jede Vorbedingung angenommen zu werden.

Plutonium nitricum in der Quellenanamnese:

Interessanterweise beschrieben sich in den drei Fällen von *Plutonium nitricum*, die mir bekannt sind, die Patienten im ersten Teil der Anamnese wie ein Vogel: Etwa wie ein Adler, ein Greif oder eine Eule.

Obwohl sich dann im Verlauf der Anamnese eine ausgeprägte Täter-Opfer-Thematik herauskristallisierte, ging es doch nicht um die anderen Kernthemen der Raubvögel, nämlich gefangen zu sein, wie in einem Käfig und nicht mehr fliegen zu können. Auch spielte das Greifen der Beute keine Rolle.

Stattdessen fördert die Anamnese zentrale Unregelmäßigkeiten zutage, die in die Richtung physikalischer und chemischer Vorgänge und damit in das Mineralreich weiterweisen:

Nitricum-Themen finden sich in einer panikartigen Angst vor plötzlicher Gefahr, in der ausgeprägten Sehnsucht, das Leben genießen wollen, aber auch in rechthaberischen Wesenszügen.

Die wichtigsten Schlüsselsymptome weisen in der Quellensprache jedoch Richtung Radioaktivität.

Quellenbegriffe sind:

Materialisation

Dematerialisation und Desintegration

Vernichtung von Potentialen

Der *Plutonium-nitricum*-Zustand kann sich entweder in einer sehr energie- und kraftvollen Persönlichkeit ausdrücken wie zum Beispiel bei wilden kaum zu bändigen Kindern. Die Kehrseite des Themas ist das Gefühl wie gelähmt zu sein, keine Pläne umsetzen zu können. Ein solcher Bericht kann zunächst wie ein klassischer Chinazustand klingen: Obwohl der Betroffene voller kreativer Ideen ist, fehlt jede Kraft sie umzusetzen.

Das Gefühl unter den Anforderungen, die das Leben stellt, vollkommen gebeugt zu werden, „zusammenzubrechen".

Schwer zu sein wie Blei.

Das Gefühl nur mit einem Bein in der Welt zu sein, unpassend für diese Welt.

Die Angst etwas falsch zu machen und total abgelehnt zu werden, verbunden mit der Sehnsucht, es richtig zu machen.

Das Empfinden, sich herauszunehmen aus der Welt, als ob er ein Verbot in sich trüge, zu lustig zu sein in dieser Welt.

Das Gefühl gespalten zu sein.
Gespalten sein: Als Beobachter und als Teilnehmender.
Jedoch „ganz da" zu sein in der Musik.

War die Kindheit geprägt von Kraft und Wildheit, wie „ein Hans Dampf in allen Gassen" so gab es doch auch große Ängste, zum Beispiel eingesperrt zu werden in dunklen Verließen oder Kellerräumen.

Angst vor dem Alleinsein und vor Dunkelheit.

Das Empfinden, dass als Kind der eigene Wille gebeugt oder gebrochen wurde, so als ob er einen Schlag bekommen habe und eingeknickt sei.

Depressionen mit einem Angst und Paniksyndrom:

Das Thema wehrlos, ausgeliefert zu sein, wie ein Kind im Krieg.

Die Angst vor Brandbomben,

Angst vor einem Schattendasein, jedoch hoch elektrisiert: So als könne sich gleich etwas materialisieren oder dematerialisieren.

Das Gefühl zu verschmelzen.

Erlebnisse der eigenen Grenzenlosigkeit oder das Bedürfnis, eine unsichtbare Grenze, wie eine Wand zu ziehen:

Eine Grenze zu ziehen, da wo man sich ausgeliefert fühlt, rechtlos, übergangen, wie ein Opfer.

Dieses Opfer ist auf Gedeih und Verderb dem Täter ausgeliefert, es kann sich überhaupt nicht schützen und wehren. Das Opfer macht die Erfahrung, als ob es durchgestrichen und vernichtet würde, von einem übermächtigen Gegenüber.

Das Gegenüber ist ganz, ganz groß und ganz, ganz stark und das Opfer ist ganz, ganz klein.

Es gibt nichts anderes mehr als dieses Gegenüber, das ein aggressives, gnadenloses Vernichten ist.

Dieser Täter verfährt achtlos mit dem Gegenüber.

Er zerfleddert sein Gegenüber ungerecht, gnadenlos, selbstherrlich und ohne dem Potential des anderen Raum zu geben:

Da Alles ein Recht auf Leben hat, verhält sich dieser Täter lebensunangemessen.

Das Opfer erlebt eine Desintegration oder Dematerialisation.

Visionen und Träume von einer Erde voller Asche und Rauch. Ohne Leben.

Alles, was diesen Planeten einst so schön und einzigartig sein ließ im Universum, ja von Allem, was einst als die Schönheit, als das Wunder des Lebens hervorgebracht wurde, ist jetzt nur noch leblose, tote, verbrannte Erde übrig. Diese Zerstörung allen Lebens auf dem Planeten Erde ist ein zentrales Thema aller radioaktiven Elemente.

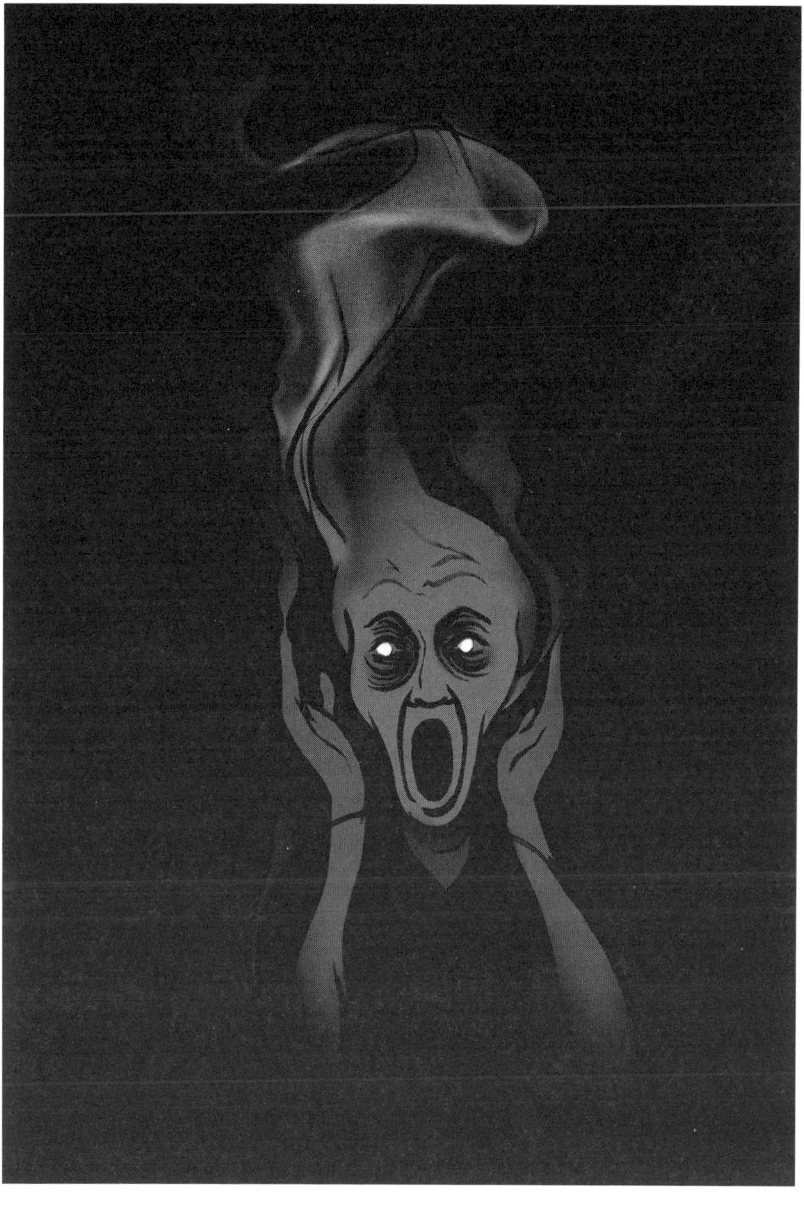

7. Meteorit
Essenz

Alle **Meteoriten**[27] haben einen interplanetaren Ursprungskörper: Den **Meteoroid**.

Er ist ein Absprengsel aus anderen Planeten, oder den ihn umgebenden Himmelskörpern. Es dauert Millionen von Jahren bis ein solches Absprengsel die Erde erreicht.

Tritt er in die Erdatmosphäre ein, beginnt der Meteoroid durch die entstehende Reibung zu glühen und heißt nun **Meteor**. Verglüht er nicht schon in der Atmosphäre, sondern erreicht die Erdoberfläche wird er zum **Meteoriten**.

Meteoroide enthalten Material, das älter ist, als unser Sonnensystem und das aus anderen ausgebrannten Sonnen stammt.

Meteorite, die auf der Erde ankommen, bestehen vor allem aus Silikatmineralen oder Eisen-Nickel-Verbindungen.

Interessanterweise enthalten einige Meteorite Grundbausteine des Lebens, wie Aminosäuren und aromatische Kohlenwasserstoffe. Es wird in der Wissenschaft sogar diskutiert, ob ein Marsmeteorit möglicherweise fossile Überreste eines Bakteriums enthält.

Der Meteorit in der Anamnese:

Bei verschiedenen Patienten, die am Ende einer Quellenanamnese einen Meteoriten beschrieben, war mir aufgefallen, dass ich entweder zunächst an ein pflanzliches Drogenmittel gedacht hatte, weil sie so „spacy" auf mich wirkten, „so wenig mit beiden Beinen auf dem Boden verhaftet". Gleichzeitig war mir mitunter ein sehr aufmerksames Grundbewusstsein der Patienten aufgefallen, eine sehr intensive und klare Beobachtungsgabe, die aus einer selbstverständlichen Perspektive der Übersicht zu kommen schien.

Bei anderen Patienten hatte ich an tierische Mittel gedacht, weil es etwas wie eine Opfer-Täter-Thematik und ständige Vergleiche mit anderen gab:

Nicht wertgeschätzt sein.
Nicht gut genug sein.
Nicht so gut zu sein, wie die anderen denken.

27 Meteorit leitet sich von den griechischen Worten für „hoch in der Luft" ab.

Klein gemacht zu werden, wie ein Kind, was nichts weiß von der Welt.

Anders als im Tierreich hatte der Vergleich aber diesmal eine Skala:

Hinter der Frage, ob die anderen besser sind, standen Messwerte: Wer oder was war wichtiger, bedeutet im Grunde: Wer war schwerer, wer war leichter?

Wer war gehaltvoller?

Der Gehaltvollere konnte bestimmen, wo es lang geht.

Oder aber den anderen, Leichteren am ausgestreckten Arm verhungern lassen.

Das war wie Machtmissbrauch: Ich bewerte dich in deinem Tun und stelle den Wert fest, ob du viel wert bist oder wenig. Ob es gut ist, oder schlecht.

Wie ein Gewicht, was man messen kann.

Durch die Skala ließ sich die Wertigkeit der Dinge bestimmen, wie in der Physik.

Beispiele für Quellensprache:

(Muskuläre) Beschwerden verursachen eine Rolle, wie ein Nudelholz aber dünner, punktuell unregelmäßig und von unterschiedlicher Intensität.

Die Schmerzen verursachen eine Bewegungseinschränkung, eine Endposition, wie ein Gewehr im Anschlag. Gewehre, Waffen und Krieg sind wichtige Themen von Eisen.

Widerstand.

Später in der Anamnese dachte ich dann an vulkanische Arzneimittel:

Etwas Hartes (im Körper) verhindert, dass die Bewegung weitergeht.

2 Strukturen stoßen aufeinander. Die Wucht des Aufpralls erzeugt Reibung, Widerstand, es folgt eine abrupte Abbremsung: Das führt zum Endpunkt einer Bewegung.

Es ist wie: Anstoßen, anecken, zurückgestoßen werden, magnetisch angezogen oder abgestoßen werden. (Der Magnetismus ist wieder ein möglicher Hinweis auf die ferromagnetischen Elemente Eisen und Nickel[28], die in Meteoriten oft enthalten sind.)

28 Vergleiche zu Eisen und Nickel auch
Jan Scholten, Homöopathie und die Elemente, 1997, Utrecht
Rajan Sankaran, The Soul Of Remedies, Bombay, Homoeopathic Medical Publishers, 1997

Wie ein Stein, der die Form verändert. Das Kleinere kann aufschlagen, zerstört werden und ausbrennen.

Alles zusammengenommen ist, wie wenn ein Meteor vom Himmel fällt und landet.

Wenn ein Meteorit vom Himmel fällt und schlägt ein, ist beides hart, aber eins ist härter als das andere.

8. Granit

Essenz

Granit entsteht ungefähr zwei Kilometer unter der Erdoberfläche, wenn heiße, fließende Magma das darüber liegende Material der Erdkruste verflüssigt und dieses dann wieder aushärtet.

Granit enthält viele Mineralien als Oxide: Aus der vierten Reihe des Periodensystems: **Kalium, Calcium, Titan, Mangan, Eisen,**

aber auch aus der ersten, zweiten und dritten Reihe:

Wasser, Kohlenstoff, Natrium, Magnesium, Silicium, Phosphor sowie Sulfur.

Eisen kann nicht nur als Oxid, sondern auch als Sulfurverbindung vorliegen.

Quarze aus Siliciumoxid sind eingelagert.

Granit in der Anamnese:

Der Übergang zur Quellensprache des *Granit* gegen Ende einer Fallaufnahme kann sich beispielsweise so ausdrücken:

„... Das Wegschaffen von Arbeit ist wie ein Haufen Steine, – jeden Tag liegt dieser Berg vor mir, vor uns ..."

Es bauen sich Konflikte auf aus unterschiedlichen Herangehensweisen:

Wenn einer nur einen Stein wegträgt und der andere zehn. Der, der sich lange mit einem Stein beschäftigt, schafft die Arbeit nicht so weg, wie der, der zehn auf seine Schubkarre lädt. Die anderen sind dann unzufrieden, weil sie dessen Arbeit mitmachen müssen ...

Es darf kein Stein liegen bleiben. Wenn ich wegen dem einen sehr viel delegieren muss, geht es schneller, wenn ich es selber mache ...

Diesen Haufen Steine finden wir jeden Tag vor, und am Nachmittag muss er weg sein.

Die Erwartung ist, dass man ihn gemeinsam wegträgt, dass jeder gleich viel trägt. Wenn, müssen alle zufrieden nach Hause gehen ...

Die Arbeitshalle: Ein riesiger Haufen Steine, viereckiger Steine ..."

Die Patientin, die ihre Arbeit so am Ende einer längeren Anamnese beschrieb, arbeitete weder in einem Steinbruch, noch in einer Baumaterialfirma, sondern in einem Zulieferbetrieb für ein nicht unmittelbar sichtbares Hightechprodukt. Ihr Arbeitsgebiet erforderte ein Hochschulstudium und eine anschließende mehrjährige theoretische und praktische Ausbildung. Die Arbeit selbst brauchte ein hohes Maß an Sachkenntnis und Fingerspitzengefühl, eine klare Routine und doch Konzentration und die Fähigkeit, schnell und gezielt in ungewöhnlichen Situationen zu handeln.

In einem großen Teil der Anamnese hatte sie über ihre Arbeit als stellvertretende Chefin des Unternehmens gesprochen. Ihre besondere Stärke war die Organisation einer komplexen Routine in Teamarbeit. Sie war, anders als ihre Vorgänger, ausgesprochen pragmatisch. Das bewährte sich besonders, wenn plötzlich ein gravierender Störfall auftrat, den sie als Praktikerin sofort erkannte und immer wieder schnell und erfolgreich managen konnte. So waren ernste Notfallsituationen über Jahre immer abgewendet worden, wenn sie im Betrieb anwesend war.

Als sie das fünfte mal von dem Steinhaufen sprach, wurde mir die Ungewöhnlichkeit ihrer Metapher plötzlich in ganzem Umfang bewusst. „Was für Steine sind das denn, fragte ich. „Basalt oder Granit," antwortete sie. „Und welcher ist es ganz genau?" „Es ist der Granit" sagte die Patientin, als sei das die selbstverständlichste Sache der Welt. Ich schickte sie nach Hause und recherchierte Granit.

Und siehe da, es war ähnlich wie in dem Erdölfall, der auch noch in diesem Buch dargestellt wird: Granit enthielt alle die chemischen Elemente, die mir während der Anamnese durch den Kopf gegangen waren:

„Sind das nicht Kaliumthemen? ... Das klingt nach Mangan oder wird es doch Eisen? Sind das nicht wieder Sulfurthemen und drückt sich da nicht auch noch Silicea aus?"

Die ganze Zeit war ich unsicher gewesen, schwankend, ob und wie ich mich unter all den Themen festlegen sollte: Welches Salz war es ganz genau, das dem Bericht entsprach?

Während der Anamnese hatte ich mich immer wieder gefragt, was sind denn die Nebenschauplätze und was die Kernpunkte der Erzählung.

Vor solche Entscheidungen stellen Anamnesen im Mineralreich den Verschreiber gar nicht selten. In einer Quellenanamnese entwickelt der Patient dann nicht unbedingt die Welt eines einfachen Salzes, sondern geht mitunter in die Welt der Gesteine: In ein natürliches Konglomerat verschiedener Elemente.[29]

29 DD: In etwa 50% der Fälle führt eine solche Anamnese jedoch auf dem Weg zur Quelle wider allen Erwartens und wider die landläufige Bestimmung der Naturreiche in der Anamnese ins Tierreich.

Kalium[1]**:**
Neben ihrer Arbeit war die Familie und die Sorge für diese ein zentrales Thema. Sie hatte auf eine Chefkarriere verzichtet, um den Kindern und dem Partner besser gerecht zu werden und ihren Teil an der Familienarbeit zu übernehmen.

Sulfur:
Auf physischer Ebene: Die stark juckenden und geröteten Hautbeschwerden.

Seelische Ebene: Sie wäre gerne Chefin geworden, aber da fehlten typische Themen der Goldreihe: *Leiten wollen und die Verantwortung.* Für sie wäre Chefwerden einfach **gut für ihr Ego** gewesen und es hätte ihr genügt, die Stelle angeboten zu kriegen. Sie hätte sie dann nicht annehmen müssen. **Anerkennung** erwähnte sie mehrfach als ein zentrales Bedürfnis in ihrer Arbeit.

Ihr Traum war es, sehr früh in Pension zu gehen und nur noch den eigenen Interessen zu frönen und alles nur noch auf **ihr persönliches Vergnügen hin auszurichten.**

Die **Eifersucht und Unsicherheit, wenn eine andere Frau ihrem Partner irgendetwas bot**, was sie ihm nicht bieten kann.

Silicea:
Die erwähnte, recht ausgeprägte Eifersucht, gibt ihr das Gefühl, **die genauen Erwartungen** des Partners nicht zu erfüllen.

Ferrum:
Das immer wieder geäußerte Bedürfnis, in keiner Weise mehr **fremd bestimmt** zu werden, alles in ihrem Tagesablauf selber zu bestimmen.

Mangan:
Ihre besondere Stärke ist es, die **routinierte, pragmatische Arbeit im Team** zu organisieren.

Die pragmatische Bewältigung einer **beruflichen Routine** ist ein Kernthema der gesamten **Eisenreihe**, die Teamarbeit weist spezifisch auf Mangan hin.

1 Vergleiche zu den einzelnen Elementen auch:
Jan Scholten, Homöopathie und die Elemente, 1997, Utrecht
Rajan Sankaran, The Soul Of Remedies, Bombay, Homoeopathic Medical Publishers, 1997

Als ich im Internet die Bilder von verschiedenen Granitsteinen[30] betrachtete, sah ich plötzlich die Anamnese noch einmal vor mir: Seite an Seite die verschiedenen Themenbereiche, ähnlich wie die charakteristischen Einschlüsse in diesem Stein: Nebeneinander eingelagerte Kristalle in einer Grundsubstanz.

30 Siehe zum Beispiele Wikipedia: Granit

9. Leblos, wie ein Stein

Fallbeispiel

Ein Fall von Mechthild Merschemke-Borchert, Ärztin und Psychotherapeutin, Bremen

Eine Frau im mittleren Lebensalter kommt mit:

Diagnosen:

Seit dem 13. Lebensjahr Kopfschmerzen (Silentan).

Seit 17 Jahren Migräne (Migräflux und andere Medikation).

Haarausfall (lässt sich Haare anknüpfen).

Chronische Zahnfleischentzündungen, Augenentzündungen, (Mouches volantes, Netzhautdegeneration beidseits, zwei Laserungen).

Dysmenorrhoe bei Wundheit der Schleimhäute (allgemeine), Ausfluss, (eine Abtreibung) verstärkte und verlängerte Perioden, krampfartige Schmerzen.

Herpes labialis incl. der Nase.

Depressives Syndrom mit suizidalen Phasen.

Von einem Heilpraktiker hatte sie sehr viele verschiedene homöopathische Medikamente über Jahre bekommen, die aber an dem hier geschilderten Grundzustand kaum etwas änderten.

Anamnese und Verlauf:

Die schlanke, ernste und misstrauische Patientin war in den Jahren 98/99 in meiner Behandlung und hat nach *Natrium muriaticum* und *Ignatia* eine Besserung erlebt, mit der sie leben konnte.

Ich sehe sie wieder am 21.2.05.

Ihr Bericht:

Seit zwei Jahren geht es mir zunehmend schlechter. Eine Freundin gab mir vor zwei Jahren eine Adresse von einer Heilpraktikerin, zu der ich unbedingt gehen solle. Bis jetzt habe ich diverse Ausleitungen gemacht. Das hörte sich gut an. Aber es ist im Laufe der Zeit fast nichts besser geworden. Immer wieder diese Pilzinfektionen, Herpes, Migräne. Ich habe auch mittlerweile überall Juckreiz, der mich wahnsinnig macht, wie der Kopfschmerz.

Th: Wo und wie ist der Schmerz?

Eigentlich fast immer in der Stirn, wie zwischen zwei Baggerschaufeln gepresst, oft während der Periode. Der Ausfluss ist aber fast ständig da, gelbgrün, Candida parapsilosis wurde festgestellt. Seit vier Monaten habe ich mich selbst irgendwie behandelt. Ich hätte schon eher kommen sollen, aber irgendwie habe ich gar nicht mehr an Sie gedacht.

Th: Worunter leiden Sie am meisten?

Ich habe die Sachen schon fast 15 bis 20 Jahre. Ich habe Angst und das Gefühl, es würde nie ein Ende nehmen. Ich träume wieder von Selbstmord.

Th: Was empfinden Sie?

Ich bin tot. Ich empfinde gar nichts mehr. Das belastet auch meine Beziehung. Ich habe Angst vor Trennung, was ich verstehen könnte. Aber ich kann nichts empfinden. Es ist freudlos, total blockiert. Ich bin ständig gereizt, werde ungerecht wütend. Ich kann nicht mehr.

Th: Was meinen Sie damit? Was empfinden Sie?

Ich fühle mich kraftlos, müde, die Augen brennen andauernd. Ich verhasple mich, kann mich nicht artikulieren, irgendwie Wortfindungsstörungen. Ich vertausche Buchstaben und will mich nicht so blamieren. Ich will keine Medikamente nehmen. Ich habe Angst, dass sie mich verändern. Wer bin ich überhaupt? Das macht mir Angst. Ich kann nicht einschlafen, kriege plötzlich Herzklopfen mit Angstgefühlen. Was ist, wenn ich meine Arbeit verliere. Zukunftsangst habe ich mittlerweile. Auch jetzt brennt ständig meine Zunge.

Ich verordne *Nit-ac* D 200.

Am **25.04.05** berichtet die Patientin:

Ich habe nach dem Mittel Kopfschmerzen gehabt, aber der Juckreiz war sofort viel besser. Meine Stimmung war sehr schlecht. Erst jetzt fühle ich, dass es besser wird. Die Symptome sind aber wieder da. Es juckt. Ich habe sogar mehr Ausfluss.

Th: Wie geht es jetzt, nachdem die Stimmung wieder etwas erträglicher ist?

Ich habe mit meinem Freund intensiver gesprochen. Ich habe dadurch etwas mehr Hoffnung. Außerdem schlafe ich besser.

Keine Medikation.

09.05.05

Meine Periode war extrem stark, klumpiger als sonst. Außerdem hatte ich einen wahnsinnigen Herpes auf der Nase. Ich hatte komische rote Hautstellen. Mein Nacken war so steif einige Tage. Aber das war nicht alles. Ich hatte eigentlich immer was. Eine Erkältung, wie ich sie seit drei Jahren nicht hatte. Dann Durchfall tagelang. Der Kopfschmerz und der Ausfluss waren besser. Aber trotzdem. Ich hatte das Gefühl, alles was ich schon mal hatte wieder durchzumachen.

Th: Wie geht es im Allgemeinen?

Ich merke, dass ich weniger verzweifelt bin. Die Scheide fühlte sich besser an. Beim Sex habe ich mich befreiter gefühlt. Wir haben ja ewig nicht zusammen geschlafen. Ich hatte schon ein schlechtes Gewissen. Aber ich habe mich tot gefühlt, einfach nichts mehr empfunden. Ich habe noch leichtes Brennen manchmal. Aber nicht so wie Säure, eher wie Brennesseln. Träume von Tieren gebissen zu werden, vom Autofahren. In letzter Zeit Zahnfleischbluten, aber das Augenbrennen ist jetzt ganz weg.

23.05.05

Alle Schleimhäute sind wieder etwas schlechter. Außerdem fühle ich mich wieder bedrückt, trostlos, alleingelassen.

Th: Wie vor Monaten oder anders?

Nein, tatsächlich irgendwie anders. Ein Gefühl, auch wie gleichgültig, wie mit Scheuklappen. Ich bin irgendwie blockiert. Ich blockiere mich selbst, bin ungeduldig.

Th: Was meinen Sie mit blockiert? Was empfinden Sie genau?

Ich bin ungeduldig. Ich fühle mich wie als Kind, 3- bis 4-jährig. Ich fühle mich in die Ecke gestellt. Ich fühlte mich als lästig, störend. Es war bitter für mich als Kind. Gut, dass ich den Hund hatte. Ihm konnte ich alles erzählen. Zu meinem Vater habe ich Kontakt aufgenommen. Er ist irgendwie immer sehr weit weg gewesen. Ich möchte ihn sehen. Er ist mir wichtiger als sonst. Er ist ein sehr introvertierter Mensch wie ich.

Die Patientin hütet Hunde, wenn Hundebesitzer in Urlaub fahren. Sie möchte am liebsten eine Hundepension aufmachen. Sie traut sich aber nicht. Sie fühle viel für ihre Hunde.

Lac caninum (Hundemilch) C 200 am 25.05.05.

06.06.05

Es ist merkwürdig. Aber es geht mir besser als vor zwei Wochen, obwohl einer meiner anvertrauten Hunde gestorben ist. Das hätte mich normalerweise sehr zurück geworfen. Seit einigen Tagen ein 4 cm großer kreisrunder Fleck am Oberschenkel. Ich träumte von Missgeschicken, von einem Hund, den ich retten musste. Ich habe leichter geweint. Das konnte ich lange nicht.

23.06.05

Obwohl nichts zu sehen ist, brennt jetzt eine größere Fläche am Oberschenkel. Meine Periode kam nach zehn Wochen und nach knapp vier Wochen. Beide waren ohne Migräne, ohne Herpes. Die Augen sind morgens manchmal verklebt. Wir schlafen miteinander. Aber der Sex ist immer noch irgendwie formal.

Th: Was ist für Sie formal?

Na ja, grundsätzlich möchte ich es, aber es ist mechanisch. Ich möchte nicht gestreichelt werden. Das war immer mein Problem. Obwohl ich weniger Scheidenjucken habe, fühle ich mich nicht richtig lebendig, auch nicht beim Sex. Alles ist deutlich besser, die Augen, Schweiß, Schlaf. Dennoch fühle ich mich kraftlos, lustlos. Wenn ich den Mut hätte, würde ich eine Hundepension aufmachen. Aber ich weiß nicht, wie ich mit den Leuten reden soll. Ich fühle mich in Gesprächen unsicher. Es ist wie eine plötzliche Welle, die von unten heraufkommt und mich erstarren lässt. Ich kann mich vor Starrheit nicht bewegen, kriege kaum einen Ton raus. Ich kann nicht normal menschlich locker sein.

Th: Wie ist es, so erstarrt zu sein?

Ich stehe dann starr und steif da, irgendwie versteinert. Wie gelähmt bin ich, kann mich nicht bewegen. Besonders, wenn mir jemand etwas ganz genau erklärt, dann merke ich, dass ich keine Reaktion habe, spüre meine mangelnde Resonanz im Ausdruck. Ich merke, wie ich nur so starr vor mich hingucke, aber nichts sagen kann. Da kommt nichts.

Th: Was meinen Sie genau damit?

Ich bin bewegungslos wie eine Blumenvase. Als Kind habe ich mich schon so gefühlt, wie ein Gegenstand eben, der von einem Ort zum anderen gestellt wird. Leblos wie ein Stein.

Th: Wie genau sieht der Stein aus?

Die Patientin formt Zacken in die Luft, sagt, es sei wie ein fast weißer großer Stein mit grauen Stellen. Irgendwie klotzig und unbeweglich.

Träume: Ich muss große Steine zur Seite räumen. Ich springe von einer Klippe, von einem Felsen, lande aber weich. Ich wühle mich wie ein Wurm durch Hindernisse hindurch, durch Metallgestänge gepresst. Ich habe eine Blasenentzündung gehabt und Antibiotika genommen, und das kurz nach einer Eierstocksentzündung. Das macht mich alles ganz nervös. Ich habe oft Herzklopfen.

Verordnung von Marmor, *Marble* C 200 am 12.10.05

07.11.05

Ich habe mich total entspannt gefühlt nach dem letzten Mittel. So stark habe ich es noch nach keinem Mittel gespürt. Ich habe auch gar kein Herzklopfen mehr. Irgendwie bin ich sogar sanftmütig. Ich habe mich noch nie so im Leben gefühlt. Als ob ich lebendig geworden bin.

Aber ich habe wieder alle möglichen Beschwerden gehabt, auch nervige Symptome, die ich schon länger nicht hatte. Seit einer Woche habe ich wieder Blasenschmerzen, es fühlt sich alles wund an. Und Schweiß, ständig Schweiß und Hitze. Bin ich etwa in den Wechseljahren? Jede kleinste Anstrengung ist schweißtreibend. Auch nachts schwitze ich sehr viel. Meine Augen schmerzten, als ob etwas die Augen von hinten nach außen drückt. Eigentlich bin ich ständig irgendwie krank. Ach ja, meine Hände waren nachts oft taub, wie tot, eingeschlafen. Ich musste immer wieder eine Faust machen, damit Blut rein fließt. Tagsüber hatte ich sogar Gliederschmerzen. Das kenne ich eigentlich gar nicht. Und die ständigen Kopfschmerzen, die bis jetzt nicht weg sind.

Ich bin sehr verunsichert. Andererseits ist es eine große Hoffnung für mich, weil es mir psychisch so viel besser geht. Wenn alles schwierig wird auch in meiner Beziehung, denke ich in dem verzweifelten Moment noch mal an Selbstmord. Aber das kommt jetzt seltener vor. Wir hatten in den letzten Wochen so heftige Streite wie noch nie, das ging richtig an die Substanz. Er verletzt mich sehr.

Träume vom Flugzeugabsturz, vom Autofahren und nicht bremsen zu können. Träumte, sie sei ein Eisberg, der schmilzt.

Wiederholung von Marmor, *Marble* C 200.

05.12.05

Ich habe immer noch heftigen Juckreiz aber auch schon nach dem ersten Mal von diesem neuen Mittel. Es ist zum Teil unerträglich. Außerdem waren meine Augen verklebter als sonst.

Aber ich habe eine sooo gute, richtig gute Stimmung. Ich fühle mich richtig lebendig.

Th: Was meinen Sie mit lebendig?

Ja, komisch, dabei habe ich ständig diesen Kopfschmerz. Ja, ich habe an allem wieder Interesse, an der Natur, am Leben. Meine Ängste, diese Lebenspanik, es ist alles weggegangen. Ich habe eine neue Erkenntnis nämlich die, dass ich mein Leben selbst bestimmen kann. So habe ich noch nie in meinem Leben gefühlt. Früher dachte ich, den anderen alles recht machen zu müssen. Ich war ängstlich, unsicher. Ich habe erst jetzt das Gefühl, dass mein Leben beginnt. Ich hatte Angst vor Auseinandersetzungen. Jetzt fühle ich mich ernst genommen.

Wenn ich jetzt zum Beispiel mit den anderen Hundebesitzern spreche, fühle ich mich wahr genommen. Sonst bin ich auf der Stelle erstarrt und blockiert gewesen.

Th: Was noch?

Mein Harndrang ist viel besser, aber meine rechte Hand war jede Nacht abgestorben. Ich musste sie mit der linken Hand jede Nacht richtig wach schütteln. Ich hatte viel ziehende Schmerzen in beiden Leisten. Meinen Sie, das ist wieder eine Eierstocksentzündung? Der Juckreiz ist auch immer noch da, kein bisschen besser. Was kann man da machen?

Träume: Von einem riesengroßen Schiff, Koffer nicht gepackt kriegen. Sie sieht auf das Schiff. Das Wasser steigt. Sie habe Angst, dass ihr Haus zusammenstürzt.

Abwarten.

Nach sieben Wochen sehe ich die Patientin wieder. Sie bewerbe sich jetzt für neue Jobs.

Ich hatte drei Wochen einen Infekt. Es ist nichts Schlimmes aber lästig. Außerdem habe ich wieder mehrere Dornwarzen wie vor 15 Jahren. Die stechen und drücken. Aber ich bin viel ausgeglichener und optimistischer. Ich habe mich sonst immer zurückgezogen. Jetzt bin ich offener. Ich habe mich bei einem online-shop für Westernreitartikel beworben. Das hätte ich mir vor ein paar Monaten absolut nicht zugetraut."

Th: Erzählen Sie mehr über Ihr neues Lebensgefühl.

Ich habe einfach nicht mehr diese Angst, die Zweifel, bin zuversichtlicher. Früher gab es entweder Lachen oder Weinen. Mein Leben war eine Achterbahnfahrt. Hin und Her. Jetzt ist alles ausgeglichener, mehr in der Mitte.

Mein Hautjucken kommt nur noch anfallsweise, zum Glück. Aber dann ist es sehr heftig.

Die Augen jucken und brennen noch manchmal, wenn ich zur Ruhe komme. Aber das ist alles deutlich zurückgegangen. Bei diesen Juckanfällen bin ich dann auch sehr ungerecht. Das merke ich. Ich will abgelenkt sein. Der Juckreiz ist auf jeden Fall mit Angst verbunden. Das ist mir jetzt richtig aufgefallen. Diese Stelle am Bein, die ich die ganzen Wochen hatte, ist weggegangen.

Th: Was ist Ihnen sonst noch aufgefallen?

Die Hände sind noch nachts taub. Das habe ich seit der Mitteleinnahme und bin es immer noch nicht los. So eine krasse Hautstelle wie die am Bein habe ich auch nie vorher gehabt.

Th: Hatten Sie irgendwelche Träume?

Ich habe sehr viel geträumt und sogar viele Träume behalten. Habe viel von früheren Partnern geträumt. Von deren Verhalten, alles was mich gestört hat. Ich habe mich häufig ausgenutzt und unterdrückt gefühlt. Mein zweiter Freund war eigentlich nett gewesen aber total träge. Er ist am Schluss völlig bewegungslos geworden und dann gestorben. Ich habe nichts dagegen tun können, war da ohnmächtig.

Ich habe komische Stimmungen zwischendurch. Fühlte mich neulich auf einem Geburtstag ganz unbeteiligt, wie betäubt. Mich hat das alles nicht interessiert. Es fällt mir schwer, meinen Zustand in Worte zu fassen. Ich hatte gar keine Lust etwas zu sagen. Irgendwie konnte ich mich nicht durchringen etwas zu formulieren. Seit ein paar Tagen ist ein Auge trocken, als ob etwas drin ist.

Keine Mittelgabe.

Am **08.03.06** berichtet sie:

Mir ist es sehr gut. Ich fühle mich noch sehr entspannt. Meine Haare wachsen sogar wieder nach. Es kommen immer mehr. Das sagt auch die Friseuse. Ich lebe seit Monaten ein ganz neues Leben. Ich habe das Gefühl, noch mal ganz von vorn anfangen zu können. Ich bin so viel glücklicher in meiner Beziehung, die ich noch vorigen Sommer so in Frage gestellt habe, dass ich sie beenden wollte.

Th: Was hat sich geändert?

Wir sind einfach lieber miteinander, gehen stärker aufeinander zu. Alles ist irgendwie inniglicher. – Mein Gott, die ganzen Jahre ohne eine richtige Lebensqualität, mit Gedanken an Selbstmord, wie tot. – Ich bin sehr froh und glücklich.

27.03.08

Die Patientin kommt noch einmal zu mir in die Praxis, um ihr Einverständnis zu der Veröffentlichung des Fallberichtes zu geben. Sie sagt, sie habe sich bis jetzt insgesamt sehr gut gefühlt. Vor einem halben Jahr habe sie noch mal ein paar *Marble*- Globuli genommen, als es ihr in einer Phase nicht gut ging. Sie sei damals angespannt gewesen und hatte irgendwie kein so gutes Gefühl. Sie hatte Angst, vielleicht wieder in den alten Zustand zu kommen, habe dann nach zehn Tagen die Kügelchen genommen und sich von Tag zu Tag deutlich besser gefühlt, – so wie vor der Verschlechterung. Es war so deutlich für sie zu spüren, „wie sie Energie bekam".

Sie schildert spontan, wie sehr sie das Verbundenheitsgefühl zu ihrem Freund fühlt. Sie habe sich früher immer als Last für ihn empfunden. Das sei ihr klar, dass das alles an ihr lag. Auch körperlich habe sie nur selten kleine Zipperlein. Die Haare wachsen seit damals besser nach. Sie lache viel mehr. Auf die Frage nach ihrem neuen Beruf (sie betreibt eine private Hundepension), sagt sie, es sei wohl immer ihre Bestimmung gewesen, schließlich sei sie nach dem chinesischen Tierkreis ein Hund. Sie habe sehr viel zu tun, habe keine Minute für sich. Früher, als ich sie kennenlernte, erlebte ich sie sehr abweisend z.B. bei dem Versuch, ein Anamnesevideo zu erstellen. Jetzt wirkt sie gelöst und lacht, ist sehr zugewandt. Sie dankt mir.

Für mich ist interessant und typisch, dass Patienten genau spüren, welches Mittel ihnen wirklich tiefgreifend geholfen hat. Sie vergessen es nicht. Auch nach zwei oder drei Jahren können sie es zielgerichtet wie einen Schatz hervorholen oder in der Praxis wieder danach verlangen. Ich erinnere mich an dieser Stelle auch noch an den Traum der Patientin, bevor sie das Mittel nahm. Sie musste riesige Steine zur Seite räumen unter gewaltiger Anstrengung. Sie sah auch, wie sie sich durch Gestänge und Hindernisse wühlen musste.

Als ich kurz darauf eine Dokumentation über den Abbau von Marmorsteinen in Italien sah, wo sehr große Bagger mit mistgabelnähnlichen Schaufeln die Steine aus dem Felsen brachen und transportierten, war ich sehr erfreut, diesen Bezug zu ihren inneren Bildern wieder zu erkennen.

Marmor entsteht im Erdinnern durch Metamorphose bei großer Hitze und Druck aus verschiedenen Carbonaten und Kalksteinen.

Marmor ist ein je nach Qualität unterschiedlich poröses Material, das saugfähig ist.

Er ist empfindlich gegen Säuren und sauren Regen.

Die sogenannte Marmorisierung in verschiedenen Farben entsteht durch verschiedene im Stein enthaltene Mineralien:

Grün: Chlorit oder Serpentinminerale

Rot: Hämatit

Gelb – Braun: Limonit

Blau – Grau: Graphit und andere kohleartige Stoffe, Bitumen

Der berühmte Carrara-Marmor ist ein weißer Marmor.

10. Wasser

Essenz

Wasser besteht aus einem Sauerstoff- und zwei Wasserstoffatomen.
Die Moleküle bilden einen sogenannten Dipol, der bewirkt, dass das Molekül auf einer Seite eher positiv auf der anderen Seite eher negativ geladen ist. Dadurch bilden sich zwischen den Molekülen Wasserstoffbrückenbindungen, die sich ständig neu zu Clustern formen und wieder öffnen.

Wasser bedeckt etwa 70 % der Erdoberfläche.
Wasser ist der einzige Stoff, der auf der Erde naturgegeben in flüssigem, festem und gasförmigem Zustand vorkommt:

98% des Wassers sind flüssig, knapp 2% sind fest und 0,001% gasförmig.
96% des Wassers sind salzig, und nur 4% gehören zu den Süßwasservorräten, zu denen das Grundwasser, die Seen, Flüsse und Bäche, aber auch der feste Schnee und das Eis gehören.

Wasser entsteht auf der Erde explosionsartig in der sogenannten Knallgasreaktion, wenn Wasserstoff und Sauerstoff zusammenkommen. [31]

Wasser entstand einst in ausgasender Magma aus Sauerstoff und Wasserstoff im Erdinneren und verdampfte in der dort herrschenden großen Hitze. Das vergleichsweise sehr leichte Gas bewegte sich aufwärts und gelangte schließlich an die Erdoberfläche, wo es zu flüssigem Wasser abkühlte.

Die Klimabedingungen auf der Erde werden weitgehend über den Wasserkreislauf und seine Strömungen gesteuert.

Wasser ist nach heutiger Erkenntnis auch der Entstehungsort von allem irdischen Leben.

Wasser in der homöopathischen Anamnese:

- Fließen und Stagnation sind naturgemäß Grundthemen des Wassers (DD Cruciferen)
- Fließen im Kanal
- Aufgehalten werden, wie durch Steine

31 Der Zitronensäurezyklus im lebenden Organismus ist nichts anderes als eine in viele einzelne Schritte unterteilte Knallgasreaktion. Die äußerst heftige Reaktion von Wasserstoff und Sauerstoff zu Wasser wird auf diese Weise in eine sanfte Form „abgemildert". So wird diese heftige Reaktion zu einer für den Körper verträglichen Form der effektiven Energiegewinnung.

- Verstopfen, Verengen
- Austrocknen und dadurch schwer (wie Blei), oder brüchig werden
- Ausgleich – eine Balance herstellen durch Flüssigkeitszufuhr
- Strömung, Strudel
- In Schüben fließen
- Giftige, schädliche, schmutzige Stoffe können weggeleitet, weggeführt werden
- Ein Kreislauf
- Der Kreislauf, der zum Teufelskreis werden kann
- Das Strömende kann gefährlich für den Menschen werden. Es kann ihn selbst, sowie sein Hab und Gut mitreißen
- Ein Tsunami ist möglich, eine blitzartige Kraft
- Ein lebensspendender Kreislauf
- Es ist der Wasserkreislauf mit Eis, Schnee, Dampf und Wasser.

11. Geysir

Essenz

Ein Geysir ist eine heiße Quelle, die, – durch eine rare Kombination von geologischen und besonderen Wettervoraussetzungen, heißes Wasser in Eruptionen herausstößt.

Da verschiedene Bedingungen zusammen kommen müssen, damit ein aktiver Geysir entsteht, erlöschen Geysire leicht, wenn natürliche oder menschengemachte Veränderungen in ihrem Entstehungsraum wirken.

Ein aktiver Geysir braucht

- ein Wasserreservoir
- eine Hitzequelle und
- ein adäquates Leitungssystem

Passen alle Bedingungen zusammen, beginnt das Wasser in einer Erdkammer, die von Magma umgeben ist, zu kochen. Die Temperatur steigt über 100 Grad, weil die Wassersäule, die über der heißen Kammer steht, Druck auf das kochende Wasser darin ausübt.

Die Hitze kann ähnlich wie in einem Dampfkochtopf nicht einfach schnell an der Oberfläche entweichen und dadurch steigt die Temperatur weiter.

Schließlich werden Dampfblasen und Wasser durch enge Röhren nach oben gepresst und mit Gesteinsstücken und gelösten Mineralien nach außen geschleudert.

Es gibt Geysire mit regelmäßigen und andere mit unregelmäßigen Eruptionen.

Geysir in den Bildern und der Sprache der Patienten:

Wenn ich an die Patienten denke, die einen Geysir aus ihren inneren Bildern geschildert haben, fällt mir auf, dass sie einen sanften Wesenszug gemeinsam haben, der mir bei anderen vulkanischen Mitteln so bislang nicht begegnet ist.
Bei Frauen ließe er sich auch als ein Liebreiz ohne Alter beschreiben.

Dennoch können die Betroffenen schildern, dass sie phasenweise große Wut oder Jähzorn kennen.

In Konflikten fürchten sie die anderen und deren Kraft weit mehr als Patienten, die ein reines Vulkanbild schildern. Sie sind viel kompromissbereiter und im Grunde eher konfliktscheu.

Dazu passt, dass ein Geysir trotz seiner eruptiven Kraft besonders leicht und unwiederbringlich zerstört werden kann.

Allerdings birgt er auch für Lebewesen durch die hohe Temperatur und den Druck einige Gefahren.

Obwohl die Betroffen sehr feinfühlige und feine, eher stille Wesenszüge zeigen, können sie es mitunter sehr genießen, in der Öffentlichkeit hervorzutreten und zu singen, tanzen, Theater zu spielen oder gute Vorträge zu halten. Sie bringen für diese Auftritte eine ausgesprochene Begabung mit, nehmen sich aber schnell wieder zurück. Immer wieder achten sie auf die Anderen in ihrer Umgebung in besonderer Weise.

Ein weiteres wichtiges und besonders deutliches Thema, das die leichte Zerstörbarkeit eines Geysirs charakterisiert, ist die *Grenzüberschreitung.*

Bei dieser Grenzüberschreitung gibt es Bilder von einem Täter oder einem Mächtigen, der die Grenze des anderen ungefragt überschreitet. Wie ein Mann, der ein Mädchen ungefragt vergewaltigt und Hingabe verlangt.

Aber das Opfer kann auch eine hohe Verführungsenergie haben. Verführung ist ein wiederkehrendes Thema. Verführung in einer den anderen verzaubernden Weise.

Sie können sich dann mitunter für eine moralischere Lebensweise engagieren – möglicherweise ein Hinweis auf das Element Brom.

DD: Auch im Tierreich spielen Täter-Opfer-Beziehungen sowie Verführung und Ambivalenz oftmals eine zentrale Rolle.

In der Geysiranamnese empfindet der Betroffene jedoch in den geschilderten Situationen zwischen Opfer und Tätern eine ganz spezifische Ambivalenz. In der Quellenebene offenbart sich diese Ambivalenz, als ob es zwei Phasen, zwei Seinszustände gäbe: Grundzustände, wie Schnee und Eis einerseits und andererseits wie Verglühen, Brennen und Hitze, als ob Wasser über Feuer verdunstet. Es entsteht etwas wie ein Schleier vor den Augen.

Wenn die Spannung sehr groß ist, besteht die Gefahr, dass eins das andere zerstört: Das Wasser kann das Feuer löschen. Oder das Feuer ist so stark, dass alles Wasser verdunstet.

Es gibt außerdem einen Zwischenraum oder Zwischenzustand als dritte Seinsweise. Das ist das flüssige Wasser.

Dieses Wasser hat lebensspendende und lebenszerstörende Möglichkeiten.

DD: Die wichtigste Differentialdiagnose ist der Vulkan:

Patienten, die ausschließlich einen Vulkan und die dazugehörige Lavaeruption schildern, fürchten eher die eigene Zerstörungskraft, als die Kraft der anderen.

Erkaltete Lava stellt einen der fruchtbarsten Mutterböden dar, den es auf der Erde überhaupt gibt, so dass immer wieder Mensch, Pflanzen und Tiere auf und an Vulkanen siedeln und gedeihen.

Entsprechend sind die Patienten oft ganz besonders für andere Menschen oder in der und für die Natur engagiert.

Der Geysir in der Anamnese:

Zunächst gibt es allgemeine Vulkanthemen die auftreten können, zum Beispiel:

- Magma, Lava, Vulkan, Feuerfunken, Eruption aber auch
- Unter Strom stehen
- Reibung und Reibereien
- Spannungsabfuhr, Spannungstopf
- Hervorbrechen oder -treten
- Andere oder anderes auspressen
- Sich ausdehnen (DD Cactaceen)
- Fließen (DD Cruciferen)

Für den eigentlichen Geysir kennzeichnend sind außerdem spezifische Bilder wie:

- **Andere oder anderes weichkochen**
- **Kochend sprudeln**
- **Weinen und Tränen ohne Ende, zum Beispiel bei Trennungen**

Brom in vulkanischen Anamnesen:

- Brom hat die Wahnidee, Huren seien im Haus.

Diese Rubrik kennzeichnet die ausgeprägte (Sexual-) Moral, die charakteristisch für Brom sein kann.

Der moralische Kontext von Brom findet sich auch in der kleinen Rubrik:

- Wahnidee; verurteilt, er sei.

Tatsächlich finden sich in allen vulkanischen Anamnesen sehr oft Brom-, Chlor- und Jodthemen gleichzeitig. Recherchen von Beate Hausmann aus unserer Göttinger Seminargruppe ergaben, dass in Vulkanen und damit auch in der Umgebung von Geysiren, die verschiedenen Halogene tatsächlich als ein Gasgemisch vorkommen.

12. Von inneren Systemen

Fallbeispiel

Der folgende Patient kam im Frühjahr 2006 zur Anamnese. Die Anamnese wurde erst von meiner Kollegin Sabine Wörz und im zweiten Teil von uns beiden gemeinsam aufgenommen. Die Fallaufnahme war für uns beide ein spannender Lernprozess:

Bei dem Versuch zur Quelle zu gelangen, bot der Patient nicht nur zwei verschiedene Quellen, sondern sogar zwei Reiche an. Was bedeuteten diese beiden nebeneinander gestellten Bilder? Gab es einen Weg, beide besser verstehen, um schließlich zu einer Verschreibung zu gelangen?

Heuschnupfen.

Augenjucken.

Ich habe Heuschnupfen, im Frühling geht es los.
Meist mit Augenjucken, das wird stärker.
Naselaufen ist selten.[32]

Nicht, dass ich hochschrecke, aber einmal hatte ich dieses Jahr nachts tierisches Jucken im Hals, wie wenn ich Karotten gegessen habe, ein Nasenloch war zu.

Mir Spray reingedröhnt.

Ich habe mir Spray reingedröhnt.
Ich nehme Aarane, Salbutamol, das hilft nachts.

Nachts verschleckte Augen, tierisch.

Manchmal habe ich nachts verschleckte Augen, tierisch.

Th1: Verschleckt?

Verklebt.
Kann ich auswaschen.
So ist es dieses Jahr, nicht so schlimm.
Nachts bin ich bisher nur fünfmal aufgewacht.
Die letzten Jahre war die Allergie nicht so schlimm.

32 Der Patient erwähnte in der Anamnese auch eine fast 20 Jahre zurückliegende Thrombose des rechten Auges mit einer Sehfeldeinschränkung und eine erbliche Schwerhörigkeit. Beide sind für ihn aber keine Hauptbeschwerden. Da er in den letzten beiden Jahren der homöopathischen Behandlung nicht bei den entsprechenden Fachärzten war, lässt sich eine Veränderung dieser Parameter für uns nicht objektiv verifizieren.

Ich fühle ich mich schwächer, müder, das Treppensteigen fällt schwer, weil ich nicht so Luft kriege.

Wenn ich im Sitzen schlafen könnte ...
Es liegt daran, dass ich liege ...
– Genau das ist es: Das nachts Aufwachen!
Manchmal drei- bis fünfmal.
Tagsüber bin ich dann matter.
Es ist keine Qual, aber sehr anstrengend.
Ich bin nicht mehr so leistungsfähig.
Ich kann nicht schaffen, was ich möchte.
Das nervt, der Körper will nicht wie ich.

Th1: Was bedeutet das?

Ich gehe Treppen hoch, merke, ich habe schlecht Luft, ich kann nicht drei Stufen auf einmal nehmen; dann stellt sich Enttäuschung ein, ich kann das Wort nicht fassen. – Ich kann nicht wie sonst.

Th1: Schildern Sie mal: Nicht so leistungsfähig, der Körper will nicht wie ich.

Er will nicht so atmen.
Er braucht Sauerstoff.
Er nimmt nicht so viel auf, wie ich brauche.

Th1: Was bedeutet das?

Ich betrachte den Körper als eine Art Maschine, die kann ich steuern oder auch nicht.
Etwas funktioniert nicht.
Ein Angriff von außen findet statt auf mich.
Ich habe nicht genug kleine Soldaten, um sie in die Flucht zu schlagen, die Pollen.
Sie fliegen umher, sie überfallen mich.
Wenn ich mehr Sauerstoff, wenn ich Energie brauche, greifen sie ein, lähmen mich vielleicht den ganzen Tag.
Mein Körper reagiert, er müsste nicht, es ist eine Fehlfunktion.

Genau das ist es: Das nachts Aufwachen!

Es ist keine Qual, aber sehr anstrengend.

Ich bin nicht mehr so leistungsfähig.

Ich kann nicht schaffen, was ich möchte.

Der Körper will nicht wie ich.

Er will nicht so atmen.

Ich betrachte den Körper als eine Art Maschine, die kann ich steuern oder auch nicht.

Ein Angriff von außen findet statt auf mich.

Ich habe nicht genug kleine Soldaten, um sie in die Flucht zu schlagen, die Pollen.

Sie überfallen mich.

Lähmen mich.

Irgendwas funktioniert nicht so, wie es sein müsste.

Irgendwas funktioniert nicht so, wie es sein müsste.

Th1: Was bedeutet das?

Es funktioniert nicht 100 Prozent.

Es ist kaputt – ist es aber nicht ganz, es funktioniert nicht 100 Prozent.

Wie wenn du Auto fährst, obwohl zu wenig Öl da ist und zu wenig Luft im Reifen.

Es ist nicht perfekt in dem Moment.

Eigentlich ist es das den ganzen Tag nicht, – in dem Moment fällt es auf:

Wenn ein Auto zu wenig Luft hat und ich geradeaus fahre, fällt es auch nicht auf, erst in der Kurve ...

Etwas ist im Kanal, was nicht hingehört.

Etwas ist im Kanal, was nicht hingehört, es ist der Grund für das schlecht Luft kriegen.

Es ist verstopft, es kommt nicht genug durch.

Es ist verstopft, es kommt nicht genug durch.

Ein großes Rohr.

Ein großes Rohr, mit einem Eimer schüttet man Wasser durch, dann Steine und Matsch.

Würde man dann Wasser reinlassen, würde es oben überlaufen, das ist Verstopfung.

Würde man dann Wasser reinlassen, würde es oben überlaufen, das ist Verstopfung, so ist das im Hals, in der Nase.

Es kommt nicht genug rein, die Luft geht an mir vorbei.

Dass unten weniger rauskommt als normal.

Wichtiger ist, dass unten weniger rauskommt als normal.

Ich muss reagieren, was tun.

Beim Beispiel Rohr:

Ein Rohr, die Verstopfung an sich: Das Gras muss weg, es gehört da nicht hin, (ich bin) selber schuld, es muss da weg – was drinsteckt ist meist organisch.

Einfach nur ein Rohr, die Verstopfung an sich: Das Gras muss weg, es gehört da nicht hin, (ich bin) selber schuld, es muss da weg – was drinsteckt ist meist organisch.

Es ist selten, dass Steine drin sind.

Th1: Wo gibt es das im Universum der Pflanzen, Tiere, Chemie, Physik, Universum? Da ist was nicht so leistungsfähig, kann es nicht schaffen, und ein Angriff von außen findet statt? Es ist eine Fehlfunktion, es funktioniert nicht, wie es sollte?

In mir.

Ein alter Wolf, der nicht mehr kann.

Wenn ich nicht so leistungsfähig bin, habe ich gedacht: Ein alter Wolf, der nicht mehr kann, das Rudel muntert ihn auf, – der „ne“ sagt, er will nicht mehr.

Dann musste ich ganz kurz an Schwefel denken, warum auch immer ...
Ein Vulkan vielleicht, der ist rötlich, warm, hat eine Menge Kraft, ist natürlich, kann mit Lavaströmen auch was anderes verstopfen, einen Fluss. Der Vulkan ist natürlich kein Eingriff von außen, aber er greift auf andere Dinge ein von außen.
Es ist insgesamt natürlich.

Wenn der Vulkan am Meer steht, ist auch blaues Wasser da.

Wenn das Augenjucken sehr extrem ist, es ist schleckig, da ist Saft, Flüssigkeit, das kann ich wegdrücken. Es knirscht, wie wenn Kieselsteine reiben, Sand auf den Zähnen.

Es kommt mir unheimlich groß vor – wenn ich in den Spiegel gucke, ist da nichts. Ich denke, ich müsste da einen Golfball sitzen haben.

Wie eine Masse, Flüssigkeit, wie Glibber mit was drin.

Als Kind habe ich zu wenig im Dreck gespielt.
Ich musste noch eine Wollmütze anziehen.
Ich war leider nie auf dem Dorf, auf einem Bauernhof.
Ich hätte vielleicht keinen Heuschnupfen. Ich fand das mit Tieren immer toll.

Bauernhof hat was mit Freiheit, Ferne, Natur zu tun, was mir Spaß macht.

Th1: Schildern Sie Freiheit?

Die Natur, auf einem Berg stehen, alles anschauen, natürliche Abläufe beobachten, Bären, Wölfe, Wald, Wasser, einen Vulkanausbruch.
Das bedeutet frei zu sein.
Wenn ich Lust habe, in einen Teich zu springen, nicht den Bademeister zu fragen, ob es erlaubt ist.

Th1: Schildern Sie das Gegenteil?

Das ist ganz schlimm: Dass ich eingesperrt bin. Durch Zwänge, Gesellschaft, Regeln, die von außen gemacht sind, die man nicht selber mitbestimmt.

In erster Linie Regeln, die von anderen gemacht sind, gesellschaftliche Zwänge.

Ein Vulkan vielleicht, der ist rötlich, warm, hat eine Menge Kraft, ist natürlich, kann mit Lavaströmen auch was anderes verstopfen, einen Fluss. Der Vulkan ist natürlich kein Eingriff von außen.

Wenn der Vulkan am Meer steht, ist auch blaues Wasser da.

Da ist Saft, Flüssigkeit, das kann ich wegdrücken. Es knirscht, wie wenn Kieselsteine reiben, Sand auf den Zähnen.

Es kommt mir unheimlich groß vor.
Wie eine Masse, Flüssigkeit.

Wie Glibber mit was drin.
Freiheit, Ferne, Natur.

Die Natur, auf einem Berg stehen, alles anschauen, natürliche Abläufe beobachten, Bären, Wölfe, Wald, Wasser, einen Vulkanausbruch.
Das ist ganz schlimm: Dass ich eingesperrt bin.
In erster Linie Regeln, die von anderen gemacht sind, gesellschaftliche Zwänge.

Wenn ich die Regel habe, ich muss die Mütze aufsetzen, weil erst Mai ist, ich kann mich nicht dagegen wehren, es kommt von anderen.

Th1: Wo gibt es das in der Natur?

In der Familie, bei den Menschen.

Die Natur hat auch Gesetze.

Die Natur hat auch Gesetze, es ist anders, wenn ich an Wölfe oder Hunde denke, die haben mehr Instinkte. Die Regel, die sie befolgen, ist nicht nachgedacht.

Wölfe, Hunde, die haben mehr Instinkte. Die Regel, die sie befolgen, ist nicht nachgedacht.

Ähnlich habe ich als Kind gedacht.

Ähnlich habe ich als Kind gedacht, ich habe in eine Flamme gefasst. Seitdem habe ich vor Wärme und Hitze Respekt.

In der Natur gibt es von außen kaum Regeln, bzw. sie sind einfach da, es war immer so.

Ein junger Wolf kommt in das Revier von einem anderen Rudel.

Hier ist Ende, dann lernt der junge Wolf neue Regeln, wenn ich die nicht befolge, geht es mir schlecht.

Bei eingeschränkt sein, denke ich an die Mütze.

Th1: Schildern Sie die Mütze.

Übt auf den Kopf Druck aus.

Die Mütze selbst übt auf den Kopf Druck aus.

Im Winter ist es hilfreich.

Sie macht im Sommer unangenehme Sachen, man fängt an zu schwitzen, das muss nicht sein.

Zusammenfassung:

Der Patient schildert seine Heuschnupfenbeschwerden mit eigentümlichen Worten, wie verschleckt.

Seine Hauptbeschwerde ist, dass er dadurch müde, nicht leistungsfähig, nicht so funktionstüchtig ist.

Ein Angriff von außen findet statt. Er hat nicht genug kleine Soldaten, um die Pollen in die Flucht zu schlagen. Er vergleicht seinen Zustand mit einem Auto, dem z.B. Öl oder Reifenluft fehlt. Wenn die Beschwerden stark sind, ist es wie wenn Kieselsteine reiben, wie ein Golfball, der im Hals sitzt.

Das führt ihn weiter zu dem Bild von einem verstopften Kanal oder Rohr. Er schildert Landschaftsbilder, das Leben in und mit der Natur. Das führt ihn auf das Thema Freiheit versus eingesperrt sein. Von hier führt sein Weg zum Wolf.

Auf die Frage, wo es all das zusammen in der Natur gibt, nennt er Wald, Wasser, den Vulkanausbruch, Bären und Wölfe.

Er schildert einen Vulkanausbruch am Meer und beschreibt dann das Leben der Wölfe und vergleicht es mit seinen eigenen Erfahrungen.

Sabine Wörz schickte den Patienten erst einmal nach Hause um die Anamnese durchzuarbeiten. Nach ein paar Tagen kam der Patient außerhalb der Sprechzeiten zu ihr. Er erzählte ihr, dass ihn die Wölfe noch viel beschäftigt hätten. Er sei seit jeher so fasziniert von diesen Tieren, dass er sich manchmal vorstelle, Wolfsforscher zu werden.

Den nun folgenden Teil der Anamnese haben Sabine Wörz und ich zusammen aufgenommen. Wir wollten versuchen, gemeinsam zu verstehen, was es mit den Wölfen und mit den Vulkanen genauer auf sich hatte.

Wir entschlossen uns, noch einmal von der Hauptbeschwerde auszugehen. Sie ist nach unserer Erfahrung die am leichtesten zu ortende „Spitze des Eisbergs" in der Fallaufnahme. Der Eisberg wiederum enthält wie einen Einschluss die tatsächliche Arzneimittelquelle.

Th1: Was von allem, was Sie erzählt, oder nicht erzählt, was Sie aufgeschrieben oder noch nicht aufgeschrieben haben, stört Sie am allermeisten?

Das nachts Aufwachen.

Das nachts Aufwachen.

Ich kann nicht auf dem Rücken liegen, weil ich sonst Hustenreiz kriege.

Das Ding in meinem Hals, diesen Hügel, den möchte ich aushusten, es geht nicht.
Es ist trocken, kratzend, manchmal beißend, feurig, brennend, es klebt irgendwie, es muss weg.
Mit dieser Röhre, da ist was. Es hat auf jeden Fall eine spitz zulaufende Form. Ich bin geometrisch denkend: Es ist nicht gerade. Eckig, es ist eher ein Hügel. Ein Hügel, hat keine bestimmte Form.
Es klebt da, unten ist es breiter als oben. Wenn ich es weghuste, ist es gut.
Gras mit Erde dran, als Kind habe ich einen Staudamm gebaut.
Wenn man das lange genug gemacht hat, staut sich das Wasser.
Sand, der nass ist, Gras mit Erde und Wurzeln.
Dieses brennende, kratzende Gefühl.
Selbst die Bettdecke, die ungünstig liegt, kann den Hustenreiz auslösen.
Sie löst ein Gewicht auf meinen Rücken aus, dann kommt der Hustenreiz.

Das ist was mich am meisten stört.

Das Ding in meinem Hals, diesen Hügel, den möchte ich aushusten, es geht nicht.

Th1: Schildern Sie das Ding in Ihrem Hals.

Es ist trocken, kratzend, manchmal beißend, feurig, brennend, es klebt irgendwie, es muss weg.
Noch mal: Mit dieser Röhre, da ist was, der Husten ist trocken, der Schleim eher beim Weghusten feucht-matschig.

Es hat auf jeden Fall eine spitz zulaufende Form.
Er zeigt mit seinen Händen ganz exakt, wo dieses Rohr in seinem Körper verläuft und wo es zu dem geschilderten Stau kommt.

Ich bin geometrisch denkend:
Es ist nicht gerade. Eckig, es ist eher ein Hügel. Ein Hügel, er hat keine bestimmte Form.
Es klebt da, unten ist es breiter als oben.
Wenn ich es weghuste, ist es gut.
Wenn ich es weghuste ist es eher schleimig, matschig, wie Gras mit Erde dran, als Kind habe ich einen Staudamm gebaut.

Wenn man das lange genug gemacht hat, staut sich das Wasser.

Kein Ton, sondern Sand, der nass ist, Gras mit Erde und Wurzeln, wenn das richtig nass ist.
Wenn ich nachts aufwache, dieses brennende, kratzende Gefühl, dieser Hustenreiz.

Selbst die Bettdecke, die ungünstig liegt, kann den Hustenreiz auslösen. Die Decke liegt auf meinem Rücken, sie löst ein Gewicht auf meinen Rücken aus, dann kommt der Hustenreiz.
Wenn meine Freundin mich umarmt, weil ich doll husten muss ...
In diesem Moment, weil sie mich drückt, kriege ich auch diesen Hustenreiz.
Das ist was mich am meisten stört, dass ich nachts öfter aufwache, ich bin tagsüber schlaffer, nicht so leistungsstark.

Th2: Schildern Sie den Hügel und das Rohr?

Man stellt sich ein Rohr vor: Gerade, rund und lang ... so ist es aber nicht.
Es ist eine Röhre, hat Kurven, auch Ecken und Kanten, wie so ein Schlauch, das ist nicht richtig.
Eine Röhre, wo man auf der einen Seite was rein tun kann, auf der anderen Seite kommt es raus.
Was man oben rein tut, kommt unten raus.
Es geht auch anders rum.
Dann muss man es umdrehen. (Handbewegung)

Dazwischen geht nichts verloren, es ist geschlossen.
In diesem Rohr ist was, was nicht hingehört.
Ist dieser Hügel. Er klebt.
Es ist eine feste Masse, trocken.
Es löst Jucken, Brennen aus ...

Wenn das Ding da ist, ist es auch mit der Röhre verbunden.
Mit ganz viel Gewalt kann man es abreißen.
(Das ist wie) das bewusste „ich will weghusten".
Was man rein- und rausfüllen kann ist flüssig.
Den Knubbel kann man wegreißen, abmachen.
Was ich weghuste geht aus dem Rohr raus, nicht aus mir.
Ich schlucke es runter, oder spucke auch aus, dann ist es weg.
Am Anfang ist es eher was Festes, kratzend, trocken, erst dann, wenn ich trinke, dann wird dieses Etwas matschig, feucht, die Verbindung, die zwischen Ding und Röhre ist, löst sich auf, man kann es jetzt weghusten.

> Er schildert also seine Hauptbeschwerde wie ein Geschehen in einer Röhre. Er zeigt in unbewussten Handbewegungen immer wieder ganz genau, wo diese Röhre in seinem Körper verläuft. In ihr kommt es zum Stau, wenn er Beschwerden hat. Es ist eine Masse, die dort nicht hingehört, fest und trocken. Sie kann sich auflösen, und wenn er sie dann weghustet, ist diese Ursache seiner Symptome weg. Diese Bilder passen zum Geschehen im Vulkan. Bleibt die Frage: Hat das alles auch etwas mit den Wölfen zu tun?

Es ist eine Röhre, hat Kurven, auch Ecken und Kanten.

Eine Röhre, wo man auf der einen Seite was rein tun kann, auf der anderen Seite kommt es raus.

Dazwischen geht nichts verloren, es ist geschlossen.

Es ist eine feste Masse, trocken.
Es löst Jucken, Brennen aus ...
Wenn das Ding da ist, ist es auch mit der Röhre verbunden.
Mit ganz viel Gewalt kann man es abreißen.
Was ich weghuste, geht aus dem Rohr raus.

Am Anfang ist es eher was Festes, kratzend, trocken.

Matschig, feucht, die Verbindung, die zwischen Ding und Röhre ist, löst sich auf, man kann es jetzt weghusten.

Th2: Die letzten Male haben Sie von Wölfen gesprochen, was ist das mit den Wölfen?

Hügel, Berge, trocken, brennend.

Auf der anderen Seite dieses Pfeifen, Gurgeln, es rauscht.

Das würde gut zum Vulkan passen.

Ich habe an Wölfe gedacht.

Habe mir das Wolfsrudel vorgestellt.

Ich habe eine CD nur mit dem Heulen von Wölfen.

So kann sich das anhören.

Ich hatte das Gefühl, ich habe viel von Wölfen erzählt,
vom organischen Leben, Hügeln, Bergen.
Dann aber auch vom Vulkan.
Zu Hause habe ich nachgedacht.
Nachts habe ich versucht, es mir zu merken.
Ich habe in diese beiden Richtungen gedacht:
Hügel, Berge, trocken, brennend.
Auf der anderen Seite dieses Pfeifen, Gurgeln, es rauscht.
Das würde gut zum Vulkan passen.
Ich habe an Wölfe gedacht. Mir das Wolfsrudel vorgestellt (er zeigt und umfasst das Rudel mit den Händen).
Ich beschäftige mich viel mit Wölfen.
Ich habe eine CD nur mit dem Heulen von Wölfen.
So kann sich das anhören: – Er legt die Finger um den Mund und macht das Geräusch vor. –
(Mich interessiert) das Zusammenleben, ihr Wesen, das soziale Verhalten, mein eigener Hund sieht so ähnlich aus.

Th2: Schildern Sie das einfach weiter.

Wie sie sich verhalten ... in meinen Augen gut.

Wie sie sich verhalten ... in meinen Augen gut.
Das Zusammenleben:
Wenn der Alfa-Wolf Ablösung bekommt,
kommt ein junger Wolf.
Wölfe sind immer in Bewegung.
Der alte Wolf, das muss nicht der Alfa-Wolf sein.
Der alte Wolf bleibt zurück.
Er sagt: „Lauft Ihr weiter, ich lebe ohne Euch."
Obwohl die Jüngeren wissen, dass er alleine nicht klarkommen wird.
Sie gehen zurück zu dem Alten.
Er bleibt trotzdem zurück, weil er weiß, dass er das Rudel verlangsamen würde.
Wolfsgeheul finde ich spannend: Die Sprache der Wölfe.

Th2: Was genau finden Sie spannend?

Die Natur, das Leben im Wald,

Die Freiheit, trotzdem die Aufgaben, die man erledigen muss.

Der Wolf ist stark, ist mythenumworben, das macht ihn interessanter.

Th2: Schildern Sie einfach weiter.

Er wurde in der Geschichte eher verteufelt.
Böse Geschichten wurden ausgedacht.
Rotkäppchen.
Der Wolf könnte als böse dargestellt werden, das ist er nicht!
Die Mythen bei Indianern: Der Medizinmann hat ein Wolfsfell um, die Schnauze über dem Kopf.
Wenn man an Rom denkt, Romulus, Remus, die Wolfsmama.
Es kommt immer wieder vor, dass er mal in positiver und mal in negativer Rolle auftaucht.

Th2: Schildern Sie, was genau hat Sie an den Hügel und Vulkane denken lassen.

Das ist auch unheimlich interessant.
Ich könnte mir vorstellen ein Vulkanforscher, aber auch ein Wolfsforscher zu sein.
Wölfe, sind interessanter, lebendiger.
Der Vulkan ist an einem Ort.
Er ist pure Natur, nicht so viel Wald, Pflanzen.
Der Vulkan hat viel Kraft, er ist stark, unter Umständen gefährlich, ist gleich wie der Wolf.

> Wieder kommt die gleichstarke Affinität zu Wölfen und Vulkanen zum Ausdruck. Eine starke Affinität oder Abneigung ist gar nicht selten ein Hinweis auf die Quelle. Um nun noch genauer zu verstehen, was dem Patienten in seinem inneren Erleben genau entspricht, bitte ich ihn an dieser Stelle, die Gemeinsamkeiten und Verschiedenheiten von Wölfen und Vulkanen zu beschreiben.

Die Natur, das Leben im Wald.

Die Freiheit, trotzdem die Aufgaben, die man erledigen muss.

Ich könnte mir vorstellen, ein Vulkanforscher, aber auch ein Wolfsforscher zu sein.

Beides ist eher dunkel.

Th2: Schildern Sie mal, was ist beiden gemeinsam?

Beides ist eher dunkel.

Lavagestein ist feurig, rot, wenn es ausläuft.

Lavagestein ist feurig, rot, wenn es ausläuft.

Der Wolf ist auch eher dunkel.

Der Wolf ist auch eher dunkel.

Dunkel finde ich auch sehr schön.

Dunkel finde ich auch sehr schön.

Sonst gibt es nicht so viele Gemeinsamkeiten.

Beides ist faszinierend.

Beides ist faszinierend für mich, ich habe auch Geographie gemacht.

Ein Gletscher ist auch interessant, aber eher der Vulkan im Vergleich zu anderen Naturphänomenen.

Der Vulkan ist allein.

Th2: Schildern Sie, was unterscheidet die beiden?

Der Vulkan ist allein, er hat kein Rudel.

Bei Wolf denke ich an Familie.

Bei Wolf denke ich an Familie, nicht an ein Einzelkind. (Er selbst ist ein Einzelkind.)

Vulkan ist an einem Ort, er kann nicht weiter.

Er ist weniger menschlich.

Er ist weniger menschlich.

Mit einem Wolf kann ich auch nicht wirklich sprechen.

Die Farben beim Vulkan.

Die Farben beim Vulkan.

Dunkel, Feuer, Asche. Ich sehe das Meer, tiefes dunkles Blau, das Feuerrote läuft rein und wird dann schwarz.

Dunkel, Feuer, Asche. Ich sehe das Meer, tiefes dunkles Blau, das Feuerrote läuft rein und wird dann schwarz.

Ich denke oft Lava fließt ins Meer, das Meer ist dann tief dunkelblau ...

Das ist aber nicht wie in meinem System, das ist nach oben offen.

> Tatsächlich beginnt der Patient, inspiriert durch die Frage nach den Verschiedenheiten der beiden potentiellen Quellenbilder, den Fluss der Lava mit seinem eigenen inneren System, also mit sich selbst abzugleichen. Das führt mich zu einer letzten klärenden Frage: Was genau entspricht seinem inneren System, also seiner ureigenen inneren Erfahrung?

Der Vulkan letzten Endes.

Th2: Was ist denn ganz genau wie in Ihrem System?

Der Vulkan letzten Endes. Hawaii: Der größte Berg der Erde!

Wenn man vom Bergfuß anfängt zu zählen: Beim Mount Everest, dann ist Hawaii wesentlich höher!

Auch in anderen Fällen, in denen Berge, Magma und Lava eine Rolle spielen, gibt es mitunter das Bild vom Wolf. Der Wolf ist der nicht zähmbare Vorfahr des Hundes. Er ist in diesen Erzählungen ein Symbol für die durch den Menschen bis heute nicht beherrschbaren Kräfte der Natur, in diesem Fall die vulkanische Kraft der Erde.

Verordnung:

Da uns Hawaii Lava nicht verfügbar war, gaben wir dem Patienten LM Potenzen von *Arizona Lava,* die wir in unserer Praxis zur Auflösung vorrätig hatten. LM verordneten wir wegen der asthmatischen Beschwerden, da wir keine Erstreaktion provozieren wollten. Er begann mit einer LM 4. Erst drei Monate später kam er wieder zum Follow-up: Es ging ihm physisch und psychisch deutlich besser.

Im Sommer 2007 berichtete er:

Hergekommen sei er wegen des ausgeprägten Heuschnupfens. Einmal habe er noch ein bisschen gemerkt vor einem Jahr im März und April. Es war damals lange so schön warm, kaum Wind. Die Pollen hätten sich daher richtig aufgeschichtet auf dem Balkongeländer.

Wenige Male habe er etwas Spray genommen. Er konnte Sport machen, Treppen laufen. Er war überhaupt nicht müde. Er ist jetzt im Frühjahr 2008 bei der Einnahme einer LM 9 angelangt.

Es sei ihm in den Jahren vor der Therapie deutlich schlechter ergangen.
Ein jahrelang bestehendes großes Gerstenkorn sei zudem nach Therapiebeginn abgeheilt.

Über die gesamte Behandlung sagte er noch: „Es geht mir viel besser. Ich habe keine Dyspnoe mehr bemerkt. Körperlich geht es mir gut. Psychisch wie geistig bin ich viel leistungsfähiger."

13. Opal im Vulkan

Essenz

Ein Opal besteht aus Kieselgel: Siliciumoxid,[33] SiO_2 x nH_2O. Der Wassergehalt beträgt zwischen 4 und 20 %.

Ähnlich wie bei Glas, das sich auch von Silicium herleitet, liegt in Opalen keine Kristallstruktur vor. Sie bilden sich in Vulkanen in Adern, die von heißem Wasser getränkt sind.

Wichtig für ihre Entstehung sind Hitze, Wasser und Druck. Sie sind sehr hart.

Das ursprüngliche Kieselgel ist farblos bis milchig durchscheinend. Durch Verunreinigungen entstehen die begehrten Farben der Opale:

Edelopale: Weiße und schwarze Opale werden von den braun-roten Feueropalen unterschieden. Am kostbarsten aber sind die Harlekinopale, die ungewöhnlich lebhafte und feurige Farben kennzeichnen.

„Opalisieren" nennt man eine Eigenschaft dieser Edelsteine, die bewirkt, dass Lichtstrahlen an den einzelnen Kieselgelkügelchen im Stein reflektiert werden und Interferenzen bilden. So entsteht das eindrucksvolle, schillernde Farbenspiel.

In den mir bekannten Anamnesen spielen zunächst vulkanische Themen eine wichtige Rolle:

- Brodeln
- Vibration, die zerstörerisch ist, obwohl sie fein ist
- Zittern, Zucken
- Kein oder ein zu kleiner Ausweg oder Ausgang
- Ventil
- (Adernartige) Rohre
- Ausbruch, Eruption, Explosion
- Erdbeben

33 Vergleiche zu Silicea und Silicium
Jan Scholten, Homöopathie und die Elemente, 1997, Utrecht
Rajan Sankaran, The Soul Of Remedies, Bombay, Homoeopathic Medical Publishers, 1997

Opale werden ausschließlich zu Schmuck verarbeitet.

Solche Schmuckopale gehören zu den kostbarsten Edelsteinen der Welt.

Sie waren schon in der Antike besonders begehrt. Ihnen wurden und werden Heilwirkungen nachgesagt.

Der Opal in der Anamnese:

Die Patienten wirken sehr ernst, mitunter traurig und kontrolliert.

Ein wichtiges Thema in der Anamnese können die selbst für einen „Vulkan" ungewöhnlich ausgeprägten Jähzornesanfälle sein, die der Betroffene fürchtet und mit großer Anstrengung unter Kontrolle zu halten sucht. Sie erinnern ihn an die Kraft eines Blitzeinschlages, eines Tsunami und vor allem an die gewaltigen Eruptionen der feuerspeienden Berge.

Mitunter kann der Betreffende die unterirdischen Wege der Lava wie Adern schildern oder zeichnen. Genau in solchen Adern bildet sich der Opal in der Erde aus.

Auch die Themen des **Siliciums** drücken sich deutlich aus: Der Betroffene will auf eine ganz bestimmte Weise von anderen wahrgenommen werden. Das Selbstverständnis und das Selbstbild der Patienten kann festgelegter und starrer als in anderen vulkanischen Anamnesen sein und wird andererseits bei einer längeren Einnahme des Mittels deutlich freier, humorvoller und offener.

Fragt man am Ende der Anamnese nach den Farben und Temperaturen des geschilderten Geschehens, so schildert derjenige nicht nur die klassischen Vulkanfarben (rotorange und heiß oder kalt und grau-schwarz). Er fördert darüber hinaus Bilder von einem erkalteten wunderbar schimmernden sehr harten Stein zu Tage, der noch schöner leuchtet, wenn er in Wasser oder Öl gelegen hat.

Das ist bei Opalen tatsächlich der Fall: Da sie mit der Zeit Wasser verlieren, büßen sie auch allmählich ihren Glanz ein.

Eine Aufbewahrung in feuchter Watte kann das Farbenspiel hingegen erhöhen.

Finden sich vulkanische Themen gemeinsam mit dem Edelsteinthema, ist es sinnvoll beide Gesteine zu einem Mittel herstellen zu lassen, so wie die Steine in der Natur zusammen gefunden werden.

14. Diamant im Vulkan

Essenz

Der Name Diamant kommt aus dem griechischen „adamas“: Unbezwingbar. Diamanten sind die härtesten Edelsteine, die auf der Erde zu finden sind.

Diamanten bestehen, wie Graphit, aus reinem Kohlenstoff. Sie sind aus symmetrischen Tetraederstrukturen aufgebaut: Jedes Atom hat vier symmetrische Bindungsarme zu den Nachbaratomen. Die große Härte der Diamanten leitet sich aus dem ganz gleichmäßigen Aufbau und den sehr festen Atombindungen ab.

Da sie auf den verschiedenen Oberflächen unterschiedliche Härtegrade aufweisen, kann ein Diamant mit einem Diamantpulver, in dem jeder Härtegrad vorkommt, geschliffen werden.

Diamanten entstehen in 150 Kilometer Tiefe im Erdinnern unter den dort herrschenden hohen Temperaturen und dem hohen Druck. In gasreichen Vulkanen werden sie nach oben geschleudert und erreichen erdoberflächennahe Schlote, die sogenannten Pipes oder sogar die Erdoberfläche. Aus den ehemals vulkanischen Pipes werden sie im Bergbau gewonnen.

Reine Diamanten sind durchsichtig. Farben entstehen durch entsprechende Verunreinigungen und werden als sogenannte „fancy diamonds“ hochgeschätzt. Ein „fancy diamond“ kommt auf 100 000 Diamanten:

- Bor im diamantenen Kristallgitter bringt eine blaue Farbe hervor, während Stickstoff eine gelbe Farbe bewirkt.
- Eine blaue oder grüne Farbe entsteht auch durch Strahlungsdefekte, wenn man die Steine zur Farbgebung in Atomkraftwerke legt.
- Rote und braune Töne werden durch Kristalldefekte verursacht.

Diamanten dienen als Bohr- und Schleifwerkzeuge, die schönsten Steine werden zu wertvollen Schmuckstücken geschliffen.

Diamanten erhalten ihre Brillanz durch den Schliff, der zahlreiche innere Lichtreflexionen hervorbringt und so erst das Feuer des Diamanten offenbart.

Brillanten sind Diamanten mit wenigstens 32 geschliffenen Facetten oben, einer kreisrunden Rundiste, und mindestens 24 Facetten unten.

Der Diamant in der Anamnese:

Wie in der Prüfung des *Diamanten* von Jeremy Sherr beschrieben, können bei einigen Patienten Konzentrationsschwierigkeiten eine große Rolle spielen.

Außerdem kann während der Fallaufnahme manchmal, wie Sherr eindrücklich berichtet, ein ausgeprägter Widerwille beim Patienten und zunehmend auch beim Therapeuten entstehen, sich mit den Problemen des Betreffenden zu beschäftigen.

In den Patientenfällen, die ich kenne, spielten zunächst vulkanische Themen eine wichtige Rolle, wie:

- Brodeln
- Stagnation
- Ventil
- Ein Ventil wie bei einem Dampfkochtopf
- Das Gefühl einer Stagnation in engen Röhren
- Wut, wie eine Eruption, oder eine Explosion

Über den Vulkan hinaus finden sich folgende besondere Themen:

Brillanz und große Klarheit: Die Fähigkeit zu, oder die Sehnsucht nach ausgeprägter Klarheit.

Die Beschreibung von Licht, das reflektiert und in unendlich viele Facetten gebrochen wird.

Eine tiefe Faszination mit gebrochenen und reflektierten Lichtstrahlen.

Ein Patient, der am Ende einen blauen Diamanten schilderte, sprach interessanterweise auch von radioaktiven Feldern – Kernkraftwerke sind ein möglicher Entstehungsort der blauen Diamanten.

Da Jeremy Sherr in seiner sehr ausführlichen Diamantprüfung von einem reinen Diamanten keine vulkanischen Themen erwähnt, haben wir in den Fällen, die deutlich beide Themen enthielten, Lava und Diamant zusammen verordnet. Die beiden Wirkstoffe wurden in der jeweiligen Potenz miteinander über die Globuli gegossen, so dass ein Arzneimittel entstand, das, entsprechend dem natürlichen Vorkommen, beide Komponenten nebeneinander enthielt.

15. Tot und doch nicht tot

Fallbeispiel

Ein Fall von Dr. med. Beate Hausmann, Kardiologin und Homöopathin, Kiel

Fallessenz: Lahm, langsam. Das zu wenig gelebte Eigenleben. Zu kurz gekommen. Keine Form, antriebsschwach. Tot und doch nicht tot.

Eine 68-jährige, übergewichtige Patientin kam im Dezember 2006 zur Fallaufnahme. Im Vordergrund vieler Beschwerden standen starke Schmerzen im rechten Fuß bei ausgeprägter schwerer Arthrose des oberen und unteren Sprunggelenks mit Gelenkergüssen und Deformität. Zustand nach Frakturen (Skiunfall) und Operationen in der Vorgeschichte. Wegen der Schmerzen bestand eine Fehlbelastung und -statik über viele Jahre mit konsekutiver Arthrose in Knie- und Hüftgelenk. Das untere Sprunggelenk sollte jetzt operativ versteift werden und vor dieser Operation hatte die Patientin sehr viel Angst. Aus diesem Grund wollte sie eine alternative Behandlung. Darüber hinaus litt die Patientin unter einer sehr ausgeprägten Obstipation, und sie erhoffte sich **mehr Harmonie in ihrem Leben**.

Die Anamnese erfolgte in zwei Sitzungen über insgesamt vier Stunden Dauer und ist im Folgenden stark gekürzt in ihren charakteristischen Passagen wiedergegeben.

Auffallend war, dass die Patientin sehr viel und immer wieder über ihre Erlebnisse mit anderen Ärzten klagte, was festgestellt, versäumt, verordnet, getan und gesagt worden sei. Sie schrieb sich selbst und den Ärzten Schuld darüber zu, nicht rechtzeitig und richtig gehandelt zu haben. Wobei immer wieder deutlich wurde, dass sie selbst sehr unsicher und unschlüssig war, was das Richtige gewesen sei und ist. Sie blieb selten bei sich und ihren Empfindungen sondern ging immer wieder auf die Ebene der Fakten ihrer Krankheiten oder sprach von anderen Menschen, vorwiegend von ihrer Familie. Dabei ging es stets darum, zu kurz gekommen zu sein: **Ich habe so vieles hingenommen ohne mich zu wehren ... ich konnte nicht sagen, nein so geht das nicht ... habe viel gearbeitet, in der Küche gestanden, viel gekocht auch für meine Eltern ... ich bin immer stark abhängig gewesen.**

Immer wieder sagt sie:
Ich müsste total **loslassen** ... ich habe **zu wenig Stand** ... nehme zu viel auf mich ... eben **nachgiebig** ... **zu kurz gekommen** ... **keine Form** ... früher

hatte ich eine Antriebsschwäche ... **zu lahm** ... habe viel **Zeit verloren** ... komme erst zu spät zu Erkenntnissen ... müsste mich mehr abgrenzen ... das Gefühl ist zu wenig gelebt zu haben, zu wenig **Eigenleben** ... ich möchte, dass man mich wahrnimmt ... möchte leben können ...

Zu ihrem Fuß sagt sie:

Ich habe einen **lahmen** Fuß, die Haut ist **zu kurz**, wie total eingeschnürt, wie man **Kinder im Wickelalter eingebunden,** eingeschnürt hat. Die Haut ist eine **Kunststoffschicht** ... ein Fremdgefühl ... der Fuß **ist deformiert. Keine Form.** Ich habe eine **andere Statik** ... Wirbel sind eingebrochen ... mein Bein war **gelähmt** ... mein Rücken ist **labil**.

Zum Thema Verstopfung sagt sie:

Ich habe immer Angst, ich krieg mal einen Darmverschluss ... ich kann nicht so schnell verdauen und zu wenig **loslassen** ... der Darm ist **so lahm** ...

Ängste?

Zu stürzen ... **zu fallen** ... nicht bremsen können ... im Rollstuhl enden.

Vom Leben **abgeschnitten** zu sein ... **abhängig** zu sein ... **gelähmt** zu sein ... nicht mehr ganz sein ...

Abgeschnitten?

Die Natur ist ja ganz in sich, auch wenn die Blätter fallen, auch wenn etwas stirbt. Das ist das **Vergängliche**, es entsteht etwas Neues. Wie der Abbruch eines Astes durch Schwäche, Fäulnis. Der Kreislauf wird wieder neu erfunden.

Träume?

Es geht den Steilhang hinab ... es geht hinunter mit einer Geschwindigkeit, die ich nicht kontrollieren kann, es nimmt **kein Ende** ... Angst sich zu verlieren.

Was ist das Hauptproblem?

Ich habe Zeit verloren ... habe mich nicht gewehrt ... habe immer Mühe gehabt mit der Zeit ... Ich bin zu langsam ... Für mich ist das **minderwertig** ... Kein Vertrauen in meinen Körper.

Was ist das Schlimmste?

Dass der Darm nicht richtig funktioniert, dass ich so einen **lahmen Darm** habe.

Lahmer Darm?

Langsam, stillgelegt, es kommen die Bilder, dass ich zu wenig loslassen kann, zu wenig durchlässig bin, Kleinigkeiten zu sehr gewichte, zu sehr ins Detail gehe, perfekt sein will.

Lahm, langsam ganz allgemein?

Kraftlos, unselbstständig, abhängig, nicht genügend, zu wenig Initiative, faul, bequem, müde, langsam.

Naturphänomen: Wo gibt es das in der Natur:
Lahm, langsam. Das zu wenig gelebte Eigenleben. Zu kurz gekommen. Stillgelegt. Keine Form, antriebsschwach. Tot und doch nicht tot?

Es ist wie Steine unverrückbar, **tot und doch nicht tot**.
Es sind Mineralien wie Kohle. Es ist Kohlenstoff.

Analyse:

Kohlenstoff[1] kommt vom altgermanischen kolo = „Kohle". Aufgrund seiner besonderen Elektronenkonfiguration (halbgefüllte L-Schale) besitzt er die Fähigkeit zur Bildung komplexer Moleküle. In Kunststoffen sorgt Kohlenstoff für die molekulare Kettenbildung. Organische Kohlenstoffverbindungen bilden die Grundlage allen irdischen Lebens. Bei gewöhnlicher Temperatur ist Kohlenstoff reaktionsträge. Elementarer Kohlenstoff ist nichtmetallisch, und kommt in mehreren Modifikationen vor.

Die Eigenschaften des Kohlenstoffs hängen von seiner Kristallstruktur ab. Der sehr weiche Graphit (Mohshärte 0,5-1) besteht aus einem planar-hexagonalen Schichtgitter und ist deshalb leicht spaltbar. Diamant ist der härteste aller Stoffe und besteht aus kovalent miteinander verbundenen Kohlenstoffatomen.

1 Vergleiche zu Kohlenstoff und Graphites
Jan Scholten, Homöopathie und die Elemente, 1997, Utrecht
Jayesh Shah, Einblicke in das Periodensystem, Schröder Burmeister Verlag, Hamburg, 2006
Rajan Sankaran, The Soul Of Remedies, Bombay, Homoeopathic Medical Publishers, 1997

Die Patientin erhielt *Graphites* in einer XM Potenz. Im Rahmen einer Follow-up Untersuchung drei Monate nach Mittelgabe berichtete die Patientin über eine deutliche Besserung der Fußschmerzen. Die Schmerzstärke, auf einer visuellen Analogskala (0-10), vor der Behandlung mit 10 angegeben, hatte sich auf durchschnittlich 4 reduziert und war jetzt für die Patientin erträglich geworden. Der rechte Fuß war im Vergleich zur Voruntersuchung weniger geschwollen, die Gelenkergüsse rückläufig. Die geplante Operation war von der Patientin abgesagt worden. Die Verstopfung war komplett verschwunden. Die Patientin berichtete auch stolz, dass sie sich besser durchsetzen könne und sich nicht mehr so stark von der Familie vereinnahmt fühle.

Sie bekam noch einmal *Graphites* in der XM. Durch ein Telefonat wiederum drei Monate später war zu erfahren, dass die Schmerzen weiter rückläufig seien. Elf Monate nach Erstbehandlung hatte sich der Zustand weiter stabilisiert. Die Patientin berichtete, dass sie wieder mehr Lebensfreude gefunden habe und ihr Vertrauen gewachsen sei.

Die Schilderungen der Patientin spiegeln Eigenschaften von Kohlenstoff wie die molekulare Kettenbildung in Kunststoffen (*die Haut ist eine Kunststoffschicht*) und besonders von Graphit wider, wie reaktionsträge (*lahm*), weich (*zu nachgiebig*), amorph (*ohne Form*). Sie spricht mehrfach von *Vergänglichem und dem Kreislauf des Lebens* und beschreibt ihren Zustand in der Ebene der Quelle als *tot und doch nicht tot.* Oft erwähnt sie die Zeit: Sie habe *Zeit verloren*, sie sei *zu langsam* an anderer Stelle spricht sie über die Unendlichkeit der Kreisläufe. Dies passt insbesondere zum Graphit, der trotz seiner Weichheit die beständigste Form des Kohlenstoffs darstellt. In ihrem Traum vom Fallen *nimmt es kein Ende.*

Nach Jan Scholten und Jayesh Shah geht es bei Kohlenstoff (2. Reihe, 10. Stadium) um Selbstwert und um das Ich entweder im stabilen oder im labilen Zustand. Die Patientin lebt die labile Seite – *mein Rücken ist labil* – sie fühlt sich *minderwertig*, sie hat nicht genug *Eigenleben* und fühlt sich auch von den anderen *nicht richtig wahrgenommen.* Scholten beschreibt die Essenz von Graphites als „stabile Werte finden oder nicht finden". Über die labile Seite schreibt er: „Sie können kein stabiles Zentrum finden und sie haben eine „unausgeglichene Grenzlinie: Ein hyperästhetisches emotionales Syndrom". Die Patientin hatte gesagt, *ich habe kein Gleichgewichtsgefühl, kann mich nicht abgrenzen ... Kein Vertrauen in meinen Körper ...* Sie erhofft sich von der Behandlung *mehr Harmonie in meinem Körper.*

Nach Jayesh Shah spiegelt Kohlenstoff den Zeitpunkt der Geburt - ein eigenständiger Mensch (*Eigenleben*) werden. Deshalb spielt auch die Trennung eine wesentliche Rolle, bei der Patientin symbolisiert durch die *Angst, vom Leben abgeschnitten zu sein* und die Furcht vor dem *Fallen.*

Das Schöne und Begeisternde an Fallbeispielen wie diesem ist, dass die Patientin ihr Heilmittel nennt und darüber hinaus die Mittelfindung durch die Materia medica bestätigt wird, denn die Patientin offenbart charakteristische Rubriken von *Graphites,* wie die beigefügte Repertorisation deutlich macht.

Graphites findet sich in folgenden Rubriken:

Gemüt; Furcht, fallen, zu stürzen, zu
Gemüt; Furcht, Operation, vor jeder
Gemüt; Furcht, Unfällen, vor
Gemüt; Langsamkeit
Gemüt; Langsamkeit, Entschlüssen, Entscheidungen, bei
Gemüt; Unentschlossenheit, Schwierigkeit, Entscheidungen zu treffen, ängstlich
Gemüt; unternimmt vieles, hält aber bei nichts durch, bleibt nicht dabei
Rektum; Lähmung, allgemeine Arzneien
Rektum; Obstipation
Rektum; Untätigkeit des Rektums
Extremitäten; bandagiert, Empfindung wie
Extremitäten; Lähmung, Gefühl von
Extremitäten; Zusammenschnürung, Knöchel
Allgemeines; lahmes Gefühl
Allgemeines; Lähmung
Allgemeines; Zusammenschnürung, Gelenke, der
Allgemeines; kurz, Empfindung wie zu

16. Innere Ruhe finden

Fallbeispiel

Ein Fall von Dr. med. Ute Scheiber, Homöopathie, Göttingen und Hardegsen

Der folgende Fall wurde auf ein Drittel seiner ursprünglichen Länge gekürzt. Die Quellenebene ist vollständig wiedergegeben.

Erstanamnese einer Frau in den mittleren Jahren im Sommer 2006:

Eine innere Ruhe zu finden ist meine Hauptbeschwerde.

Wenn die familiären und beruflichen Anforderungen zu groß für mich werden, werde ich zittrig und unruhig.

Ich bin jemand, der sich immer grenzwertig belastet. Wenn ich starke psychische Probleme habe, reagiere ich mit totaler Unruhe, Herzklopfen. Wie eine Last auf den Schultern, spüre den Druck auf der Schulter, ein schmerzhafter Druck. Die Muskeln sind verspannt. Dies geht von den Schultermuskeln aus und zieht den Hals hoch.

Das ist mit Angst verbunden, weil ich die Kontrolle über meinen Körper verliere. Als Kind hatte ich Krampfanfälle. Die Angst ist größer davor, dass es mir vor anderen passiert.

Ich mag keine Gefühlsäußerungen vor fremden Leuten. Behalte meine Gefühle lieber für mich, möchte mich selber unter Kontrolle kriegen. Will nicht viel von mir preisgeben, man würde dann ein Urteil über mich fällen. Ich will von diesen Menschen nicht beurteilt werden.

Ich könnte Ablehnung erfahren, mich verletzlich machen. Wenn ich mich öffne, mache ich mich angreifbarer. Es macht einen hilflos. Meine Stärke ist dann weg. Wenn ich schwach bin, bin ich nicht liebenswert. Ich ziehe immer Leute an, die meine Stärke lieben, die wollen profitieren von meiner Kraft und Aktivität.

Eine innere Ruhe zu finden ist meine Hauptbeschwerde.

Totale Unruhe, Herzklopfen. Wie eine Last auf den Schultern.

Das ist mit Angst verbunden, weil ich die Kontrolle über meinen Körper verliere.

Die Angst ist größer davor, dass es mir vor anderen passiert.

Behalte meine Gefühle lieber für mich.

Selber unter Kontrolle kriegen.

Nicht viel von mir preisgeben.

Ich ziehe immer Leute an, die meine Stärke lieben, die wollen profitieren von meiner Kraft und Aktivität.

Wenn ich schwach bin, dann ist mein Aufbau zerstört. Das, was mir einen Halt gibt.

Wenn ich schwach bin, dann ist mein Aufbau zerstört. Das, was mir einen Halt gibt.

Ich habe ständig das Gefühl, für meine Anerkennung was tun zu müssen.

Mein Leben ist ziemlich anstrengend, weil ich immer etwas beweisen muss. Ich habe ständig das Gefühl, für meine Anerkennung was tun zu müssen. Dadurch bin ich oft überfordert. Es macht mir Druck.

Ich meine, nur ich kann es gut. Andere machen es nicht richtig.

Es ist wie in einer Presse, der ständige Druck, der mich zermürbt.

Es ist wie in einer Presse, der ständige Druck, der mich zermürbt.

Th: Wie fühlt es sich an, „in einer Presse" zu sein?

Man möchte um sich schlagen, um den Druck loszuwerden.

Große Unruhe, körperliche Aktivität, so ein Kribbeln.

Man möchte um sich schlagen, um den Druck loszuwerden, ist hilflos, kann sich nicht wehren, man weiß, dass man da nicht wieder herauskommt. Da ist ganz große Unruhe, körperliche Aktivität, so ein Kribbeln.

Ich möchte mit dem Kopf durch die Wand. Da ist ein Druck im Kopf. Es überrollt mich.

Th: Beschreiben Sie „überrollt".

Dinge, die man nicht will. Es steigt in einem hoch, aus dem Nichts.

Das Gefühl, es löst sich alles auf.

Da sind so Dinge, die man nicht will. Es steigt in einem hoch, aus dem Nichts, ohne das man weiß, woran es liegt. Man hat das Gefühl, es löst sich alles auf. Man hat keinen Einfluss mehr auf sich und seinen Körper.

Th: Schildern Sie bitte „Druck, der mich zermürbt".

Es macht einen kaputt.

Ich gerate dazwischen und komme dann nicht mehr raus.

Dieser Druck macht mich platt.

Einen gewissen Druck halte ich aus, dann komme ich an eine Grenze. Daran zerbreche ich. Es bricht über mich rein.

Es macht einen kaputt. Wenn man etwas irgendwo zwischen legt, etwas beschwert, dann gerät das, was dazwischen ist unter Druck. Ich gerate dazwischen und komme dann nicht mehr raus. Es ist eine totale Überforderung, ich ertrage es nicht mehr.
Dieser Druck macht mich platt.
Einen gewissen Druck halte ich aus, dann komme ich an eine Grenze. Daran zerbreche ich. Es bricht über mich rein.

Th: Der Druck macht Sie platt?

Es sind eher so Explosionen. Jetzt gleich reagiere ich, so richtig zusammenbrechen. Ein Druck, den ich nicht in mir behalten kann. Ich gerate außer Kontrolle.

Ich gerate zwischen die Anforderungen, die ich alle lösen muss. Ich bin dazwischen und die drücken mich. Dann gerate ich da so drunter (führt die Hand mit ausgestreckten Fingern unter etwas).

Ich komme wie in ein dunkles Loch. Ich falle tief, komme in etwas zurück, wo ich nicht hin will. Ein tiefes Gefühl, dass ich an so eine Grenze komme.

Th: Wo in der belebten oder unbelebten Natur könnte es so etwas geben, wie Sie es ganz genau kennen? – Etwas was diesen Druck kennt, der platt macht, diesen Druck, den man eine Zeitlang aushält, aber irgendwann zerbricht etwas. Dieses unter etwas geraten. In ein tiefes Loch kommen, tief fallen. In etwas zurückkommen, wo man nicht hin will. Wo gibt es auch so etwas wie Explosionen. Und etwas bricht über einen rein, es wird etwas mit einem gemacht, und man hat keine Kontrolle darüber?

Dämme, die brechen, die Stück für Stück ausgehöhlt werden und dann brechen sie.

Die werden ausgehöhlt, ich werde auch ausgehöhlt, weil sich ständig Sachen in mich einbohren, dass ich es nicht mehr aushalte irgendwann (sie hält ihre Hand an ihren Hals).

Das zieht in mich rein, das zieht hoch und runter und füllt mich dann total aus. Es kommt das eine hinein, dann kommt das nächste rein, irgendwann zerberste ich da drin. Es legt sich oben drauf.

Ein Druck, der von innen raus will, weil er so stark ist. Es zerreißt mich.

Ich denke an einen Vulkan, aber irgendwie habe ich das Gefühl, es höhlt mich aus.

Ich bin manchmal explosiv wie ein Vulkan, aber dieses andere tiefe Empfinden ist anders, es ist langsam. Du wirst davon überschwemmt, wirst mit weggeschwemmt und gehst mit unter. Ich bin der Damm, der bricht, dann kommt alles aus mir raus.

Ich gerate außer Kontrolle.

Ich gerate zwischen die Anforderungen.

Ich komme wie in ein dunkles Loch. Ich falle tief, komme in etwas zurück, wo ich nicht hin will.
Ein tiefes Gefühl, dass ich an so eine Grenze komme.

Ich werde auch ausgehöhlt.

Weil ständig Sachen in mich einbohren, dass ich es nicht mehr aushalte.

Es kommt das eine hinein, dann kommt das nächste rein, irgendwann zerberste ich da drin. Es legt sich oben drauf.

Ein Druck, der von innen raus will, weil er so stark ist. Es zerreißt mich.

Ich bin manchmal explosiv wie ein Vulkan.

Du wirst davon überschwemmt, wirst mit weggeschwemmt und gehst mit unter.

Bin nicht mehr Herr meiner Selbst.

Ich trudele dann, bin nicht mehr Herr meiner Selbst. Es macht alles mit mir, ich mache nichts mehr selber.

Wasser ist wie ein permanenter Druck und überschwemmt.

Ich halte alles. Wasser ist wie ein permanenter Druck und überschwemmt. Dann zerbreche ich daran.

Im Vulkan, da brodelt es drin und dann schießt es irgendwann heraus.

Im Vulkan, da brodelt es drin und dann schießt es irgendwann heraus. Aber ich habe das Gefühl der Druck ist von außen, aber der arbeitet in mir, ich zerbreche da dran.

Ich bin kein Vulkan, der ist mir zu explosiv.

Ich bin kein Vulkan, der ist mir zu explosiv. Ich bemühe mich um Harmonie und Ausgeglichenheit. Das macht nicht der Vulkan, der brodelt immer.
In der Presse bin ich insofern, dass es mich so herunterdrückt.

Ich bin nicht mehr dazwischen, sondern eher da drunter.

Ich bin nicht mehr dazwischen, sondern eher da drunter.

Etwas bricht aus mir raus, wenn man in dieser Presse ist und man will es nicht aus sich herauslassen.

Etwas bricht aus mir raus, wenn man in dieser Presse ist und man will es nicht aus sich herauslassen.

Es ist etwas wie Bergabbau. Das tiefe Dunkle unten drin, da wird es ausgehöhlt und die Angst ist, dass es zusammenbrechen könnte.

Es ist etwas wie Bergabbau. Das tiefe Dunkle unten drin, da wird es ausgehöhlt und die Angst ist, dass es zusammenbrechen könnte.
Mit Maschinen, Händen und Schaufeln wird der Berg abgebaut. Immer abstützen, der Berg wird ausgehöhlt, immer tiefer.
Das Gestein wird gesprengt, zerstört und in Einzelteilen nach oben geholt.
Kohle sehe ich schon die ganze Zeit, es wird aus dem Berg geraubt und genutzt von uns Menschen.

Th: Schildern Sie weiter Ihre inneren Bilder.

Ich meine die Steinkohle, die ist härter.

Es gibt die Braunkohle und es gibt die Steinkohle.
Ich meine die Steinkohle, die ist härter und schwärzer.

Wenn man sie verbrennt, hält sie länger.

Wenn man sie verbrennt, hält sie länger als die Braunkohle.

Steinkohle bringt mehr, heizt mehr, da holt man mehr raus, sie ist energetischer.

Steinkohle bringt mehr, heizt mehr, da holt man mehr raus, sie ist energetischer.

Verlauf:

Am 23.06.06 *Carbo mineralis* C 1000.
Nach einer Woche ist die innere Unruhe deutlich besser und der Schlaf weniger unterbrochen. Eine längere Flugreise übersteht sie im Sommer gut, trotz großer Ängste, den Flug nicht selber kontrollieren zu können.

Am 26.10.06 steht sie wieder ständig unter Druck. Anforderungen in Familie und Beruf werden erneut zuviel, wieder diese Unruhezustände.

Wiederholung der Arznei als C 1000.

In den nächsten 15 Monaten hat sie die Arznei noch dreimal eingenommen, in immer länger werdenden Abständen. Die letzte Gabe erfolgte Ende März 2008.

Solange das Mittel wirkt, empfindet sie inzwischen in alltäglichen Situationen keinerlei Unruhe mehr. Sie kann gut schlafen und „konnte lange einfach nicht glauben, wie gut die Kügelchen wirken".

Die folgende 70-jährige Patientin kam im Spätsommer 2005 wegen einer fortschreitenden Arthrose. Durch die damit einhergehenden Schmerzen war sie in ihren täglichen Aktivitäten zunehmend eingeschränkt. Dies löste depressive Verstimmungen in ihr aus. Von ihrem Hausarzt erhielt sie Ibuhexal, das sie wegen möglicher Nebenwirkungen möglichst sparsam dosierte.

Die folgende Anamnese ist auf ein Drittel ihrer Länge gekürzt. In dem nicht gedruckten Text wiederholen sich dieselben Themen: Die Sehnsucht der Patientin machen und genießen zu können, was sie liebt. Die Angst, durch ihre Erkrankung so eingeschränkt zu werden, dass sie im Rollstuhl sitzt und nicht mehr aktiv sein kann. Dann sei auch ihr Kopf unbeweglich und verdummt.

Sie hatte große Schwierigkeiten von diesen Beschreibungen aus noch tiefer zu gelangen.

Nach einer längeren Pause in der Sabine Wörz und ich die Anamnese durcharbeiteten, fror sie sehr und war ausgesprochen ungehalten, dass wir sie noch einmal nach denselben Dingen fragten und sogar baten, diese noch genauer zu schildern. Ich antwortete, dass wir die Anamnese selbstverständlich jeden Augenblick abbrechen, aber nicht an dieser Stelle verschreiben könnten, ganz einfach, weil wir sie noch nicht genau genug verstanden hätten.

Nach dieser Klärung ließ sie sich ganz allmählich auf den Prozess der Anamnese ein und beobachtete ungewöhnlich genau, wie wir versuchten vorzugehen. Sie wechselte dabei zwischen Ironie: *Ich habe die Theorie durchschaut, wenn für Sie eine neue Vokabel kommt, dann fragen Sie danach* und Verzweiflung: *Ich gehe völlig fertig raus aus dieser Zwangskralle hier*. An dieser Stelle begann ihr ganzer Körper zu sprechen, und so ließen wir uns diese Zwangskralle genauer schildern. Diese Schilderung ähnelte verblüffend der ihrer Hauptbeschwerden. Offenbar öffnete jetzt endlich ihr ausgeprägtes Unwohlbefinden während der Anamnese die Tür in tiefere Schichten. Es war im Verlauf der Anamnese wichtig, dass ihr Unmut und ihr Unwohlsein und dessen Bedeutung für die Anamnese angesprochen und dann von allen Beteiligten angenommen wurden.

17. In die Zange genommen

Fallbeispiel

Die Patientin sagt zu Dr. Wörz, die sie zum ersten Teil der Anamnese abholt:
Wer sind Sie jetzt? Ich bin gekommen, um mit Frau Dr. Schlingensiepen zu sprechen! Das hätten Sie mir sagen müssen. Das steht da auch nicht.

– Sabine Wörz hatte mit ihr vor einigen Wochen beim Abholen des Fragebogens das genaue Procedere durchgesprochen und erklärte es nun noch einmal. –

Ich wusste nicht, dass ich mir den Nachmittag frei halten sollte. Ich habe was vor!
Ich möchte Sie bitten, lauter zu sprechen. Der Hausarzt hat eine beginnende Schwerhörigkeit festgestellt, das ist erblich. Es ist nicht stark ...
Ich kriege alles mit.
Ich kann Auto fahren, das alles ist noch kein Hindernis.

Ich kriege alles mit. Ich kann Auto fahren, das alles ist noch kein Hindernis.

Th1: Was von allem belastet sie am meisten, was wünschen Sie dass es sich durch die Therapie ändern soll?

Die fortschreitende Arthrose. Mit Tabletten sind die Schmerzen gelindert ...
Das Geld hat mich hierher zu kommen abgehalten, es ärgert mich, dass die Krankenkasse nicht mehr übernimmt.
Ich kriege Zorn, dass immer mehr Fremde in die Krankenkasse kommen, ich zahle mein Leben lang ein.

Die fortschreitende Arthrose. Mit Tabletten sind die Schmerzen gelindert.

Ich kriege Zorn, dass immer mehr Fremde in die Krankenkasse kommen, ich zahle mein Leben lang ein.

Th1: Schildern Sie mal ihre Schmerzen?

Das fängt an beim Aufstehen.
Ich muss erst sämtliche Gliedmassen in die Reihe kriegen, die Hüfte, das Knie.
Wenn die Schmerzen anfangen, sind sie sehr stechend ... zeitweise ständig.
Gestern hat der linke Fuß wehgetan wie noch nie, ich kann nicht abrollen.

Ich muss erst sämtliche Gliedmassen in die Reihe kriegen.

Ich habe eine Tablette genommen.

Der Schmerz ist einfach da.
Es ist passiert, dass ich ab und an was fallen lasse, vor allem mit der linken Hand.
Dass ich Schwierigkeiten habe, den Schlüssel im Schloss zu drehen, Flaschen zu öffnen. Kartoffeln zu schälen tut weh.
Es sind eigentlich die kleinen Bewegungen, nicht die großen.
Bei größeren kann die ganze Hand behilflich sein, bei kleineren geht das nicht.
Besonders weh tut es nach langem Sitzen, wenn ich faul war, obwohl ich Faulheit liebe.
Ich bin zu umtriebig, das bekommt mir nicht.

Th1: Was bedeuten die Schmerzen für Sie?

Einschränkungen, ich mache trotz Schmerzen alles, sie sind nicht so, dass ich immer Tabletten nehme ...
Es bedrückt mich, was fünf Jahre weiter ist, wie es aussieht.

Th1: Was bedrückt Sie?

Wenn ich nicht mehr tragen kann, nicht mehr beweglich bin, mit Freunden umziehen kann, helfen kann, nähen kann.
Wenn ich alle Hobbies, Aktivitäten in beschränktem Maß nur noch machen kann.
Wenn ich sagen muss: Ich kann nicht mit.
Wenn ich immer mehr zu Hause sein muss, mehr Tabletten nehmen muss, dass ich im Rollstuhl lande, nicht so aktiv sein kann, wie ich bleiben möchte.
Das Alter kommt sowieso ... dass es schneller kommt, als ich möchte.
Es ärgert mich, dass ich nicht Rad fahren kann, nicht wandern kann.
Ich möchte nicht nur zu Hause rumhocken, ich möchte raus.

Th1: Was bedeutet, ich möchte raus?

Es sind eigentlich die kleinen Bewegungen, nicht die großen.

Bei größeren kann die ganze Hand behilflich sein, bei kleineren geht das nicht.

Besonders weh tut es nach langem Sitzen, wenn ich faul war, obwohl ich Faulheit liebe.

Wenn ich alle Hobbies, Aktivitäten in beschränktem Maß nur noch machen kann.

Wenn ich immer mehr zu Hause sein muss, mehr Tabletten nehmen muss, dass ich im Rollstuhl lande, nicht so aktiv sein kann, wie ich bleiben möchte.

Das Alter kommt sowieso ... dass es schneller kommt, als ich möchte.

Ich möchte nicht nur zu Hause rumhocken, ich möchte raus.

Man rutscht schnell in Traurigkeit, Isoliertheit, – dass man langsam in Schwermut rutschen könnte, weil man nicht mehr am Leben teilnehmen könnte in dieser Form.
Ich möchte nicht Freunde belasten, Kinder, Enkel, wenn ich immer Schmerzen habe.

Th1: Draußen sein: Was bedeutet das für Sie?

Freiheit, Gesellschaft, Freude, Sonne, Wind, Wasser.
Es ist einfach der Überbegriff für alles.
Eigentlich bejaht das die Sätze vorher, dass man schwermütig würde, wenn man nur zu Hause sein würde.
Ich fliehe nicht von zu Hause, ich habe eine schöne Wohnung. Aber ich bin viel unterwegs.
Beweglichkeit bedeutet, dass ich wieder neue Sachen kennen lerne, den Horizont erweitere, die Heimat weiter kennen lerne.
Einfach genieße, dass ich rausgehen kann.
Ein Ziel ist, dass wir nächstes Jahr nach Russland fahren.

Th1: Schildern Sie Freiheit?

Dass ich überall hingehen kann, wenn ich möchte.
Dass ich einfach ich sein kann, dass ich von niemandem abhängig bin, außer von den hohen Benzinpreisen.
Dass ich genießen kann, was es Schönes gibt.
Das bedeutet nicht, dass es immer Petersburg, Wien, Rom sein muss.
Es gibt Möglichkeiten um mich rum, Weser, Leine, Balkon, ich bin damit zufrieden.
Das alles war Freiheit.

Th1: Was bedeutet es, das alles nicht machen zu können?

Traurigkeit, Verlassenheit, Verlassensein.
Traurigkeit, bis zur Depression.
Die Unbeweglichkeit macht wieder mehr Schmerzen.
Das ist ein Kreislauf, aus dem man nicht raus kommt, ohne fremde Hilfe.
Somit (bedeutet es) noch unbeweglicher zu werden. Es ist wie ein Kreislauf ...

Man rutscht schnell in Traurigkeit, Isoliertheit, – dass man langsam in Schwermut rutschen könnte, weil man nicht mehr am Leben teilnehmen könnte in dieser Form.

Ich möchte nicht Freunde belasten, Kinder, Enkel, wenn ich immer Schmerzen habe.

Beweglichkeit bedeutet, dass ich wieder neue Sachen kennenlerne, den Horizont erweitere, die Heimat weiter kennenlerne.

Dass ich einfach ich sein kann, dass ich von niemandem abhängig bin, außer von den hohen Benzinpreisen.

Dass ich genießen kann, was es Schönes gibt.

Traurigkeit, bis zur Depression.

Das ist ein Kreislauf, aus dem man nicht rauskommt, ohne fremde Hilfe.

Nach der Pensionierung habe ich im Altenheim gearbeitet, ich habe gesehen, wie alte Menschen geworden sind.
Ich identifiziere mich nicht mit denen.

Ich habe nicht Angst, dass ich so werde, ich habe erst vor einem halben Jahr aufgehört, nur weil ich weniger Geld kriegen sollte.
Altenpflegerinnen haben es sehr schwer. Das ist kein depressiver Beruf.

Ich kam fröhlich hin, ich bin nicht ermüdet, habe gesungen.

Ich kam fröhlich hin, ich bin nicht ermüdet, habe gesungen.
Ich habe mich mehr unterhalten können, aufgrund meines Alters über die Zeiten des 1. und 2. Weltkriegs.
Die Generation ist dort groß geworden.

In alten Menschen steckt alles drin.

Wir haben uns über Bücher unterhalten, gesungen, Kinderlieder, weil in alten Menschen steckt alles drin.

Es liegt alles brach.

Man muss nur einen Satz sagen, es liegt alles brach.

Man sagt nur eine Zeile eines Gedichts, dann sprudelt alles raus.

Man sagt nur eine Zeile eines Gedichts, dann sprudelt alles raus.
Es kommen alle mal in diese Heime und müssen versorgt werden von Pflegerinnen.

Denen muss auch der Arsch abgewischt werden.

Denen muss auch der Arsch abgewischt werden.
Ich musste im Altenheim aufhören, ich konnte keine Betten mehr machen.

Das sind immer so Schübe.

Das sind immer so Schübe, sie sehen es arbeitet am Daumen und da ... (zeigt ihre Hände, die Gelenke der Finger sind verdickt). Manchmal weine ich auch vor Zorn, vor Ärger ...

Wenn ich mich wieder am Daumen gestoßen habe, heule ich, dann dieses Wort mit Sch... das rutscht raus.

Wenn ich mich wieder am Daumen gestoßen habe, heule ich, dann dieses Wort mit Sch... das rutscht raus.

Th1: Schildern Sie die Unbeweglichkeit?

Dass körperlich Gelenke einrosten, man nur im Stuhl sitzen bleibt.

Dass körperlich Gelenke einrosten, man nur im Stuhl sitzen bleibt.
Es gehört einfach zu mir, weil ich dann auch im Kopf unbeweglich bin, körperlich versteift, im Kopf verdummt.

– Es folgte eine Pause, in der Sabine Wörz und ich den Fall durcharbeiteten und den roten Faden markiert haben.

Diese Unterbrechung dauerte länger, als wir erwartet und mit der Patientin besprochen hatten. –

Die Patientin kam vorwurfsvoll wieder herein:
Hier kommt ein Eisklotz an, eine Stunde im Wartezimmer sitzen, ist gut für die Arthrose! Wollen Sie meine Hände anfassen?
Mir ist eisekalt!!

Hier kommt ein Eisklotz.

Mir ist eisekalt.

Th2: Schildern Sie uns mal einen Eisklotz?

Mich.
Eiskalte Füße ... aus Wasser hergestellt, ein viereckiges Gebilde, Quadrat, ein länglicher Klotz aus Wasser.
Ich hatte (im Fragebogen) geschrieben, dass Kälte der größte Feind ist, ich finde meine Hände jetzt nicht warm.
Wenn das jetzt hier eine Wohnung wäre. Die Leute kriegen ja nur kalte Füße ...
Wir waren beim Eisklotz.
Kälte ist Gift für meine Knochen.
Ich bin immer die erste mit Handschuhen, und die letzte, die sie auszieht ...
– Nach einer Pause sagt sie:
Ich gehe völlig fertig raus, aus der Zwangskralle hier.
– Die Patientin zeigt in einer eindrucksvollen Handbewegung die Zwangskralle, in der sie steckt –
Das ist eine ungewohnte Situation.
Ihnen fällt es leichter sich auszudrücken, durch Ihre lange Erfahrung in der Menschenausquetscherei.
Sie sehen die Dinge leichter, weil sie bohren müssen.

Eiskalte Füße ... aus Wasser hergestellt, ein viereckiges Gebilde, Quadrat, länglicher Klotz, aus Wasser.

Ich hatte (im Fragebogen) geschrieben, dass Kälte der größte Feind ist.

Kälte ist Gift für meine Knochen.

Ihnen fällt es leichter sich auszudrücken, durch Ihre lange Erfahrung in der Menschenausquetscherei.

Sie sehen die Dinge leichter, weil sie bohren müssen.

Th2: Schildern Sie uns mal eine Zwangskralle?

Dass man wie in einer Zange sitzt, nicht weglaufen kann, sich nicht verteidigen kann, gefangen ist, festgehalten wird.
Ich kann nicht weglaufen.
Sie können jetzt den Ofen ausmachen (wir hatten zusätzlich für die Patientin geheizt).

Dass man wie in einer Zange sitzt, nicht weglaufen kann, sich nicht verteidigen kann.

Gefangen ist, festgehalten wird. Ich kann nicht weglaufen.

Th2: Schildern Sie mal: Gefangen, festgehalten?

Wenn ich einfach nicht ich selbst sein kann, wenn ich tun muss was der andere sagt, mich nicht bewegen kann wie ich möchte.

Die Zange mich festhält, ich nicht frei bin.

Ich glaube, ich habe Ihre Theorie durchschaut:
Wenn für Sie eine neue Vokabel kommt, wird danach gefragt!
Wenn ich einfach nicht ich selbst sein kann, wenn ich tun muss was der andere sagt, mich nicht bewegen kann wie ich möchte, wütend werde, wenn man mich zu doll festhält, die Zange mich festhält, ich nicht frei bin.

Man ist von der Zange umgeben, man wird zusammengepresst, Schmerzen werden zugefügt.

Sie krallt sich in meine Haut, in meinen Körper, sie lässt mich nicht los, sie sagt mir, dass ich tun soll, was die Zange will.

Ich kann nicht weglaufen.

Th2: Schildern sie mal: In einer Zange festgehalten?

Habe ich das nicht eben erzählt?!
Man ist von der Zange umgeben, man wird zusammengepresst, Schmerzen werden zugefügt. Sie krallt sich in meine Haut, in meinen Körper, sie lässt mich nicht los, sie sagt mir, dass ich tun soll, was die Zange will.
Ich kann nicht weglaufen.
Ich leide, weil ich nicht machen kann, was ich will.
Was mir gut tut. Ich kann vieles nicht machen, was ich möchte.

Geöffnet sein, Freiheit.

Schmerzlos, ungebunden sein. Ich sein ...

Th2: Was ist das Gegenteil von der Erfahrung in der Zange?

Geöffnet sein, Freiheit.
Schmerzlos, ungebunden sein. Ich sein ...

Dass ich mein Auto behalten kann.

Frei sein.

Tun und lassen was man will.

Th2: Schildern sie mal „ich sein"?

Gucken Sie mich bitte an, das bin ich ...
Dass ich mein Auto behalten kann: Meine Freiheit, meine Beweglichkeit behalten zu können, meine Freunde behalten, die ich habe ...
Frei sein.
Tun und lassen was man will.

Gefangen sein.

Th2: Was ist das Gegenteil?

Gefangen sein.

Tiere sind gefangen im Stall.

Wir alle sind gefangen von der Umwelt.

Alles was zerstört: Autos, Benzin ...

Weil wir denken, das gehört dazu, die Verschmutzungen.

Th2: Schildern Sie mal gefangen sein?

Tiere sind gefangen im Stall.
Wir alle sind gefangen von der Umwelt. Alles was zerstört: Autos, Benzin ... Weil wir denken, das gehört dazu, die Verschmutzungen.

Die Patientin bietet an dieser Stelle zwei Reiche an. Obwohl die Begriffe „Umwelt, Benzin, Auto, Verschmutzung“ schon früher in der Anamnese an ungewöhnlicher Stelle als Hinweise gefallen sind, biete ich ihr das Wort *gefangen* noch einmal neutral an. Ziel dieser Frage ist es, dass die Einteilung in das richtige Arzneimittelreich nicht zu früh und nicht durch mich vorgenommen wird, sondern die Patientin selbst die entscheidende Klärung entlang ihrem inneren Wissen herbeiführt:

Th2: Schildern Sie gefangen, ganz allgemein, unabhängig von Ihnen selbst?

Da läuft doch nichts, ich denke sehr stockend, es läuft alles sehr stockend bei mir, es kommt einfach nichts.
Ich habe Schwierigkeiten, von mir wegzugehen ...

Th2: Schildern Sie einfach mal gefangen?

Wie ich das empfinde?
Ich werde furchtbar wütend, Zorn, Schmerz, Traurigkeit.
Das Gefühl, dass ich mich nicht mehr wehren kann, wenn die Zange zu stark ist, dass ich resigniere, depressiv werde, nach einem langem Weg dahin.

Th2: Wo in der belebten Natur oder in der unbelebten Natur, außerhalb der menschlichen Welt, in der Welt der Pflanzen, der Tiere, wo im ganzen Universum gibt es ganz genau die Erfahrung dieser Zange noch einmal – ganz genau so in allen Einzelheiten, wie Sie es kennen?

Flüsse, die in Bäche gedrängt werden, weil wir ihren Lauf nicht zulassen.
Wir bebauen alles, es gibt keine Urwälder mehr.
Auf einer Seite des Meeres tragen wir Sand ab, um ihn woanders aufzuschütten.
Die Tierwelt, die eingeschränkt wird durch uns.
Tiere im Zoo.
Wenn Sie bohren, wenn Sie mich fragen: Es kommt immer ein bisschen mehr ...

Es läuft alles sehr stockend bei mir, es kommt einfach nichts.

Ich habe Schwierigkeiten, von mir wegzugehen ...

Das Gefühl, dass ich mich nicht mehr wehren kann, wenn die Zange zu stark ist, dass ich resigniere, depressiv werde.

Flüsse, die in Bäche gedrängt werden, weil wir ihren Lauf nicht zulassen.

Die Tierwelt, die eingeschränkt wird durch uns.

Wenn Sie bohren, wenn Sie mich fragen: Es kommt immer ein bisschen mehr ...

Th2: Wo ist das Phänomen am allergenauesten in der Natur wiedergegeben: Diese Zange, die Gefangennahme, das Stockende?

– Die Patientin zeigt aus dem Fenster zu einem kleinen Brunnen und sagt: –

Wie ein Brunnen, er wird in seine Bahnen gelenkt, in Rohre, damit wir Trinkwasser haben.

Wie ein Brunnen, er wird in seine Bahnen gelenkt, in Rohre, damit wir Trinkwasser haben.

– Die Patientin macht eine Pause –

Das Erdöl wird in Pipelines gedrängt, es kann nicht fließen, wo es hin will. Diese Zwangslage ist in der ganzen Welt.

Das Erdöl wird in Pipelines gedrängt, es kann nicht fließen, wo es hin will. Diese Zwangslage ist in der ganzen Welt.

Alle Dinge, wo etwas gefangen genommen, wo etwas anders geleitet wird, – fehlgeleitet wird, das gibt es auf der ganzen Welt.

Analyse:

Die Patientin verbindet die Gefangenschaft, die Zange mit einem Brunnen, mit Rohren, in denen etwas fließt. Die nächste Assoziation ist das Erdöl. Die Zwangslage des Erdöls sei die Zwangslage der Welt.

Wann immer wir die Welt erklären, erklären wir uns selbst, nach meiner Erfahrung. Wir sehen gerade solche „objektiven" Grundphänomene unserer Existenz charakteristischerweise durch das Muster der ureigenen Brille.

Nach der Anamnese recherchierten wir die chemische Zusammensetzung von Erdöl:

Erdöl besteht aus rund 17000 Stoffen, aber vor allem aus den folgenden Elementen:

Ca. 80- 85% Kohlenstoff, ca.10% Wasserstoff, und jeweils bis zu 5% Schwefel, bis 3% Sauerstoff und bis zu 2% Stickstoff.

Riesige unterirdische Erdöllager werden angebohrt und in Röhren, um welche riesige Spangen zangenartig geschraubt sind, durch die Welt geleitet.

Während der Anamnese war mir aufgefallen, dass folgende ungewöhnliche Themen anklangen:

Nitrogen[1]: Genießen wollen. Im gedruckten, wie auch im herausgekürzten Teil der Anamnese finden sich lange Passagen über das pure Genießenwollen der schönen Annehmlichkeiten des Lebens.

Stickstoff im Blut ist deshalb gefährlich für Taucher, weil es einen so angenehmen Rauschzustand auslöst, dass diese es versäumen rechtzeitig aufzutauchen.[2]

Sulphuranteile waren mir zudem aufgefallen: Die immer wieder betonte Notwendigkeit, egoistisch zu sein.

Der ungewöhnlich unverblümte Umgangston über weite Strecken der Anamnese.

Der in dieser Altersgruppe ungewöhnlich drastische Sprachgebrauch.

Als Kehrseite der Medaille findet sich bei der Patientin der ausgeprägte Einsatz für andere: Für alte Menschen, für Menschen in Notlagen. (Auch zu diesem Thema finden sich weitere ausführliche Schilderungen im gekürzten Text.)

Sauerstoffthemen: Die Patientin schildert mehrmals, dass sie durch ihre Beschwerden „einrostet“ (Oxidation).

Carbon gibt im Periodensystem den Moment der Geburt wieder, also den Augenblick, in dem wir das erste Mal für das Auge der anderen als eigenständige Person ganz sichtbar werden und gleich darauf auch unseren Namen erhalten.
Die Patientin drückt dies so aus: Ich sein wollen ...
Gucken Sie mich bitte an, das bin ich.
Dieses optisch identifizierbare Ich-Sein des Carbon unterscheidet sich von der spezifischen inneren Identitätsbildung in den Elementen der 3. Reihe des Periodensystems.

---

1 Vergleiche zu den einzelnen Elementen
Jan Scholten, Homöopathie und die Elemente, 1997, Utrecht
Jayesh Shah, Einblicke i. d. Periodensystem, Schröder Burmeister Verl., Hamburg, 2006
Rajan Sankaran, The Soul Of Remedies, Bombay, Hom. Medical Publishers, 1997

2 DD I Bei Aurum und den umstehenden Elementen gibt es auch eine Vorliebe, das Leben zu genießen, aber bei Aurumpatienten bedeutet das Thema „Genuß“ die wohlverdiente kostbare Pause in dem lebenslangen Versuch, eine übermenschliche Verpflichtung und Verantwortung zu erfüllen.

Bei der Schilderung des „in die Zange Eingequetschtseins", also der charakteristischen Empfindung der Patientin, sind mir dann noch folgende homöopathische Differentialdiagnosen durch den Kopf gegangen: Die Pflanzenfamilie der Anacardiaceen sowie die Räuber-Beutebeziehungen der Greifvögel.
Interessanterweise sind Nitrogen, die Anacardiaceen und die Raubvögel auch die häufigsten Mitteldiagnosen der Videoseminarteilnehmer, die diesen Lehrfall sehen, unmittelbar bevor sie die Quellenbeschreibung der Patientin selbst hören.

Als erstaunliche Unregelmäßigkeiten in der freien Rede der Patientin waren mir außerdem folgende Redewendungen aufgefallen:
Ich kann Auto fahren, das alles ist noch kein Hindernis.
Dass ich einfach ich sein kann, dass ich von niemandem abhängig bin, außer von den hohen Benzinpreisen.
Dass ich mein Auto behalten kann: Meine Freiheit, meine Beweglichkeit behalten zu können, meine Freunde behalten, die ich habe.

Wir alle sind gefangen von der Umwelt. Alles was zerstört: Autos, Benzin ... Weil wir denken, das gehört dazu, die Verschmutzungen.

Wenn die Patientin mit mir durch die Praxisräume im Souterrain unseres Hauses in das eigentliche Sprechzimmer in einem Anbau geht, sprach sie mehrmals von den **unterirdischen Gängen, die dort hinführen**. Sie registrierte, – bislang als einziger Besucher unseres Hauses – dass wir mit **„Holz und nicht mit Öl zentral heizen", also „kein Öl vergast wird"**. Sie hatte den Holzgeruch wahrgenommen, der durch das Fenster ins Wartezimmer gezogen sei.

Verordnung:

Die Patientin erhielt Erdöl, *Petroleum crudum* als C 200.

Beim ersten Follow–up etwa einen Monat nach der Einnahme der C 200 sagte sie, das Mittel habe nichts bewirkt. Sie habe soviel Schmerzen wie sonst, die seien ja sowieso nicht besonders schlimm gewesen. Mir fiel die veränderte Sichtweise ihrer Schmerzen auf. Sie war gelöst und gut gelaunt.

Ich beschloss zuzuwarten.

Im nächsten Monat, sagte sie, es gehe ihr ziemlich gut.

Elf Wochen nach der ersten Einnahme kam sie ziemlich ungehalten zu uns. Sie habe seit ein paar Tagen wieder starke Schmerzen. Wir gaben eine C 1000.

Seitdem hat sie alle 3-4 Monate eine C 1000 eingenommen, wenn ihre alten Beschwerden in immer leichter werdender Form wiederkamen. Über weite Strecken war sie seit dem Frühjahr 2006 schmerzfrei. Aber auch wenn ihre alten Beschwerden einige Monate nach einer Gabe wieder auftraten, kam sie nun meist gut gelaunt in die Praxis. Sie scherzte immer aufs Neue mit uns, dass sie zwar an die Therapie mit den weißen Kügelchen kein bisschen glaube, aber überall erzähle, dass sie ihr helfen und die Leute dann zu uns schicke.

Im März 2007 hatte die Patientin eine C 1000 eingenommen, da Hüfte und Rücken wieder zu schmerzen begannen. Seither sind die arthrotischen Beschwerden nicht mehr aufgetreten.

Der dann folgende Verlauf zeigt aber eine Schwierigkeit, die wir bei vielen Patienten sehen, die in einem Alter von über 70 Jahren erstmalig eine homöopathische Behandlung versuchen: Sie sind in ihrer Jugend so selbstverständlich in die Denk- und Wirkweise der Schulmedizin hineingewachsen, dass sich diese lebenslang eingeübte Sichtweise im Alter nicht ohne weiteres für eine ganzheitlichere Betrachtungsweise öffnet. Der Umgang mit diesem Phänomen erfordert vom Therapeuten immer wieder Geduld und Zeit.

Als die Märzgabe auslief, traten bei der Patientin keine Schmerzen, sondern alte Kreislaufbeschwerden wie vor fünf Jahren wieder auf. Da ihr die Wirkweise der Homöopathie bis heute, trotz unserer Erklärungen, fremd geblieben ist, kam ihr nicht in den Sinn, dass das Medikament, das auf ihre rheumatischen Schmerzen gewirkt hatte, auch auf ihre Herz-Kreislaufbeschwerden wirken könnte und es daher sinnvoll sein könnte, mit uns Kontakt aufzunehmen.

Ihr Hausarzt schickte sie zum Orthopäden, ob Fehlstellungen der Wirbelsäule vorlägen.

Dort wurde mehrmals im Abstand von Tagen eine, wie sie sagt, äußerst drastische Chirotherapie der Halswirbelsäule (HWS) durchgeführt. Jedes Mal schossen der eher unsentimentalen Patientin *„während der Behandlung Tränen vor Schmerzen aus den Augen. Ich musste schreien vor Schmerz."* Dennoch wurde diese Behandlung an mehreren Tagen weiter durchgeführt. Bis zu der Chirotherapie hatte sie in diesem Bereich noch nie Beschwerden gehabt. Ein einige Wochen später durchgeführtes NMR ergab einen offenbar frischen Prolaps der Bandscheibe im Bereich der HWS.

Jetzt meldete sie sich wieder bei uns. Sie konnte den Hals seit der chirotherapeutischen Behandlung nur schwer bewegen und das Haus nur mühsam verlassen. Sie war sehr depressiv. Nach unserer Einschätzung wiesen die ausgeprägten Depressionen auf eine C 10 000 hin. Vorsichtshalber – wir wollten keine Erstverschlimmerung der starken Schmerzen riskieren – gaben wir dennoch erst eine C 1000, die aber nichts änderte.

Daher entschieden wir uns Mitte Oktober 07, ihr eine hohe LM Potenz zu geben: LM 9.

Darunter besserte sich die seit drei Monaten zunehmende starke Depression innerhalb von einer Nacht signifikant. Die Schmerzen schwankten in den folgenden Wochen. Sie nahmen aber schnell in ihrer durchschnittlichen Intensität ab.

Mitte Dezember 07 nahmen die Schmerzen wieder zu und ihr Stimmungspegel begann gleichzeitig deutlich zu sinken. Wir verabreichten eine LM 10. Wieder begann die Besserung über Nacht. In den Wintermonaten 2008 sind die Schmerzen ausgeheilt und sie hat keine Depressionen mehr. Jetzt versuchen wir gerade, sie zu motivieren, dennoch die Tropfen weiterzunehmen, damit auch die Herzkreislaufsituation weiter stabil bleibt.

18. Benzin

Essenz

Benzin wird aus Erdöl in Raffinerien hergestellt: Es wird destilliert und zur Erhöhung der Oktanzahl für die Klopffestigkeit veredelt.
Benzin besteht aus über hundert Kohlenwasserstoffen. Dazu gegeben werden Ether, Phenole und Alkohole und die Additiva der jeweiligen Konzerne.
Benzin wird als Brennstoff in Motoren, in Automobilen und in Flugzeugen genutzt.
Die enge Vernetzung der Welt, die sogenannte Globalisierung, ist ohne die hohe Mobilität mit diesen modernen Fortbewegungsmitteln bis heute nicht denkbar.

In der Arzneimittelprüfung von Benzin von Nandita Shah und Sunil Anand kommen vor allem die dunklen Aspekte des Ottokraftstoffes zum Ausdruck:

Das hohe Verschmutzungspotential.
Die damit verbundene Reizung der Atemwege.
Die Sehnsucht nach schnellem Geld, egal wie, jedenfalls mit möglichst wenig eigener Anstrengung.
Krumme oder gesetzlose Methoden.
Schwarzmarkt.
Egal wie, egal was, Hauptsache, viel Geld und jeder erdenkliche Luxus springen dabei heraus.
Flamboyanter Lebensstil: Je schneller und größer die Privatjets, Autos und Jachten, Villen oder Paläste, desto besser.
Materialismus in Reinkultur.
Autofetischismus.
Das Ausleben von purem Egoismus als wichtigstem Lebensinhalt.
Rücksichtslosigkeit und wenig Engagement für die Angelegenheiten anderer, die zudem immer wieder verschoben werden.
Ausbeutung von Ressourcen und Menschen.
In einigen Staaten mit einer Ölindustrie ist solch ein reiner Materialismus zu einer charakteristischen Leitkultur geworden.

In Arzneimittelprüfungen tritt der dem Arzneimittel entsprechende Zustand plötzlich und unvermittelt in den Prüfern auf und entfaltet interessanterweise vor allem sein krankhaftes Potential, die Schattenseite des Arzneimittels.

Patienten, die eines Heilmittels bedürfen, drücken zwar oft in der Krankheit die Schattenseite des entsprechenden Zustandes in sich aus.
Aber sie tragen meist mindestens genauso explizit die Stärken des Mittelbildes in sich. Manche haben diese „Lichtseite“ zu einem ganz besonders markanten eigenen Profil entfaltet.

So findet man bei Patienten, die dieses Arzneimittels bedürfen, mitunter das ausgeprägte Bedürfnis sich gerade für die Elenden und Ausgebeuteten einzusetzen, oder sich zum Beispiel im Verbraucherschutz zu engagieren.

Es findet sich die Sehnsucht nach Schönheit, nach reiner Natur und Poesie.

Kälte verschlechtert meist deutlich und löst ein zähes oder zähflüssiges oder sogar stagnierendes Empfinden aus.

Wie bei den inneren Bildern anderer Bodenschätze, kann auch bei Benzin das Gefühl oder die Angst auftreten, in dunklen oder unterirdischen Räumen oder Verließen eingeschlossen zu sein.

Eine ausgeprägte Liebe zu Autos, Autoreparaturen und schnellem Fahren ist nahezu immer vorhanden.

Eine hohe Beschleunigung, wie bei einem guten Auto, kann eine wichtige Rolle in der Erzählung spielen.

DD: Eine besonders wichtige Differentialdiagnose stellen tierische Arzneimittel dar:

Eine besondere Liebe zu Autos und zum schnellen Fahren findet sich sonst nach meiner Erfahrung mitunter bei einem Raubvogel–, aber vor allem bei einem „Raubkatzenthema“.

Beispiel: Ein junger Patient, der seine gesamte Freizeit mit Autobasteln verbrachte, um eine höhere Beschleunigung zu erreichen, beschrieb am Ende den Geparden. Michael Schuhmacher sei *„sein Gott“*, weil der, wie *ein Gepard, von Null auf Hundert beschleunigen könne.*

Sprüche wie: *„Pack den Tiger in den Tank“*, oder aber *„Der hat Benzin im Blut“* deuten das allgemeine, kollektive, aber unbewusste Wissen der Menschen über solche verschiedenen inneren Resonanzen an.

19. Eine zähflüssige Masse, durch die keine Sonne dringt

Fallbeispiel

Ein Fall von Gabriele Pelc, Heilpraktikerin, Lüchow – Dannenberg

Der folgende Fall ist stark gekürzt. Die Patientin und ich benötigten drei Sitzungen im Abstand von zwei bis drei Wochen, um die Substanz, mit der sie in Resonanz stand, zu ergründen. Die ersten beiden Sitzungen dauerten 70-80 Minuten. Dann hatte sie das Vertrauen in unsere Zusammenarbeit gefasst, welches es ihr letztendlich ermöglichte, in ihre tiefste Empfindung und somit in die Beschreibung „ihres" Arzneimittels zu gehen. Sie erreichte die Informationsebene in der dritten Sitzung nach ca. 45 Minuten und blieb auch auf wiederholtes Nachfragen bei der Beschreibung eben dieser Substanz.

Ausgangssituation:

Die 41-jährige Patientin kam im Juli 2006 wegen folgender Beschwerden:

Sie litt unter Heuschnupfen seit der Pubertät (von Februar bis September) und verschiedenen Kreuzallergien zu Lebensmitteln (mehrere Obstsorten und Nüsse). Außerdem hatte sie eine Hausstauballergie.

In der Heuschnupfenzeit musste sie mehrmals am Tag 20- bis 30-mal hintereinander niesen.

Im Alter von 18 Jahren wurde die Patientin gegen die Allergien mit Hyposensibilisierungsspritzen behandelt. Im Jahr 2003 erfolgte eine Bioresonanztherapie. Diese Behandlungen zeigten keine Wirkung. Aktuell nahm sie ein Antihistaminikum ein, das die Beschwerden nur geringfügig linderte.

Mit 20 Jahren begann bei der Patientin eine Angststörung mit Panikattacken in als beengend empfundenen Situationen, z.B. in Verkehrstaus und Fahrstühlen. Sie berichtete, dass die Panik phasenweise immer noch auftrat, vor allem bei Überlastung und Stress.
Im Alter von 31 Jahren begab sie sich deshalb für sechs Wochen zur stationären Behandlung in eine psychosomatische Klinik. Es schloss sich eine ambulante Verhaltenstherapie an, die die Patientin in die Lage versetzte, die Panikattacken zu kontrollieren.

Beschreibung durch die Patientin:

Diese Überreaktion passt zu mir (sie meint das häufige Niesen).
Ich habe Angst davor, dass mir die Luft wegbleibt, dass etwas Unkontrollierbares passiert.

Es kommt immer so in Etappen (das Niesen) und es bleibt immer was drin.

Der Druck entlädt sich für einen Moment und baut sich sofort wieder auf.

Es spannt und kribbelt auf der Haut und im Gesicht.

Ich habe den Willen zu kämpfen und zu siegen, aber es kommt nicht zu einem befriedigenden Ende.

Alles ist anstrengend, so wie laufen auf der Stelle.

Alles ist anstrengend, so wie laufen auf der Stelle.

Ich brems' mich dann selber aus, (ich) kann nicht ungebremst losgehen.

Ich brems' mich dann selber aus, (ich) kann nicht ungebremst losgehen.

Bei den Niesanfällen wird meine Haut warm und rot, die Augen sind rot, und es ist ein Druck auf der Nasenwurzel: Das müsste raus, denke ich.

Dann kommt's fontainemäßig, ganz schwer, ganz dunkel, laut, grob, hart.

Ich fühlte mich Zeit meines Lebens gefangen, wie in einer Klammer (DD: Petroleum), die ich am liebsten sprengen würde.

Wie in einer Klammer.

Ich bin nicht im Gleichgewicht, ich musste soviel machen, was ich nicht wollte (als Kind und Jugendliche), (es gab) so viele Zwänge.

So viele Zwänge.

Ich bin nach außen ganz fröhlich, obwohl es innerlich in mir tobt.

Ich laufe auf Hochtouren, habe das Gefühl von komplett hochgefahren zu sein, ich weiß nicht, ob ich das alles tragen kann.

Ich laufe auf Hochtouren, habe das Gefühl von komplett hochgefahren zu sein, ich weiß nicht, ob ich das alles tragen kann.

Bei den Panikattacken habe ich ein Gefühl von Schwäche im ganzen Körper, mir geht die Kraft raus. Ich denke nur noch, wo könnte ich mich jetzt hinlegen, wenn ich umkippe?

(DD: Kohlenstoff)

Th: Was hilft?

Gleichförmige Bewegung tut gut, richtig powern, wie Dampf ablassen. Ich steh unter Druck, wie ein Dampfkochtopf. Es muss raus, beim Laufen macht es „pfft“ und ich seh' den Dampf. Ab und zu muss der Knopf aufgemacht werden.

Ich hätte gern Boden unter den Füßen.

Th: Wie fühlt sich der Zustand noch an?

Die Sonne hat's schwer, durchzukommen. Es ist eine glibberige Masse, beweglich, sie bewegt sich hin und her. Sie ist sehr dicht, die Beschaffenheit ist zähflüssig, so wie wenn beim Straßenbau Teer gegossen wird, er wird nicht hart. Ja, das ist es, wie Teer.

Ich steh unter Druck, wie ein Dampfkochtopf.

Ich hätte gern Boden unter den Füßen.

Es ist eine glibberige Masse, beweglich, sie bewegt sich hin und her. Sie ist sehr dicht, die Beschaffenheit ist zähflüssig.

Verordnung am 16.10.2006: *Pix liquida* (flüssiges Pech/Teer) LM 6, täglich 1 Tropfen.

Verlauf:

Drei Tage nach dem Beginn der Mitteleinnahme hatte die Patientin eine psychische Krise: Sie weinte einen Tag lang. Sie bekam Schlafstörungen und aß kaum etwas. Ferner hatte sie Magenschmerzen begleitet von Diarrhoe. Sie berichtete von Panikattacken „wie früher“. Dann folgte eine große Müdigkeit über zwei Wochen. Da sie erst zwei Wochen nach der Ersteinnahme wieder Kontakt mit mir aufgenommen hatte, konnte ich ihr erst dann raten, das Mittel zunächst abzusetzen und nach einer Woche Pause vorsichtig wieder mit der Einnahme zu beginnen.

In der Folgezeit nahm die Patientin über sechs Wochen einen Tropfen wöchentlich ein und setzte das Arzneimittel dann ganz ab.

Nach dem ersten Absetzen des Mittels hatte sie keine Panikanfälle mehr. 2007 machten sich der Heuschnupfen und die Hausstauballergie nur noch in sehr abgeschwächter Form bemerkbar. Das explosive Niesen trat nicht mehr auf.

Die Stimmung der Patientin hellte sich zunehmend auf und ihre Belastbarkeit in Stresssituationen stabilisierte sich. Sie beschreibt die wichtigste Veränderung bis heute folgendermaßen: *Die Sonne breitet sich in mir aus.*

Das Arzneimittel Pix liquida:

Pix liquida ist flüssiges Pech. In Ermangelung des potenzierten Teers griff ich auf diese Substanz zurück. Sie hat die größte Ähnlichkeit mit Teer.

Teer ist ein aus organischen Verbindungen bestehendes bräunlich bis schwarzes, zähflüssiges Gemisch, das durch zersetzende thermische Behandlung (Pyrolyse) organischer Naturstoffe gewonnen wird. Das trockene Erhitzen erfolgt unter Luftabschluss (Quelle: Wikipedia). Am häufigsten wurde im Straßenbau Steinkohleteer verwandt. Teer entsteht auch als Destillationsrückstand von Erdöl, aus dem unter anderem Asphalt hergestellt wird. Seit den siebziger Jahren ist die Verwendung in (West-) Deutschland verboten, da Teer im Kontakt mit Wasser krebserregende Kohlenwasserstoffe freisetzt.

Pech ist ebenfalls eine schwarze, teerartige, zähe Flüssigkeit, die bei der Destillation von Erdöl, Kohle oder harzartigen Hölzern anfällt (Quelle: Wikipedia). Auch sie wird unter Luftabschluss bei Temperaturen bis zu 700 Grad Celsius hergestellt.

20. Eisen

Essenz

Eisen steht in der 4. Reihe und in der 8. Spalte des Periodensystems.
Alle Elemente, die schwerer sind als Beryllium (aus der 2. Reihe des Periodensystems), entstehen im Kosmos in einer ausbrennenden Sonne[34].
Die Entstehung aller Elemente bis zum Eisen setzt in der Summe Energie frei. So bilden sich im ausbrennenden Stern wichtige Grundbausteine für eine spätere Entwicklung aller Planeten.

Mindestens seit 6000 Jahren verarbeitet der Mensch Eisen. Das erste Eisen stammte aus Meteoriten und wurde für Kultgegenstände und für Speerspitzen eingesetzt.

Es dauerte noch fast 3000 Jahre, bis die sogenannte Eisenzeit die Bronzezeit ablöste. Ursache war wahrscheinlich ein Zinnmangel. Zinn ist neben Kupfer ein Bestandteil der Bronze.
In der Bibel ist dokumentiert, welche historische Bedeutung die Eisenverarbeitung für Israel hatte:
Das Volk Israel lebte, soweit wir seine Geschichte kennen, lange als Nomaden in den Bergen, ohne sesshaft zu werden. Es konnte sich gegen andere ausgesprochen kriegerische Völker, wie etwa die Phönizier, die über Eisenschwerter verfügten, nicht zur Wehr setzen.
Zu seiner größten Blütezeit, die den Königen Saul, David und Salomon zugeschrieben wird, wurde die Kunst eingeführt, Eisen zu Schwertern, Dolchen, Helmen und Rüstungen, aber auch zu Pflugscharen zu schmieden.

Dieser Fertigkeit verdankte das Volk Israel eine neue Wehrhaftigkeit, die ihm zum ersten Mal die feste Ansiedlung in der fruchtbaren Tiefebene, Fortschritte in der Landwirtschaft und den Bau einer Hauptstadt mit einem Tempel ermöglichte.

Eisen und seine Salze in der homöopathischen Anamnese[35]:
Das Kernthema ist, unter Druck aus der ursprünglichen Form heraus ge- oder verbogen zu werden.

---

34 Vergleiche dazu auch im Kosmoskapitel den Text über die Supernova: die Schmiede aller weiteren Entwicklung im All, Seite 267.

35 Vergleiche zu Eisen und seinen Verbindungen auch
Jan Scholten, Homöopathie und die Elemente, 1997, Utrecht
Rajan Sankaran, The Soul Of Remedies, Bombay, Homoeopathic Medical Publishers, 1997

Das Thema drückt sich oft so aus, dass der Betroffene das Gefühl hat, dass er von anderen gegen seinen Willen dazu gebracht wird, sein alltägliches Leben in für ihn entscheidenden Punkten anders zu leben, als er es möchte.

Etwa weil er den handwerklichen Betrieb der Eltern übernehmen musste, anstatt einen anderen handwerklichen oder bäuerlichen Beruf, seiner eigenen Neigung entsprechend, zu ergreifen.

Wie alle anderen Elemente der vierten Reihe hat Eisen zentrale Themen, die mit der Routine des Alltags und mit einer eher dörflichen Lebensform zusammenhängen.

Es geht um den Haushalt, die Kinder und die Familie, um das Dorf, ums Handwerk, oder um das bäuerliche Leben.

Für eine Frau kann ein Eisenthema auch bedeuten, dass sie sich zwar Familie und Kinder sehr wünscht, aber andererseits übergroße Angst hat, dass ein Kind mit seinen Anforderungen ihr Leben gegen ihren eigenen Willen und ihre eigenen Ziele verändert und umformt.

In der Freizeitbeschäftigung spielt häufig eine Faszination oder Phobie gegenüber Krieg, Gewalt und Waffen eine große Rolle.

Quellenthemen sind:

Verbogen werden.
Mechanisch verbogen werden durch Druck und Hitze.
Extremer Druck wird ausgeübt, wie mit einem Vorschlaghammer auf das Material.
Es ist wie ein Material, das in 1000 Teile (Gusseisen) zerspringen kann, oder aber elastisch hergestellt werden kann (Stahl).
Es kann weich und biegsam sein, wie das Eisen während des Schmiedens.
Oder aber stahlhart.

Liegt ein ***Eisensalz*** vor, so kommt ein zweites Thema zu diesem ersten dazu:

Zum Beispiel das Thema Trennung bei den Halogenen.

In einem Fall von ***Ferrum bromatum*** fand sich neben klassischen Eisenthemen noch ein zweites Thema: *Trennung, Auflösung.*

Außerdem wies extremes jahrelanges Grübeln über eine mögliche eigene Schuld, die für Außenstehende in keiner Weise nachvollziehbar war, auf Brom hin.

Halogene können sich in der Quellensprache auch als *Auflösung oder Erosion* ausdrücken. Die Halogene ***Fluor, Chlor, Brom*** und ***Jod*** können durch ihre sehr hohe chemische Reaktionsbereitschaft sogar Gold auflösen.

21. Von falschen und richtigen Münzen

Fallbeispiel

Im folgenden Fall entsteht in der Quellenanamnese ein bislang unbekanntes homöopathisches Arzneimittelbild. Es ist daher besonders ausführlich dargestellt. Mögliche Rubriken für das Arzneimittel werden vorgeschlagen.

Ich hatte einen alten Patienten mit ausgeprägten Depressionen und internistisch diagnostizierter Herzinsuffizienz und Bluthochdruck zunächst mit Aurum behandelt. Als dieses nach nicht allzu langer Zeit wenig bis keinerlei Wirkung mehr zeigte, führte ich 2004 eine neue Erstanamnese durch. Der Patient hat damals folgendes berichtet: Die Depressionen hätten sich vor vielen Jahren entwickelt, als er in seinem beruflichen Werdegang etwa in der Lebensmitte festgestellt habe, dass er nicht erreicht habe, was ihm eigentlich möglich gewesen wäre. Er verglich die früheren Empfindungen, die Jahrzehnte zurücklagen, mit aktuelleren politischen Ereignissen: Seine damalige Situation ähnele der von Bill Clinton, der noch viel vorgehabt habe, aber nach acht Jahren die Macht abgeben und als Präsident abtreten musste. Er selbst habe durchaus das Zeug zu so etwas wie einem amerikanischen Präsidenten gehabt. Er schilderte das Gefühl der Traurigkeit und die Angst, jetzt im Alter Entscheidungen und die Macht an andere übergeben zu müssen.
Er litt seit Jahren an starker Verstopfung mit hartem, schmerzhaftem Stuhl.

Dem Patienten waren vor vielen Jahren zu der Zeit, als seine ersten schweren Depressionen einsetzten, erst seine seitlichen und dann die gesamten Augenbrauen ausgefallen.
Das Gefühl, die Macht zu verlieren oder abgeben zu müssen, ist das zentrale Thema von *Thallium*. Es ist auch das bekannteste Mittel für den Verlust der (seitlichen) Augenbrauen.

Unter *Thallium* besserten sich die Depressionen. Die Herzinsuffizienz war nach einigen Monaten für den Kardiologen nicht mehr nachweisbar und der Blutdruck normalisierte sich, obwohl der Patient die schulmedizinische Medikation nicht eingenommen hatte. Nahezu unbeeinflusst von Thallium blieben aber seine starken arthrotischen Beschwerden und eine fortschreitende Altersvergesslichkeit. Er litt gelegentlich unter sehr heftigen nächtlichen Krämpfen an der medialen Seite seiner Oberschenkel.

In den Jahren 2004 und 2005 hatte ich die Quellenmethode auch im Mineralreich als wichtigen Wegweiser entdeckt. So entschloss ich mich im

Januar 2006 schließlich, eine solche Anamnese bei diesem Patienten zu versuchen.

Der Patient hatte bislang oft mit starker Abwehr auf meine Fragen reagiert. Fragen, die sich in meinen alten Fallaufnahmen vor allem an der Suche nach möglichen Rubriken und an der Materia Medica orientierten.

Zu meiner Überraschung kam der Patient mit der veränderten Anamnesetechnik, die sich jetzt nur noch entlang der Unregelmäßigkeiten seiner Erzählung orientierte, sehr schnell auf eine klare Struktur zu sprechen, die er in Analogie zu seinen inneren Bildern setzte. Das Gespräch schien ihm, anders als sonst, mitunter sogar Spaß zu machen.

Seither habe ich wiederholt beobachtet, dass sehr alte Menschen, bei denen konventionellere Anamnesen, ähnlich wie bei Kindern, sehr mühsam sein können, oft einen erstaunlich unbefangenen und unmittelbaren Zugang zu ihren inneren Bildern der Quelle finden.

Damals aber zweifelte ich, dass dies wirklich eine verlässliche Verschreibung sein könnte und bestellte nur zögernd das von ihm beschriebene Mittel, das ohnehin neu hergestellt werden musste. Die Herstellung dauerte dann mehrere Monate.

Fünf Monate später wurde ich nach einer längeren Abwesenheit zu dem Patienten gerufen.

Er war bettlägerig, sehr schwach und kachektisch. Die Angehörigen berichteten, dass er auch allerkleinste Nahrungsmengen sofort erbreche und seit mindestens zwei Wochen überhaupt keinen Stuhlgang hatte.

Offenbar bestand für jede Form von fester Nahrung keinerlei funktionierende Magendarmpassage mehr.

Er hatte in sechs Wochen über 22 Kilo Gewicht verloren.

Dennoch lehnte er, gegen meinen ausdrücklichen Rat, jede weitere Diagnostik ab. Er wünschte weder, dass irgendwelche Kollegen hinzugezogen würden, noch, dass sonst weitergehende Maßnahmen veranlasst würden. Das einzige, was er erhoffe, sei ein Mittel gegen die ausgeprägte, ständige Übelkeit.

Die fehlende Magen-Darmpassage, sowie der sehr hohe und schnelle Gewichtsverlust und die ausgeprägte, kachektische Schwäche deuteten auf ein fortgeschrittenes Tumorgeschehen im Bauchraum in seiner finalen Phase hin.

Der Patient sprach ruhig und klar über seinen möglicherweise in den nächsten Tagen bevorstehenden Tod.

Mehrere Gaben von *Thallium* in verschiedenen LM und C Potenzen hatten überhaupt keine verändernde Wirkung auf seinen Zustand. Da das bestellte Arzneimittel immer noch nicht eingetroffen war, entschied ich mich, noch einmal eine Quellenanamnese durchzuführen, um zu sehen, wohin sie diesmal führen würde. Der Patient hatte unser voriges Gespräch vollständig vergessen. Dennoch kam er in wenigen Sätzen genau auf dieselbe Substanz in genau derselben Analogie zu seinen inneren Bildern zu sprechen, wie fünf Monate zuvor.

Der Patient schilderte seine Übelkeit so:
Mir ist kodderig.
Ich habe keine Lust, weil ich alles hinter mir habe, nichts mehr vor mir.
Es ist, wie wenn man frühstücken will und hat alles vorbereitet. Dann hat man es vor sich.
Wenn es aufgegessen ist, hat man alles hinter sich.

– Ergänzung: Der Patient hatte auch bei früheren Besuchen immer mal angemerkt, dass in der Geschichte der Menschheit alles schon einmal da gewesen sei. Der Mensch habe seither keinerlei Fortschritt erzielt, ja der ganze Fortschrittsgedanke sei eine Illusion. –

Ich habe viel Kräfte eingesetzt in Familie und Beruf.
Das hat viel Freude gemacht.
Wenn es einem gelingt, dass man es gut und richtig gemacht hat.

Der Patient zieht hier die positive Bilanz seines Lebens. Erfahrungsgemäß gibt es immer auch die Kehrseite einer solchen Bilanz. Hier drückt sich aus, was aus seiner Sicht in seinem Leben nicht gelungen scheint. Anders gesprochen, wo er die Verstimmung seines Seins, seines Klangkörpers empfindet.

Th: Das hat also viel Freude gemacht hat, was wäre denn dann das Gegenteil?

Der Patient sagt ironisch:
Dick, dumm liederlich,
faul, gefräßig, liederlich
falsch ...
Alles was man falsch macht.

Th: Alles was man falsch macht?

Ich denke, dass ich meine Kinder sehr streng erzogen hab und (die) das Ganze mit ihren Kindern viel besser machen.
Alles was man falsch macht ...
Wenn die Kinder sagen, das hast du falsch gemacht. – Ein Falschmacher!

Th: Ein Falschmacher?

Ein Falschmünzer.
Er macht falsche Münzen und gibt sie für richtige aus.

Mit trockenem Humor fuhr er fort: Wenn die Menschen es nicht merken, hat er Glück, und wenn sie es merken, hat er Pech.
(Er wird) Maschinen haben und was pressen.

Wenn er Glück hat, wird er ein reicher Mann.
Wenn er Pech hat, nicht.
Wahrscheinlich hat er eine komische Maschine und mischt Metalle:
Die müssen flüssig werden.
Er muss sie mischen und pressen, wenn sie fest werden.

Th: Schildern Sie mal: Er mischt Metalle?

Messing.

Th: Schildern Sie mal: Eine falsche Münze?

Der Text der Anamnese ist hier um einige kleine Abschweifungen gekürzt. Von diesen Exkursen kehrte er aber, inspiriert durch meine Fragen nach der Münze und ihrer Herstellung, zu einer immer genauer werdenden Beschreibung zurück.

Sie sieht ein bisschen anders aus, als die richtigen Münzen.
Es ist nicht das richtige Material.
Es ist geheim, wie die richtigen Münzen hergestellt werden: Aus Gold.
Es ist ein nachgemachtes.
Das nachgemachte ist aus schlechterem Metall, es ist nicht alles Gold was glänzt ...
Es ist eine Legierung.

Th: Also was ist in der Münze?

Messing.
Die Münze ist aus Kupfer, Zinn ... Blei. Shakespeare sagt, schlechtes Blei.

Nicht ohne Ironie fuhr der Patient fort:

Ich wollte, ich wäre ein Falschmünzer.
Ich wäre furchtbar reich und würde Geld verschleudern.
Man gibt es aus, ohne drüber nachzudenken.
Man teilt sein Geld auf unter die Kinder und hat dann nichts mehr.
(Ist wieder) arm wie eine Kirchenmaus.
Die hat auch nichts.
Wenn du in die Taschen greifst: Leer.
Wenn du aufs Bankkonto guckst, ist es leer und dann sitzt du da, weinst und hast nichts.
Alles verpulvert, und nun weiß man nicht mehr recht, wo es lang geht.

Der Falschmünzer (wohnt) in einem normalen Haus. Irgendwo hat er kleine Maschinen.
(Es kann auch eine) Armeleutehütte sein.

Th: Was ist das Gegenteil?
Ein Palast: Riesig, wunderbar.

Und der Patient beendete das zweite Gespräch so:
Aletajah.

Th: Aletajah?
Aletajah!
Das haben wir gerade versucht: Die Wahrheit.
Was wissen wir schon?
Was wissen wir von der Zukunft? – Es ist immer sehr bescheiden.

Die Familie berichtete ergänzend:

Tatsächlich hatte der Patient einen sehr großen Teil des von ihm erwirtschafteten Vermögens seinen Kindern weitergegeben. Er hatte aus dem Nichts ein Vermögen an der Börse erwirtschaftet. Er hatte offenbar ein ungewöhnliches Talent, die virtuellen Geldströme an der Aktienbörse vorherzusehen.

Der Patient hatte sich lebenslang sehr viel mit anderen verglichen. Es war für ihn besonders wichtig gewesen, dass bei diesen Vergleichen der ganz besondere Wert seiner Persönlichkeit erfasst wurde.

Waren Familienmitglieder aus seiner Sicht auf Um- oder Abwegen, so hatte er sich in jüngeren Jahren oft sehr große Sorgen um sie gemacht. Er setzte hohe Leistungserwartungen in seine Kinder, hatte sie aber auch zu geistiger Freiheit gegenüber dem Mainstream erzogen.

Mitarbeiter und Angehörige hatten früher mitunter scherzhaft den Patienten mit einem General verglichen. Neben sehr fürsorglichen Charakterzügen vor allem für seine Familie und für Mitarbeiter, war es wohl ein diktatorischer Wesenszug des Patienten, der den Alltag mit ihm nicht immer leicht sein ließ.

Der Patient hatte sich lebenslang mit der Widerstandsbewegung gegen das Naziregime beschäftigt und darüber auch wissenschaftlich gearbeitet und publiziert. Schreiben war, wie der alte Herr oft sagte, eine Lieblingsbeschäftigung. Tatsächlich fanden seine Publikationen auch bei einem kritischen Publikum eine ausgesprochen positive Resonanz.
Der Patient konnte sehr intensiv beten.

Da die beiden Anamnesen zu exakt derselben Struktur geführt hatten, verordnete ich das zehn Tage später eintreffende *schwere Messing* in der LM 1. Der täglichen morgendlichen Einnahme folgte eine Steigerung der Übelkeit für einige Stunden. Anschließend aber war der Patient für den Rest des Tages davon befreit.

Da anders als beim *Thallium* überhaupt eine Wirkung auf das Krankheitsgeschehen zu beobachten war, riet ich, die Therapie fortzusetzen, in der Hoffnung, dass es so gelingen könnte, ihm diese letzte Krankheitsphase zu erleichtern.

Ab dem vierten Tag war die Übelkeit vorbei und trat in den folgenden Monaten nur noch sehr selten und für kurze Zeit auf.

Etwa zwei Wochen nach Therapiebeginn mit *schwerem Messing* in der LM 1 – der Patient hatte jetzt seit Beginn der Krankheit rund 25 Kilo abgenommen – berichteten die Angehörigen, dass er das Haus wieder verlassen habe, Kinder und Enkel besucht und eine erste kleine Mahlzeit eingenommen und diese auch nicht wieder von sich gegeben habe.

Etwa einen Monat nach Therapiebeginn beobachteten die Angehörigen, dass der Stuhlgang wieder einsetzte. Allerdings war der Stuhl regelmäßig tiefschwarz, im Sinne eines ausgeprägten Teerstuhles. Wieder lehnte der Patient weitergehende Diagnostik zur Identifizierung einer inneren Blutungsquelle ab. Drei Monate später war der Stuhl wieder mittelbraun.

Schon zwei Monate nach Therapiebeginn war der Patient auf seinen besonderen Wunsch mit seinen Angehörigen im Wohnmobil ins Ausland gereist und badete bei 18 Grad im Meer.

Zu diesem Zeitpunkt, unmittelbar nach der Umstellung der Therapie auf die LM 2 zitierte der Patient jeden Tag, etwa zehn Minuten nach der Einnahme, ein anderes Gedicht. Die meisten dieser Gedichte hatten die Angehörigen noch nie gehört.

Offenbar wirkte das Mittel, anders als Thallium, auch auf das vorher seit Jahren nachlassende Gedächtnis. Mittlerweile hat sich auch sein Kurzzeitgedächtnis graduell weiter verbessert. Er kann sich sowohl zurückliegende, als auch bevorstehende Ereignisse besser merken.

Seine arthrotischen Beschwerden haben sich gemildert, und seine Gehstrecke hat sich gegenüber den Vorjahren in etwa verdreifacht. Die schmerzhaften Beinkrämpfe treten nicht mehr auf.

Unter der Behandlung ist er weicher und sanftmütiger im Umgang mit seinen Angehörigen geworden.

Es ist auch interessant, dass dieser Patient nicht an Homöopathie „glaubte". Im Gegenteil, er war auch zu Beginn der Therapie mit dem *Messing* ein recht drastischer Skeptiker, der sich von mir nur deshalb ärztlich behandeln ließ, weil er Vertrauen in unsere Beziehung hatte. Für ihn war die Erfahrung entscheidend, dass er seine Wünsche mit mir durchsprechen konnte und ich akzeptierte, wenn seine nachfolgenden Entschlüsse in deutlichem Kontrast zum medizinisch als sinnvoll erachteten Procedere standen. Von dem Therapeutikum erhoffte er – wenn überhaupt – eine leichte Beschwerdelinderung.

Zweimal wurde die Therapie von den Angehörigen für einige Wochen ausgesetzt. Beide Male setzte die Appetitlosigkeit wieder deutlich ein und der Gemütszustand verschlechterte sich. Mit einer Wiederaufnahme der LM Medikation normalisierte sich der Appetit wieder.

Umstellung auf C-Potenzen:

Im Oktober 2007 hat er zum ersten Mal eine C 200 und

Ende Dezember 2007 eine C 1000 erhalten,

im Februar und im Mai 2008 je eine C 200.

Jedes Mal war der Auslöser, dass seine Gedächtnisleistung und seine Kräfte wieder nachließen.

Diese Gaben haben bis heute seinen körperlichen und geistigen Gesamtzustand noch einmal verbessert.

Er strahlt jetzt eine heitere Gelassenheit und mitunter eine frappierende Weisheit aus.

Schweres Messing, englischer Mittelname „Brass (with lead)":

Schweres Messing besteht aus Kupfer, Zink und Blei.

Die Anamnese spiegelt viele Rubriken vor allem von Kupfer und von Blei wieder:

Blei[1]

Blei ist in seinen Rubriken sowohl durch eine ausgesprochene Lähmungs- als auch durch eine Krampfsymptomatik der Muskulatur gekennzeichnet.

Bei Blei kann es zu ausgeprägter Verstopfung kommen. Der Stuhl ist wie bei diesem Patienten oft ausgesprochen hart und schmerzhaft. Hier kommt also der Lähmungscharakter des Bleis zur Geltung.

Allein in 18 verschiedenen Rubriken findet sich Blei unter den Stichworten:

– Rektum; Obstipation ...

Interessanterweise hatte der Patient in jüngeren Jahren auch eine ausgesprochene Krampfneigung gehabt. Er hatte unter sehr schmerzhaften Gallenkoliken und später unter ausgeprägten Krämpfen der medialen Oberschenkel gelitten.

Blei und Kupfer und Zinkum jodatum stehen in der Rubrik:
– Extremitäten: Krämpfe, Oberschenkel

Keines dieser Elemente steht jedoch in den sehr kleinen Rubriken:

– Extremitäten: Krämpfe, Oberschenkel, medial

– Extremitäten: Krämpfe, Oberschenkel, nachts

Schweres Messing sollte möglicherweise in diesen beiden Rubriken ergänzt werden.

Blei steht unter der Rubrik:

- Delusion; Paläste

1 Vergleiche zu den einzelnen Elementen, die in dem schweren Messing enthalten sind, die Beschreibungen von Jan Scholten, Homöopathie und die Elemente, 1997, Utrecht
Rajan Sankaran, The Soul Of Remedies, Bombay, Homoeopathic Medical Publishers, 1997

Als Kehrseite gibt es bei Blei das Thema die Macht und Pracht nicht mehr halten zu können und zu verarmen: Die Hütte.

Blei steht wie Thallium in der Rubrik:
– Verlust der Augenbrauen

Blei und Kupfer stehen in der Rubrik:
– Gemüt; Demenz

Außerdem gehört schweres Messing wahrscheinlich in die Rubrik:
– Gemüt; beten

Blei steht in der Goldserie an 14. Stelle. Es hat, wie die ganze Reihe, das Thema leiten, lenken. Allerdings steht das Gefühl im Vordergrund, die Macht nicht mehr ausfüllen zu können, sondern nur den formalen Charakter der Macht noch zu erfüllen.

Blei hat in den letzten Jahrhunderten die allgemeine Verbreitung von Gedrucktem, von Schriftstücken und Büchern entscheidend geprägt: Blei ist nicht nur ein essentieller Bestandteil des Bleistifts, sondern war vor allem auch ein Hauptbestandteil der Bleilettern für die Druckstöcke in den von Gutenberg erfundenen Druckpressen.

Kupfer

Cuprum hingegen steht im 11. Stadium. Das Thema ist, die eigene Aufgabe zu erfüllen und das Erreichte in Familie und Beruf zu bewahren.

Interessanterweise steht Kupfer in der Rubrik:
– Gemüt, Delusion; General, er sei ein
– Gemüt, Delusion; Offizier, er sei ein

Außerdem:
– Gemüt; Abneigung zu antworten (diese Reaktion des Patienten war eine sehr deutliche Erfahrung, in den ersten, klassischen Anamnesen)

Außerdem findet sich unter Cuprum und Zink die Rubrik:
– Gemüt, Angst; um Familienmitglieder

Der Patient hatte früher außerdem die Angst erwähnt, lebendig im Dunkeln begraben und ohne genug Sauerstoff zu sein. Von solchen Ängsten in dunklen Räumen oder unterirdisch gefangen zu sein, habe ich bei verschiedenen Anamnesen gehört, in denen die Patienten dann in der Quellenebene Bodenschätze beschrieben haben.

In allen oben aufgeführten Rubriken könnte möglicherweise schweres Messing ergänzt werden.

Widerstand ist ein wichtiges Thema der Mineralien. Es ist eine physikalische Größe die beschreibt, wie gut eine Substanz den Strom leitet oder was sie seinem Fließen entgegensetzt.

DD Thallium und schweres Messing

Thallium steht genau wie die drei Komponenten von schwerem Messing, nämlich Kupfer, Zink und Blei in der rechten Hälfte des Periodensystems. In der rechten Hälfte des Periodensystems geht es erst um den Erhalt, dann um die Übergabe und schließlich um die Zerstörung und Auflösung des Geschaffenen. Dazu passt, dass der Patient jedweden Fortschrittsgedanken für unrealistisch hielt. Aufbau und Fortschritt ist hingegen ein Thema der linken Seite des Periodensystems. [2]

In der Anamnese vor etlichen Jahren hatte der Patient sich mit Bill Clinton verglichen. Er schilderte die Angst vor Machtverlust und notwendig werdender Machtübergabe. Dies ist bei den reinen Elementen ein zentrales Thema von Thalium. Interessanterweise steht Thallium im Periodensystem in einer Zwischenposition zwischen Kupfer, Zink und Blei.

2 Der Aufbau neuer Strukturen wäre im Gegensatz dazu bei Elementen in der linken Hälfte der Reihen des Periodensystems zu finden.

22. Gold

Essenz

Gold steht im Periodensystem in der 11. Spalte in der 6. Reihe, unter Silber und seitlich zwischen Platin und Quecksilber. Es ist eines der schwersten und dichtesten Elemente, die beständig sind.

Gold ist, wie alle Atome, die schwerer als Eisen sind, in einer Supernovaexplosion entstanden.
Es wurde zusammen mit vielen anderen Elementen ins All geschleudert.

Diese großen Masseausstöße verdichteten sich später zu Gesteins- und Gaswolken. Aus diesen Wolken bildeten sich alle Planeten und Monde und Asteroide (winzige planetenartige Himmelskörper).

Gold macht 0, 000 001% der Erdkruste aus.

Reines Gold sammelt sich in Wasserläufen, Seen und Meeren. Es wird bei der Erosion der Böden ausgewaschen und mit dem Wasser fortgetragen.

In der Tiefe der Erde sammelt es sich in Hydrothermaladern: Das sind unterirdische Gänge, in denen Wasser durch die hohen Temperaturen und den hohen Druck des darüber lastenden Gesteins über 100 Grad heiß wird.

In diesem Wasser lösen sich Gesteine auf. Gelangen die gelösten Stoffe mit dem aufsteigenden Wasser in höhere Schichten, so erfolgt eine Abkühlung: Die gelösten Stoffe kristallisieren aus. Reines Gold fällt aus.

Da es wie andere Edelmetalle chemisch träge ist, kommt es, anders als die meisten anderen Mineralien, als reines, ungebundenes Element im Boden und im Wasser vor. Gold wurde schon früh vom Menschen verarbeitet. Da es kaum mit anderen Elementen reagiert, ist es auch nicht anfällig für Korrosion. Seine goldgelbe Farbe und der leuchtende Schimmer vergehen nicht.

Gold wird auch durch die sehr reaktiven Halogene Brom, Jod und Chlor, die in Bergen als ein Gasgemisch vorhanden sein können, in Flüssigkeit gelöst.

Gold ist also auf der Erde beständig und wird daher auch nicht durch Verbrauch „weniger". Das vorhandene Gold wird unter seinen Besitzern im Laufe der Zeit nur umverteilt, oder es gelangt an einen neuen Aufenthaltsort, ohne, dass dabei je etwas „verloren geht".[36]

Gold wird in Bergwerken abgebaut. Dabei wird oft die Umwelt rücksichtslos ge- oder sogar zerstört. Es kommt zur Rodung von Urwäldern. Toxische

36 Nur in der Mikroelektronik wird Gold „verbraucht", weil es aus den elektronischen Schaltkreisen mit den bisher vorhandenen Mitteln kaum wieder entfernt werden kann.

Chemikalien oder Schwermetalle wie Quecksilber werden zum Lösen des Goldes aus dem Gestein verwandt und versickern oft einfach in großen Mengen in der Natur und ihren Wasserkreisläufen.

Reines Gold ist weich wie Zinn und lässt sich sehr gut verarbeiten oder auch mit anderen Metallen legieren.

Kupfer gibt dem Gold dabei einen rötlichen Ton, Silber oder Eisen eine weißliche Grundfarbe.

Gold ist diamagnetisch. Das heißt, dass es die Tendenz hat, aus einem Magnetfeld herauszuwandern. Es strebt also in Richtung einer geringeren magnetischen Feldstärke.

Gold gehört zu den Edelmetallen.

Gold in der Anamnese:[37]

Vithoulkas, Sankaran und Scholten haben wichtige innere Themen, wie die Verantwortung deutlich herausgearbeitet. An dieser Verantwortung tragen Aurumpatienten schwerer als andere. Sie ist mit einer Neigung zum Workaholic und zur Schwermut verbunden.

Das Verantwortungsgefühl von Gold kann sich ausdrücken, indem der Betreffende andere Menschen leitet, indem er „wie ein Hirte von hinten eine Gruppe führt" und darauf achtet, dass „niemand verloren geht". Ähnlich wie das Gold selbst im Kreislauf der Natur nicht verloren geht.

In der Quellenebene sprechen Aurumpatienten von inneren Bildern, in denen andere oder anderes durch sie zu Schaden kommen könnte – durch ihre Pläne oder die Entfaltung ihres Potentials. Als ob Schlacken in ihnen oder wegen ihnen anfielen, die einen Schaden für andere verursachen könnten. Dies Empfinden ähnelt der tatsächlichen Situation im Bergbau.

Das Gefühl, als ob Steine, ja ganze Gebirge auf ihrem Rücken und Schultern oder in ihrem Inneren lasten.

Beispiel: Ein Patient schilderte mir sein Körperempfinden wie das der ägyptischen Kopfstützenträger:

37 Vergleiche zu Gold
Jan Scholten, Homöopathie und die Elemente, 1997, Utrecht
Rajan Sankaran, Das geistige Prinzip der Homöopathie, Bombay, Homoeopathic Medical Publishers, 1995
Rajan Sankaran, The Soul Of Remedies, Bombay, Homoeopathic Medical Publishers, 1997

Solche Kopfstützenträger waren Grabbeigaben der alten Pharaonen: Kniend trugen die Figuren aus reinem Gold die Weltkugel „die Last der Welt“ auf Kopf und Schultern.

Das große Verantwortungsgefühl drückt sich auch in der Angst aus, dass eine winzige Unaufmerksamkeit, oder eine Fehlentscheidung furchtbare Folgen haben kann:

In der Quellenebene wird dieses Empfinden mit dem Auslösen einer Lawine assoziiert.

Gold ist das letzte Element im Periodensystem, das als homöopathisches Thema den *Erhalt* und das *Schaffen* von *beständigen Strukturen* ausdrückt.

Alle danach im Periodensystem folgenden Elemente haben, wie Jan Scholten eindrucksvoll herausgearbeitet hat, homöopathisch Themen von Zerstörung, Verfall und Erosion.

Tatsächlich stehen hinter dem Gold im Periodensystem toxische Schwermetalle wie Quecksilber und Thallium. Ab Polonium, das nur fünf Stellen weiter rechts in der Goldreihe steht, sind alle weiteren Elemente radioaktiv.

Manche *Aurum*-Patienten berichten, dass sie sehr empfindlich gegenüber elektro-magnetischen Wellen sind und diese deutlich spüren. Sie haben das Bedürfnis, sich aus diesen Feldern möglichst weit zu entfernen. Das entspricht physikalisch den diamagnetischen Eigenschaften des Goldes.

Einige Betroffene haben einen tiefen Bezug zum Sonnenlicht: Das Gefühl, als ob die Sonne sie hinausruft ins Freie, wenn sie scheint. Sie können wehmütig sein, wenn sie sich – um ihre Pflichten zu erfüllen – trotzdem den ganzen Tag in geschlossenen Räumen aufhalten müssen.

Sie lieben es, die auf- und untergehende Sonne, die Morgen- und die Abendröte zu beobachten: Das Licht, das in ihre Dunkelheit, in die Nacht ihrer Schwermut hineinscheint, wirkt auf sie tröstend und harmonisierend, wie ein Lichtschimmer, der in die Tiefe, in das dunkle Innere eines Berges oder der Erde eindringt und dort ein Leuchten auslöst.

In den Träumen oder in den tiefen Assoziationen können sich Bilder von Lavaseen oder Gebirgen, von Steinen und oft auch vom Bergbau finden.

Fragt der Therapeut, was sich im Inneren der Berge ganz genau findet, so finden sich folgende Beschreibungen:

Tief in den Bergen ist eine Schatzkammer. Darin findet sich Gold.

Je nachdem kann dieser Schatz in grauem, schwarzem oder auch in ganz weißem Gestein liegen. Tatsächlich wird Gold in normalem Gestein, in alten Vulkanen, aber auch in Marmor gefunden.

Ein kleiner Junge berichtete mir, dass er in seinen Träumen über Lavaseen ruderte. Im Schlaf besaß er die Fähigkeit, sich in großer Gefahr in eine Kiste zu verwandeln. In dieser Kiste war Gold. In diesem Augenblick war er dann „mein Ich als diese Schatzkiste aus Gold".

Die Bedeutung des Goldes in verschiedenen Kulturen:

In Europa wurde Gold wegen seiner Unvergänglichkeit und seinem besonderen Glanz zum ursprünglichen Synonym für einen bleibenden Wert. So entwickelte sich Gold zum „objektiven Tauschwert", zum Geld.

In den alten Kulturen hatte es vor allem eine sakrale und keine ökonomische Bedeutung. So konnten die Indianer aus dem Volk der Inka sich überhaupt nicht vorstellen, dass dieses Gold für die Spanier einen „materiellen" Wert hatte. Die Inka verwandten Gold ausschließlich für religiöse Darstellungen und als Schmuck. Dieser Schmuck drückte die genaue Stellung des Einzelnen in der kollektiv organisierten Gesellschaft aus.

In der von religiösen Vorstellungen geprägten Kunst drückte Gold die göttliche Kraft aus, die dem Licht und Inti, dem Sonnengott, zugeschrieben wurde. – Gold als materialisierter Ausdruck des göttlichen Lichtes.

23. Ich wünsche mir, dass ich die Haut nicht mehr brauche, um zu verstehen, was ich möchte

Fallbeispiel

Die Patientin kam im Herbst 2002 zum ersten Mal in unsere Praxis.

Im Folgenden ist die Essenz dieser ersten Anamnese wiedergegeben:

Ich komme wegen meiner Psoriasis. Im Moment ist sie gut, ich habe nicht so einen Leidensdruck, aber das Bedürfnis, gründlich zu gucken, weil ich sie eigentlich loswerden möchte.

Ich habe schon einiges dazugelernt und habe die Schuppenflechte nicht mehr nötig.

Die Schuppenflechte ist am Oberkörper, auf der Brust, zwischen den Brüsten und ein bisschen seitlich. Ich denke, es hat mit Weiblichkeit zu tun.

Ich wollte ein Junge sein. Das ging irgendwann nicht mehr. Ich hatte nur Freunde. Die fanden mich doof, weil ich ein Mädchen war.

Wenn ich beschwerdefrei bin, ist es an den Ellenbogen doch nie ganz abgeheilt.

Ich habe das Bild, dass sich meine Ellenbogen durchboxen zu meinen Wünschen und Bedürfnissen. Zu „zu mir stehen".

Ich habe das Bild, dass sich meine Ellenbogen durchboxen zu meinen Wünschen und Bedürfnissen. Zu „zu mir stehen".

Ich erfülle anderes. Weil ich Angst habe, dass ich sonst die Freundschaft verliere.

Ich erfülle anderes. Weil ich Angst habe, dass ich sonst die Freundschaft verliere.

Eine glückliche Beziehung, einen Partner, mit dem ich alles teilen kann, Sicherheit.

Mit meiner Familie bin ich sehr glücklich. Es ist, wie ich mir mein Leben gewünscht habe. Eine glückliche Beziehung, einen Partner, mit dem ich alles teilen kann, Sicherheit.

Letztes Jahr hatte ich eine Lebensmittelvergiftung im Urlaub. Schüttelfrost, Durchfall und das Gefühl, ich ersticke.

Es war ganz wichtig, dass mein Mann dabei war, er hat die Ruhe bewahrt und mich ins Krankenhaus gefahren. Er ist so ruhig geblieben, als ich Angst hatte zu ersticken. Er war ruhig und hat gesagt, dass ich nicht ersticken werde.

Das Gegenteil wäre, wenn man keine Familie hätte, kein soziales Netz, wenn man Sorgen hat und damit alleine wäre. Es tut gut, wenn man es jemanden erzählt, und ein guter Freund Fragen stellt und man sich klar wird.

Über solche und andere für sie wichtige Situationen sagt sie:

Ich fühle mich hilflos, orientierungslos, wie ein Mensch, der auf einer Wanderung den Weg verliert. Es gibt viele Abzweigungen, der Mensch steht an der Weggabelung und weiß nicht, welcher der richtige ist. Und er versucht dann, jemanden zu fragen, der den richtigen Weg weiß.

Ich fühle mich hilflos, orientierungslos, wie ein Mensch, der auf einer Wanderung den Weg verliert.

Es gibt viele Abzweigungen, der Mensch steht an der Weggabelung und weiß nicht, welcher der richtige ist. Und er versucht dann, jemanden zu fragen, der den richtigen Weg weiß.

Zwei Themen schilderte sie in dieser ersten Anamnese in verschiedenen Varianten: Die Suche nach einem Ratgeber in unbekannten Situationen und die Angst, ihre Freunde zu verlieren. Ich verschrieb ihr daher zunächst *Strontium phosphoricum*. Darunter besserte sich zunächst ihre Haut und ihr seelischer Zustand deutlich. Dann aber verschlechterte sich ihre Haut zusehends wieder.

Im Herbst 2002 verschrieb ich ihr *Strontium muriaticum*, da sie bei Schwierigkeiten mit ihren Freunden immer wieder sehr enttäuscht war. Verlust, Trennung und Enttäuschung sind essentielle Themen von Chlor.

Es ging ihr unter der Medikation zunächst deutlich besser, aber bereits 2004 verschlechterte sich der Zustand ihrer Haut drastisch und sie fühlte sich oft erschöpft und traurig. Sie weinte sehr viel in allen Follow-ups und fühlte sich unverstanden. Weitere Mittelgaben änderten nichts an der Situation. So beschlossen meine Kollegin Sabine Wörz und ich spontan in einem Follow-up im Herbst 2004, bei dem es der Patientin wieder einmal nicht gut ging, eine Quellenanamnese zu versuchen:

Follow-up mit neuer Erstanamnese im Herbst 2004:

Th: Wovon wünschen Sie sich am allermeisten, dass es sich durch die Behandlung ändern soll?

Ich habe seit zwei Wochen die LM 4 auf die Haut gestrichen, die Haut hatte sich stark entzündet.

Natürlich wünsche ich mir, dass die Haut besser wird.

Natürlich wünsche ich mir, dass die Haut besser wird,
wobei ich dieses Mal froh war
– oder es schon verstanden habe.

Ich hatte noch nie so einen großflächigen Befall.

Es hat ganz viel verändert, es sind schöne Veränderungen gewesen.

Ich würde mir wünschen, dass ich nicht die Haut dafür brauche, um zu verstehen was ich möchte. Dass es nicht so weit kommen muss.

Während wir den Fragebogen lesen, den sie ausgefüllt hat, sagt die Patientin: Lachen Sie nicht!

Sie spricht mit Tränen in der Stimme.

Ich würde gerne mir selber und anderen gegenüber meine Person und meine Gefühle ausdrücken können, ohne dass die Haut das für mich machen muss.

Th: Schildern Sie mal: Dass ich nicht die Haut dafür brauche, um zu verstehen, was ich möchte.

Ich würde gerne mir selber und anderen gegenüber meine Person und meine Gefühle ausdrücken können, ohne dass die Haut das für mich machen muss.

Sie weint, versucht aber sehr, sich zu beherrschen.

Th: Schildern Sie das – was muss die Haut ausdrücken?

Ich denke in diesem Falle war es so, dass gerade meinen Eltern gegenüber ..., dass sie es nie so gesehen haben, dass ich in einer anstrengenden Situation bin, dass nicht alles perfekt läuft.

Dass ich auch Hilfe gebrauchen könnte, dass ich schwach sein darf.

Das konnte ich nie so ausdrücken.

Bei mir lief alles wie am Schnürchen.

Das haben sie nie in Erwägung gezogen, dass mal was zuviel wird.

Als sie (die Eltern) das mit der Haut gesehen haben, war ihnen ziemlich schnell klar, woran das liegt.

Seitdem hat sich ziemlich viel verändert.

Th: Schildern Sie mal genauer, „es war ihnen klar, woran das liegt".

Meinen Eltern, jetzt.

Dass sie halt, glaube ich, das erste Mal richtig gesehen haben, dass ich auch mal schwach sein kann oder gestresst sein kann. Dass bei mir nicht alles perfekt sein kann.

Als sie (die Eltern) das mit der Haut gesehen haben, war ihnen ziemlich schnell klar, woran das liegt.

> Die Patientin wiederholt noch einmal und verstärkt so die Aussage, dass ihre Eltern durch ihre Hautveränderungen erstmals wahrgenommen haben, dass bei ihr nicht alles perfekt läuft. Dies ist ein Hinweis auf das Miasma: Auf die allgemeine Intensität, in der sie das Leben wahrnimmt: Perfektion ist ein zentrales Thema des Krebsmiasmas.

Mein Mann war im Ausland.

Dass es eine stressige und anstrengende Zeit ist, mit zwei Kindern allein zu sein.

Das ist meinen Eltern klar geworden, das haben sie (vorher) gar nicht zugelassen, weil das gar nicht in ihr Bild von mir passte.

Das haben sie (vorher) gar nicht zugelassen, weil das gar nicht in ihr Bild von mir passte.

Th: Schildern Sie mal: Weil das gar nicht in ihr Bild passte?

Ich kann mich an eine Situation erinnern, als ich mündliches Abitur gemacht habe.

Sie haben dazu gar nichts gesagt, bis ich dann mal gesagt habe, sie sollten mal gefälligst eine Flasche Sekt aus dem Keller holen.

Alles, mit der Schule, das Abitur, das war alles der Norm entsprechend.

Ich habe alle Termine eingehalten.

Bei meinem Bruder war es umgekehrt, dem haben sie auf den Füßen gestanden.

Mit den Kindern sollte es genauso sein ... dass ich keine Problem habe mit der derzeitigen Situation.

Ich habe ihnen nie eine Chance gegeben, das mitzukriegen.

Auf der anderen Seite habe ich es ihnen nie gesagt, ihnen nie eine Chance gegeben, das mitzukriegen, wenn sie mich gefragt haben, habe ich gesagt, es geht mir gut.

Das sollen keine Vorwürfe sein in dem Sinne.

Th: Was für eine Chance haben Sie ihnen nie gegeben, was genau mitzukriegen?

Dass es mir mal nicht gut geht und ich auch mal mit einer Situation nicht gut zurecht komme und ich auch Hilfe gebrauchen könnte und mal nicht alles perfekt läuft.

Th: „Hilfe gebrauchen", schildern Sie das Phänomen an sich – Sie können es auch unabhängig von sich selbst tun.

Wenn man alleine mit etwas nicht klarkommt.

Unterstützung von einer anderen Person haben muss.

Wenn man alleine mit etwas nicht klar kommt und Unterstützung von einer anderen Person haben muss.

Materielle Unterstützung, emotionale Unterstützung, durch bestimmte Taten, oder durch die Anwesenheit von einer anderen Person.

Das kann unterschiedliche Unterstützung sein: Materielle Unterstützung, emotionale Unterstützung, durch bestimmte Taten, oder durch die Anwesenheit von einer anderen Person.

Ihre Haut drückt also aus, dass sie Hilfe braucht, wenn es nicht perfekt läuft. Hilfe aber bedeutet für sie Unterstützung. Unterstützung ist das zentrale Thema der zweiten Spalte des Periodensystems, in der Beryllium, Magnesium, Calcium, Strontium, Barium und Radium untereinander stehen.

Wenn ein zentrales Thema wie *„Unterstützung zu suchen"* in der Anamnese deutlich wird, ist es oft sinnvoll, nach dem „Phänomen an sich" zu fragen. Die Frage: Schildern Sie Unterstützung, das Phänomen an sich, ermutigt den Patienten, nicht einfach bei einer fortgesetzten Aufzählung immer neuer Beispiele stehen zu bleiben, sondern tiefere Wahrnehmungsebenen dieses Themas zu schildern.

Th: Schildern Sie Unterstützung, das Phänomen an sich, ganz allgemein, unabhängig von Ihnen selbst?

Wenn es eine Situation gibt, die sie alleine nicht meistern können, dann bedeutet Unterstützung, dass eine Person oder bestimmte Umstände dazu beitragen, dass sie die Situation meistern können.

Wenn es eine Situation gibt, die sie alleine nicht meistern können.

Th: Schildern Sie das mal genauer, ich möchte es noch genauer verstehen.

Eine Möglichkeit wäre, dass die Hilfe in der Form sein könnte, dass sie die Situation, die sie vorher nicht alleine meistern konnten, dass sie die dann alleine meistern.

Dass sie die Situation, die sie vorher nicht alleine meistern konnten, dass sie die dann alleine meistern.

Oder dass Umstände, die zu dieser Situation geführt haben, dass die verändert werden, so dass man keine Hilfe mehr braucht.

Th: Schildern Sie das mal: Dass die Hilfe in einer Form sein könnte, dass man die Situation, die man vorher nicht alleine meistern konnte, dann alleine meistern kann?

Bestimmte Umstände oder Bedingungen haben es mir nicht ermöglicht, eine Situation zu meistern.

Die Hilfe könnte darin bestehen, diese Bedingungen zu verändern, oder, dass ich die Möglichkeit bekomme zu verstehen, warum ich die Situation nicht alleine meistern konnte.

Dadurch die Situation zu verändern.

Das kann schon reichen. Wenn ich es verstehe, dass ich es dann verändern kann.

Und wenn die Umstände verändert sind, dann kann ich sie ja meistern.

Th: Schildern Sie mal diese Art von Unterstützung noch genauer. Ich möchte das Phänomen von Grund auf verstehen. Was ist das Wesen einer solchen Unterstützung?

Jetzt geht es darum, das Thema Unterstützung noch genauer zu verstehen: Was genau bedeutet es für die Patientin? Daher die Frage nach dem *Wesen von Unterstützung,* unabhängig von ihrer eigenen Erfahrung. Wann immer wir ganz allgemein *die Welt,* oder *das Wesen der geschilderten Phänomene* erklären, greifen wir unbewusst auf unsere tiefsten eigenen Erfahrungen zurück. Über die Jahre hat sich in den Fallaufnahmen immer wieder Folgendes bestätigt: Wir alle gehen, wenn wir das Wesentliche beschreiben, unbewusst dazu über, uns selbst auf einer tieferen Ebene zu erklären. Die Frage nach dem *Wesen der Dinge* führt den Befragten in seine eigene Innen- oder „Wesenswelt" und damit dichter an die Information des eigenen Quellenmusters.

Hilfe zur Selbsthilfe.

Dass derjenige, der Unterstützung braucht, nicht abhängig ist von dem Unterstützer, sondern dass die Unterstützung darin besteht, dass er in irgendeiner Form wieder selbst fähig wird, die Situation zu meistern.

Das Wesen ist, dass derjenige, der Unterstützung braucht, nicht abhängig ist von dem Unterstützer, sondern dass die Unterstützung darin besteht, dass er in irgendeiner Form wieder selbst fähig wird, die Situation zu meistern.

Th: Wenn ich es richtig verstanden habe, dann gibt es eine Situation, die derjenige im Moment nicht meistern kann, und dann gibt es eine Unterstützung, die eine Hilfe zur Selbsthilfe ist. Schildern Sie mal ganz allgemein das Phänomen: Was ist die entscheidende Hilfe zur Selbsthilfe, die die Situation dann auch verändert?

Dass der Hilfesuchende wieder die Fähigkeit erlangt, die Situation selber zu meistern.

Th: Wie genau könnte das stattfinden?

Mir fallen nur Beispiele ein, wenn es um wirtschaftliche Gründe geht.

Also mir fallen nur Beispiele ein, wenn es um wirtschaftliche Gründe geht, dann müsste der Hilfesuchende wieder in die Lage kommen, zu arbeiten und selber Geld zu verdienen.

Th: Sie sagen, wenn es um wirtschaftliche Gründe geht, dann müsste der Hilfesuchende wieder in die Lage kommen zu arbeiten, um sich selber Geld zu verdienen. Können Sie das mal schildern, diesen Prozess?

Jemand ist arbeitslos und hat kein Geld, um sein Leben zu bestreiten.
Die eine Möglichkeit wäre, er kriegt Geld, dann wäre er abhängig.
Die andere Möglichkeit wäre, er bestreitet sein Leben wieder selber.
Dann wäre die Hilfe, dass man gemeinsam mit diesem Menschen guckt, wo seine Fähigkeiten liegen, womit er Geld verdienen kann, was gerade die Möglichkeiten der Gesellschaft sind, was gebraucht wird.
Ganz konkret – derjenige könnte putzen gehen – ob man eine Annonce aufgibt, oder Bekannte fragt.

Th: Wie ganz genau könnte man diese Hilfe beschreiben, – was ist ihr Wesen?
Die Hilfe besteht darin, die Stärken des Hilfesuchenden erkennbar zu machen und zu unterstützen.

Die Hilfe besteht darin, die Stärken des Hilfesuchenden erkennbar zu machen und zu unterstützen.

Th: Wie läuft das ab, die Stärken des Hilfesuchenden erkennbar machen, was ist dafür nötig, was genau ist das?
Einmal muss der Helfende einen Prozess in Gang bringen, dass der Hilfesuchende die Stärken erkennt, die dazu beitragen können, die Situation zu meistern.

Th: Schildern Sie mal diesen Prozess, was genau kennzeichnet diesen Prozess?
Auf Seiten des Hilfesuchenden Selbstständigkeit.
Auf Seite des Helfenden Impulsgebung.

Auf Seiten des Hilfesuchenden Selbstständigkeit.

Auf Seiten des Helfenden Impulsgebung.

Hier nutzt die Patientin ein Wort aus der Physik, um Hilfe und Unterstützung zu beschreiben: *Impulsgebung.*

Möglicherweise ist das ein erster Hinweis auf besondere Eigenschaften der Quelle, also auf die Informationsebene. Daher greife ich das Wort Impulsgebung auf und bitte, es mir „an sich“ zu beschreiben.

Th: Schildern Sie Impulsgebung, das Phänomen an sich?

Es ist keine Hilfe zur Selbsthilfe, wenn der Helfende vorschreibt, du musst das und das machen, sondern die Aufgabe des Helfenden wäre, dass er Fragen so geschickt stellt, oder so geschickt eine Situation aus der Vergangenheit darstellt, dass derjenige erkennt, aha, das kann ich ja eigentlich, ich habe ja alles was dazugehört, die Situation zu meistern.

Ich habe es vorher nicht erkannt, aber jetzt habe ich es erkannt und kann es meistern.

Th: Was ist das jetzt, auch wieder ganz allgemein: Was haben solche Situationen für ein Wesen, die auslösen, dass man nicht erkennt, dass man sie meistern kann?

Entweder können das ganz neue Situationen sein, die ich noch nie gesehen habe, oder es können Situationen sein, die immer wiederkehren, wo man die Erfahrung macht, dass man sie nicht gut hingekriegt hat.

Entweder können das ganz neue Situationen sein, die ich noch nie gesehen habe, oder es können Situationen sein, die immer wiederkehren, wo man die Erfahrung macht, dass man sie nicht gut hingekriegt hat.

Die Patientin ist zunächst aber nicht in Richtung Physik, oder Chemie gegangen, sondern charakterisiert noch einmal wichtige Lebenssituationen in allgemeiner Form: Der Helfende gibt Hilfestellung oder Unterstützung im Gespräch, so dass der Hilfesuchende für Situationen, denen er sich bislang nicht gewachsen fühlte, die Lösung erkennt. Die Patientin schildert hier also die Fähigkeiten, die heute zu jeder Coachingausbildung gehören, nämlich durch Fragen und Analogien dem Ratsuchenden Hilfe zur Selbsthilfe zu geben. Sie sagt, dass solche Gespräche in zwei Situationen nötig sind:

1. Im Angesicht von neuen, nie gesehenen Situationen. Hier schildert sie die Schlüsselsituation der Strontiumprüfung.

Th: Was kennzeichnet Situationen, die immer wiederkehren und wo es die Erfahrung gibt, dass man sie nicht hinkriegt, ganz allgemein?

Ich weiß es nicht.

Situationen, die immer wiederkehren und die man immer wieder nicht hinkriegt, was das kennzeichnet ... Vielleicht die Erwartung, dass man sie wieder nicht hinkriegen wird und damit verbunden der Glaube daran, dass man nicht die Fähigkeit hat, um diese Situation hinzukriegen.

Th: Schildern Sie diesen Glauben, dass man nicht die Fähigkeit hat, diese Situation hinzukriegen.

Ich setze im Moment voraus, dass man die Situation irgendwann hinkriegen kann.

Es gibt auch Situationen, wo es nicht mit Selbsthilfe getan ist.

Wenn man davon ausgehen kann, dass die Situation gemeistert werden kann, dann steht demjenigen irgendetwas im Wege, was demjenigen die Fähigkeit nimmt, die Situation zu meistern.

Dann steht demjenigen irgendetwas im Wege, was demjenigen die Fähigkeit nimmt, die Situation zu meistern.

Th: Was könnte das sein, was im Wege steht?

Das Selbstbildnis, dass derjenige denkt, ich kann das nicht, ich habe gar nicht die Fähigkeit.

Th: Können Sie das genauer schildern?
Das Selbstbildnis oder wie er auf andere wirkt?

Th: Beides ist wichtig.

Jeder Mensch hat ein bestimmtes Bild oder eine Vorstellung davon, wie ihn andere Menschen sehen, was andere von ihm denken.

Jeder Mensch hat ein bestimmtes Bild oder eine Vorstellung davon, wie ihn andere Menschen sehen, was andere von ihm denken.

Das muss ja auch nicht immer übereinstimmen, was ich denke, was meine Stärken sind, meine Schwächen und was andere über mich denken, ob sie die gleichen Stärken und Schwächen sehen.

Das muss ja auch nicht immer übereinstimmen, was ich denke, was meine Stärken sind, meine Schwächen und was andere über mich denken.

Th: Was bedeutet das, wenn es nicht übereinstimmt?

2. Hier hat die Patientin die zweite Situation Schritt für Schritt entwickelt, in der Rat gebraucht wird: Neben neuen gibt es auch wiederkehrende Situationen, denen derjenige nicht gewachsen ist, weil ihm etwas im Wege steht, was ihn hindert sie zu meistern, nämlich das eigene Selbstbildnis.

Hier wird erkennbar, dass es sich bei der gesuchten Arznei um ein Salz handeln könnte. Für Salze, die aus zwei Elementen bestehen, ist es nach Scholten charakteristisch, dass man ihre homöopathische Essenz als einen Satz aus zwei vollständigen Teilsätzen zusammensetzen kann. *Silicea* und seine Salze haben das Thema, ein ganz bestimmtes Selbstbildnis erfüllen zu müssen.

Der Mensch versucht, absichtlich etwas zu verbergen, Schwächen, oder er verhält sich unbewusst so, dass man bestimmte Eigenschaften gar nicht sehen kann.

Das bedeutet, dass der Mensch versucht, absichtlich etwas zu verbergen, Schwächen, oder sich unbewusst so verhält, dass man bestimmte Eigenschaften gar nicht sehen kann.

Th: Schildern Sie das noch mal, dass ich es mir ganz genau vorstellen kann, das Phänomen an sich?

Andere Menschen sehen eine Person nicht in ihrer Ganzheit, oder das, was diejenige Person unter ihrer Ganzheit versteht.

Das könnte daran liegen, dass die Person absichtlich oder unbewusst versucht, irgendetwas zurückzuhalten.

Oder dass andere Personen Eigenschaften sehen, von denen die Person gar nicht wusste, dass sie die hat.

Oder dass andere Personen Eigenschaften sehen, von denen die Person gar nicht wusste, dass sie die hat, oder es ihr nie zum Bewusstsein gekommen ist.

Th: Was bedeutet es, wenn andere Personen Eigenschaften sehen, von denen die Person gar nicht wusste, dass sie die hat. Was ist das für ein Phänomen?

Blindheit, – das klingt böse, soll es gar nicht sein.

Th: Was heißt das?

Wenn ich der Person vorwerfe, du bist ja blind, dass du das und das noch gar nicht gesehen hast an dir.

Th: Was bedeutet das, wenn man das und das noch nicht gesehen hat an sich?

Das bedeutet, dass das Selbstbildnis nicht dem entspricht, ja, objektiv kann es sowieso nie sein, dass es falsch war oder mangelhaft, dass da was gefehlt hat.

Dass da noch Facetten der Persönlichkeit sind, die derjenige bislang nicht zu sich gehörig erkannt hat.

Th: Was bedeutet das, da sind Facetten der Persönlichkeit, die derjenige nicht zu sich gehörig erkannt hat?

Das bedeutet, dass für denjenigen erst mal sein ganzes Bild über sich selbst ins Wanken kommt.

Das bedeutet, dass für denjenigen erst mal sein ganzes Bild über sich selbst ins Wanken kommt.

Th: Und was bedeutet das?

Dass ein Stück Sicherheit verloren geht.

Dass ein Stück Sicherheit verloren geht.

Er hatte immer gedacht, dass er so und so ist.

Auf der anderen Seite auch, dass sich neue Möglichkeiten eröffnen.

Th: Wo gibt es dieses Phänomen in der Natur, belebt oder unbelebt, Pflanzen, Tiere, Elemente, Physik, Chemie?

Ich habe für das Bild gerade einen See gesehen, eine Spiegelung.

Und für die Unterstützung: Zuerst habe ich an chemische Prozesse gedacht.

Ich weiß nichts Konkretes.

Wenn man Glycerin auf Salpeter schüttet, fängt es an, sich zu entzünden.

Wenn bestimmte Stoffe gemischt sind, und einer kommt dazu, findet eine Reaktion statt.

Damit diese Reaktion stattfindet, braucht es die Hilfe eines Stoffes.

Nach meiner Erfahrung können Patienten Elemente wie Kupfer, Silber, Gold oder Blei, Sauerstoff oder Wasserstoff beschreiben.

Weniger prägnante Elemente oder Salze jedoch, wie zum Beispiel *Barium carbonicum*, können sie nicht namentlich nennen. Diese sind zu wenig in unserem kollektiven Bewusstsein präsent und daher zu unbekannt. Aber die Patientin schildert das Beispiel einer heftigen chemischen Reaktion, wie sie im Schulunterricht exemplarisch mit Salpetersäure durchgeführt wird. Strontium reagiert ähnlich heftig.

Sie schildert außerdem einen Spiegel: Silicium ist ein Hauptbestandteile von Glas und Spiegeln! Eine solche quellennahe Beschreibung für ein unbekanntes Salz hatte ich bis dato gar nicht für möglich gehalten. Ich erinnere noch, wie fasziniert und überrascht ich von ihrer prompten Antwort damals war.

Strontium: Homöopathische Eigenschaften

Strontium[1] wurde erstmalig als *Strontium carbonicum* von Rajan Sankaran in Bombay geprüft. Er hat folgende Rubriken vorgeschlagen, die besondere Merkmale von Strontium berücksichtigen:

- Delusion, Dinge erscheinen fremd, seltsam
- Furcht, beim Verstehen neuer Dinge
- Gesellschaft, Verlangen nach
- Rat, Verlangen nach

Strontium hat das zentrale Thema, Rat in neuen, unbekannten Situationen zu brauchen.

Chemische Eigenschaften:

Strontium ist so reaktionsfreudig, dass es auf der Erde nur in Verbindungen vorkommt. Strontiumpulver entzündet sich spontan an der Luft. Es wird ob seiner karminrot leuchtenden Flamme in Feuerwerken eingesetzt. Strontium dient auch als Katalysator für chemische Reaktionen.

---

1 Vergleiche zu Silicea, Silicium und Strontium
Jan Scholten, Homöopathie und die Elemente, 1997, Utrecht
Rajan Sankaran, The Soul Of Remedies, Bombay, Hom. Medical Publishers, 1997

Silicea

Silicea hat homöopathisch das Thema, ein ganz bestimmtes, festgelegtes Bild von sich selber unbedingt erfüllen zu müssen. Dieses Bild hat der Betreffende von sich selbst und er möchte, dass es andere ebenso von ihm haben.

Jan Scholten weist darauf hin, dass Silicea und seine Salze sich charakteristischerweise auch in Träumen von Kristall und von Spiegeln ausdrücken können.

Interessanterweise ist Silicium ein Hauptbestandteil von Glas. Glas lässt das Licht und die Bilder von draußen in einen Raum hinein.

Es reflektiert außerdem Licht und alle sichtbaren Erscheinungen wieder zurück. In einem Spiegel wird diese besondere bildgebende Eigenschaft von Glas noch verstärkt. Im reflektierenden Licht eines Glases oder eines Spiegels überprüfen wir alle täglich unser Aussehen: Wir prüfen, ob unser Äußeres dem Bildnis entspricht, das wir gerne von uns selbst sehen möchten. – Und ob es außerdem so wirkt, wie wir von anderen wahrgenommen werden möchten.

Verlauf der Behandlung:

Die Patientin erhielt von uns seit Januar 2005 drei Gaben von *Strontium silicatum* M.

Seit 2006 nimmt die Patientin *Strontium silicatum* selbstständig ein.

Sie beschreibt, dass sie immer deutlich merkt, wann das Mittel ausläuft:

Sie wird dann gereizter, pessimistischer und fühlt sich leichter überfordert mit den Kindern, wenn ihr Mann nicht da ist. Die Wirkung der nächsten Gabe merkt sie oft schon nach einer Nacht: Sie fühlt sich dann optimistischer und hat gleichzeitig wieder viel mehr Kraft. Wenn ihr Mann noch auf Reisen sei, mache ihr das dann nur wenig aus.

Sie sagte, sie könne die Wirkung auf die Haut nicht so sicher beurteilen. Ich fragte daher genauer nach.

Über weite Strecken des Jahres 2007 war die Haut ganz abgeheilt. Nur im Mai hatte sie einmal nicht wie sonst eine C 1000, sondern nur eine C 200 genommen. Im Juli hatten sie und ihr Mann einige Probleme miteinander. Es war für sie eine sehr schwierige Zeit mit ihrer kleinen und willensstarken

Tochter, die nachts damals wenig schlief und immer in das Bett der Eltern kam. In dieser Zeit bildeten sich noch einmal wenige münzgroße Ringe, die aber nur am Rand kleine Bläschen aufwiesen. Das ist etwa noch 5% des Areals, das vor der Therapie mit *Strontium silicatum* entzündet war. Nach einer Einnahme einer C 1000 Anfang August normalisierte sich die Haut.

Die Patientin wirkt auf uns viel freier und glücklicher.

24. Vom kalten Loch, in dem die Ordnung zerstört wurde

Fallbeispiel

Auch der folgende Fall ist mehrmals aufgenommen worden:

Die Patientin war bei mir seit 2002 in Behandlung mit offenen Händen bei einer schweren Neurodermitis.

Im Frühjahr 2006 führte eine Kollegin, die gerne einen Fall in Supervision aufnehmen wollte, eine neue Erstanamnese durch, die ich gemeinsam mit ihr abschloss. Dieser Fall spiegelt wichtige Lernprozesse der letzten Jahre wieder und ist deshalb im Detail dargestellt.

Zusammenfassung der ersten Anamnese 2002:

Ihre Beschwerden hätten sich in der Stillzeit nach der Geburt ihres ersten Kindes entwickelt.
Sie habe ihre eigene Mutter so sehr nach der Geburt ihres Kindes vermisst.
Sie habe arge Stillprobleme gehabt: Die Hebamme habe sie zwar bis zur Geburt gut betreut, aber in der Nachsorge sei sie als Ratgeber nicht präsent gewesen.
Sie sei das Nesthäkchen gewesen. Ein Mamakind, sie war zehn Jahre alt, als ihre Mutter ganz unerwartet an einer Embolie im Krankenhaus verstarb.

Sie habe sich seither orientierungslos gefühlt. Das Verhältnis zum Vater war sehr problematisch.

Sie sei sehr unsicher gewesen und habe immer Unterstützung und einen Ratgeber gesucht.

Dann habe ihr Bruder ihr die gesuchte Orientierung gegeben. Er sei bis heute ihr Vorbild, ihr Berater in verschiedenen Lebenslagen, bei ungelösten Fragen und Problemen.

Ich verschrieb ihr nacheinander verschiedene *Strontiumsalze*:
Strontium, weil der Verlust der Mutter für sie vor allem den Verlust des Ratgebers bedeutet hatte, der ihr die Orientierung im Leben gegeben hatte.
Zunächst *Strontium sulfuricum*, wegen der ausgeprägten Hautsymptomatik, die sich in zahlreichen Sulfurrubriken gut widerspiegelte. Nach einigen Monaten aber gab ich ihr *Strontium chloratum*, weil das Thema ‚Verlust der Mutter' weiter im Vordergrund blieb und darüber hinaus ein wichtiges Problem in ihrer Partnerschaft war, dass sie bei Konflikten oft tiefe Enttäuschung empfand, die sie schwer überwinden konnte. Sie überlegte, sich zu trennen, obwohl sie – soweit für mich erkennbar – einen liebevollen Partner

gefunden hatte. Die Haut besserte sich deutlich und psychisch ging es ihr zunächst besser, aber dann nahmen ihre Partnerschaftsprobleme wieder kurz vor ihrer Hochzeit deutlich zu.

Sie hatte außerdem starke Ängste, von den Gästen beobachtet zu werden.

Ich verschrieb im Frühjahr 2003 *Strontium bromatum*, unter dem sich ihr Gesamtzustand wieder deutlich besserte.

Brom zählt wie *Chlor* zu den *Halogenen*, die alle das Thema den Verlust geliebter Menschen, Trennung und Enttäuschung gemeinsam haben. *Brom* steht aber auch in der Rubrik, Wahnidee, beobachtet zu werden. *Brom* ist unter anderem gekennzeichnet durch das Gefühl von Familienmitgliedern angegriffen oder sogar misshandelt zu werden, was zu einer wiederholten Schilderung ihrer Beziehung zu ihrem Vater passte. Unter *Strontium bromatum* waren ihre Partnerschaftsprobleme kaum noch ein Thema in den Follow-ups, auch die körperliche Beziehung zu ihrem Mann verbesserte sich sehr und die Hochzeit hatte sie genossen.

In den folgenden Jahren nahm sie alle 10 - 18 Wochen eine Gabe von *Strontium bromatum* M ein und es ging ihr darunter recht gut. Die Haut war über weite Strecken abgeheilt und zeigte nur selten kleine Pustelbildungen, die sich unter der Therapie schnell wieder besserten.

Im Herbst 2005 trat eine Pilzinfektion der Scheide auf, sonst ging es ihr weiter gut.

Wir verordneten die Anwendung einer LM 4 von *Strontium bromatum* lokal. Wie sich kurz darauf herausstellte, war die Patientin zu diesem Zeitpunkt bereits schwanger gewesen und so behandelten wir auch die Schwangerschaftsübelkeit, die sich in den folgenden Wochen einstellte, in aufsteigenden LM Potenzen.

Aber die Patientin sprach nicht mehr wie gewohnt auf die Therapie an. Die Übelkeit blieb weitgehend unberührt und sie fühlte sich psychisch immer „dünnhäutiger".

Wir behandeln Schwangere in unserer Praxis mit LM Potenzen, um mögliche Erstreaktionen zu mildern. Das gibt uns die Möglichkeit, bei einer etwaigen Überreaktion, das Medikament sofort auszusetzen. Damit verlaufen die meisten Schwangerschaften und Geburten erstaunlich problemlos. Hier aber war das offensichtlich nicht der Fall. Da wir inzwischen auch in ähnlichen Fällen gute Erfahrungen mit einer Quellenanamnese gemacht hatten, schlugen wir der Patientin eine neue Erstanamnese vor. Ein Vorschlag, den sie, als ihr Zustand sich weiter verschlechterte, annahm.

Neue Erstanamnese durch eine Kollegin am 08. 03.06:

Th 1: Was stört oder belastet Sie am meisten?

Die Haut, sie ist für mich ein Signal, ein Alarmsignal, es könnte (auch) nach dieser Geburt zu einem schlimmen Ausfall kommen.
Die Haut ... war (damals nach der ersten Schwangerschaft 2002) an den Händen richtig geöffnet, auch am Hals, an den Augen.
Jetzt habe ich kleine Stellen, die mal aufflammen, dann wieder weg gehen. Die Haut wird dicker, sie kriegt eine andere Struktur.
Ich habe den Verdacht, dass es kam, als sich in dieser Schwangerschaft die Brust verändert hat, es hat geschmerzt.

Mir kam wieder die Erinnerung an die (vorherige) Stillzeit, da hatte ich auch Schmerzen, ich habe mich wieder mit dem Thema Stillen befasst.
Das ist sehr negativ abgespeichert, ich will aber stillen.
Die Haut hat sich vielleicht ebenfalls erinnert.
Damit verbinde ich sehr viel Schmerz durch Milchstaus, sechs Monate lang.
Es ging (damals) in Psychoterror über.
Ich habe alles versucht, Eiswürfel auf die Brust, vor dem Stillen was Warmes.
Kohl, Quark, Retterspitz.
Das ganze Programm habe ich ausprobiert.
Ich war immer mit diesem Thema beschäftigt.
Es gab eine gewisse Besserung psychischer Art, als ich eine andere Hebamme eingeschaltet habe.
Die andere hatte mich im Stich gelassen, sie kam nicht vorbei, sondern hat mir die Mittel am Telefon genannt, das war für sie ausreichend.
Ich habe lange gebraucht, mir jemand anderes zu suchen.
Die (neue) Hebamme kam, sie hat versucht, mich aus dem gedanklichen Teufelskreis zu reißen.
Einfach, dass jemand kam, war das wichtigste, da ist noch jemand, auch wenn es schlimmer wird.

Die Haut, sie ist für mich ein Signal, ein Alarmsignal, es könnte (auch) nach dieser Geburt zu einem schlimmen Ausfall kommen.

Die Haut wird dicker, sie kriegt eine andere Struktur.

Ich habe den Verdacht, dass es kam, als sich in dieser Schwangerschaft die Brust verändert hat, es hat geschmerzt.

Mir kam wieder die Erinnerung an die (vorherige) Stillzeit.

Es ging (damals) in Psychoterror über.

Ich war immer mit diesem Thema beschäftigt.

Es gab eine gewisse Besserung psychischer Art, als ich eine andere Hebamme eingeschaltet habe.

Die andere hatte mich im Stich gelassen.

Familiengeschichte so hochgekocht ist – wie ein Bumerang.

Dieser Stillstress (damals) war gepaart mit psychischem Stress, weil meine Familiengeschichte so hochgekocht ist – wie ein Bumerang, der zurückkommt – durch einen Brief von meiner Schwester. Die Patientin beginnt zu weinen.
Sie hatte gratuliert, mir gesagt, dass sie eine Kerze am Grab der Eltern aufgestellt hat.

Wie wäre es, wenn meine Mutter das Kind sehen würde.

Da bin ich abgestürzt: Wie wäre es, wenn meine Mutter das Kind sehen würde.

Diese Familienhintergründe, dieses Aufflammen, diese Stillprobleme, das mit der Haut kam dazu.

Mir waren die Hände gebunden, ich konnte nichts machen.

Mir waren die Hände gebunden, ich konnte nichts machen.
Ich habe große Hoffnung, dass es mich diesmal nicht so dolle mitnimmt.

Anfangs Übelkeit.

Verstopfung, ausgestülpte Venen am After.

Ansonsten habe ich (jetzt) die typischen Schwangerschaftsbeschwerden, anfangs Übelkeit,
Verstopfung, ausgestülpte Venen (am After).
Ich neige dazu, Wasser einzulagern, ab der 20. Woche.
Man sieht das Gummiband der Socken, morgens sind die Finger dick.

Th1: Was am Brief der Schwester hat sie so berührt?
Das schlimmste war, dass ich ihr (der Mutter) das Kind nicht zeigen kann, sie es nicht weiß.
– Sie weint. –
Diesen Stolz der Großmutter mitzukriegen.

Ich war das Nesthäkchen, ein Mamakind. Dadurch war der Verlust umso größer, wir hatten ein sehr nahes Verhältnis.

Ich neige dazu, das zu glorifizieren. Ich war das Nesthäkchen, ein Mamakind. Dadurch war der Verlust umso größer, wir hatten ein sehr nahes Verhältnis.

In einer Zeit, wo ich relativ deprimiert war, da ist auch die Familiengeschichte hochgekocht. Ich habe mir Hilfe gesucht.

Ich hatte 25 Stunden 1995 bei einer Therapeutin gemacht, in einer Zeit, wo ich relativ deprimiert war, da ist auch die Familiengeschichte hochgekocht. Ich habe mir Hilfe gesucht, sie meinte, ich müsste meine eigene Geschichte versuchen zu akzeptieren.

Ich träume nachts, die Mutter war nicht tot, wir haben uns getroffen.

Diese Wunschträume, ich träume nachts, die Mutter war nicht tot, wir haben uns getroffen.
Dieses nicht fertig werden ...
Meine Familie ist sehr wichtig, meine Herkunftsfamilie, wie auch die jetzige.

Dass ich Halt habe, die Geschwister sind enger zusammengewachsen, weil unsere Eltern so früh verstorben sind.
In der Familie der Tante ist auch so ein Zusammenhalt, sie hat sich sehr (um uns) gekümmert. Meine Tante wohnt auf dem gleichen Grundstück, sie hat sich um alle möglichen Belange gekümmert. Kleiderkauf, was ist mit der Pille. Muttterersatz ist übertrieben, aber um wichtige Dinge hat sie sich gekümmert. Ich konnte in wichtigen Dingen hingehen, wir sind zusammengewachsen.

Die Geschwister haben bei uns eine andere Rolle, als das in anderen Familien der Fall ist.

Mein Bruder spielte eine große Rolle, ich habe ihn sehr bewundert, er hat Vorbildfunktion übernommen, ich habe mich an ihm orientiert, was ist gut, was schlecht, das hat er stark beeinflusst.

Meine jetzige Familie ist mir extrem wichtig.
So eine Liebe wie zu X (erster Sohn der Patientin) kannte ich nicht, das ist nicht vergleichbar mit der Liebe zu meinem Mann, Mutterliebe ist die höchste Form der Liebe, sie reicht nicht an was anderes ran.

Wir hatten auch schon Krisen, haben über Trennung gesprochen, das wäre eigentlich das Schlimmste, wenn es so weit käme.

Th1: Schildern Sie mal: Vorbildfunktion, was ist das, ganz allgemein?
Das ist eigentlich eine Person, die mir Orientierung gibt, mir zeigt wie man sich verhalten kann, nicht unbedingt muss, richtungzeigend.
Ich glaube dadurch, dass unsere Mutter so plötzlich gestorben ist, war ich orientierungslos.
Ein Vorbild, man kann sich an was festhalten, – an meinem Bruder.

Th1: An was festhalten?
Das gibt Sicherheit, gibt unheimliche Sicherheit.
Zu wissen, dass man nicht alleine ist, sich beraten kann.

Die Geschwister sind enger zusammengewachsen.

In der Familie der Tante ist auch so ein Zusammenhalt, sie hat sich sehr (um uns) gekümmert.

Ich konnte in wichtigen Dingen hingehen, wir sind zusammengewachsen.

Die Geschwister haben bei uns eine andere Rolle, als das in anderen Familien der Fall ist.

Mein Bruder spielte eine große Rolle, ich habe ihn sehr bewundert, er hat Vorbildfunktion.

Mutterliebe ist die höchste Form der Liebe.

Trennung wäre das Schlimmste.

Eine Person, die mir Orientierung gibt, mir zeigt wie man sich verhalten kann, nicht unbedingt muss, richtungzeigend.

Ein Vorbild, man kann sich an was festhalten, – an meinem Bruder.

Mein Bruder hatte auch Beraterfunktion, wenn ich was nicht wusste im Umgang mit Menschen.

Mein Bruder hatte auch Beraterfunktion, wenn ich was nicht wusste im Umgang mit Menschen, nicht unbedingt bei den Hausaufgaben.
Wenn ich heute Probleme habe, mit meinem Chef, erzähle ich es ihm am Telefon.
Er hört gut zu, gibt kluge Tipps, er hat einen anderen Blick.

Seine Ratschläge sind sehr wichtig, immer noch.

Das ist sehr hilfreich, ich bin heute auch etwas kritischer was meinen Bruder angeht, ich habe eine eigene Meinung entwickelt, aber seine Ratschläge sind sehr wichtig, immer noch.

Th1: Was bedeutet das, jemand der wichtig ist, Ratschläge gibt?
Wenn ich ihn nicht hätte, würde ich mich sehr einsam fühlen – das habe ich zwischendurch getan – und unsicher. Ich brauche jemanden zum Rücksprache halten, das ist für mich sehr wichtig, ich brauche Bestätigung, ich bin eher ein unsicherer Typ.

Die Angst was falsch zu machen, ist sehr verbunden mit Unsicherheit, es sitzt tief.

Die Angst was falsch zu machen, ist sehr verbunden mit Unsicherheit, es sitzt tief.

Th1: Was bedeutet es, wenn man was falsch gemacht hat?
Liebesentzug, ich denke da an meinen Vater. Er war sehr streng, sehr ungerecht.
Mir ist ein Satz im Kopf: „Hätte ich euch bloß verlassen", das war ein ganz schlimmer Spruch.
Wenn man etwas nicht gemacht hat, wie er gewünscht hat, hat es geknallt, da gab es auch mal eine Ohrfeige.
Angst ist Angst vor Liebesentzug, Werteverlust, was ist man für den anderen wert? Verbunden damit sinkt der Wert.

Es bedeutet dann einsam zu sein, alleine und einsam, das ist eine Horrorvorstellung.

Es bedeutet dann einsam zu sein, alleine und einsam, das ist eine Horrorvorstellung, dass mich der Mensch, den ich liebe, verlässt.

Tod der Mutter.

Mir kommt spontan der Gedanke, damals und heute, ich denke, dass ich Schuldgefühle habe am Tod der Mutter.
Es ist Quatsch.

Ich beschuldige sie, wieso sie nicht den Lebenswillen hatte, ich weiß, es ist irrational.
Ich habe Angst, dass mich jemand noch mal so im Stich lässt.
Ich kann mich schlecht entscheiden.

Es lähmt mich eher, bringt mich davon ab zu handeln, dieses Gelähmtsein, was heute noch in mir ist.

Th1: Gelähmt sein?
Spontan würde ich sagen, es ist so eine Starre, unbeweglich zu sein, im Kopf.
Starre, so was wie ein Schock, der mich handlungsunfähig macht.

Th1: Schock?
Ich habe das Bild, dass sich der Erdboden öffnet, als würde ich in eine Falle fallen, gefangen sein, den Boden unter den Füßen verlieren, in dem Moment.
Den ich auch bei der Geburt meines Kindes verloren habe, ich habe tatsächlich mit so einer Reaktion nie gerechnet.
Nicht mit dem Tod der Mutter.
Nicht, dass die Geburt meines Kindes mich so mitnimmt.

Th1: Schildern Sie mal, den Boden unter den Füßen zu verlieren?
Sicherheit verlieren, hier zu stehen, verwurzelt, verankert, in der Herkunftsfamilie und in der neuen Familie.
Dass ich die Position, wo man steht, verloren habe.

Th1: Schildern Sie das?
In dem Moment ist es eine Entwurzelung, ich verliere meinen Standpunkt.
Es gibt Geborgenheit, gibt Sicherheit, wenn man weiß, wo man steht, auch Geborgenheit.
Was durch Schock, Entwurzeln, kaputt geht.

Th1: Wo gibt es das in der Natur?
Es erinnert mich an einen Baum, das trifft es nicht wirklich, es ist zu unbeweglich, zu starr.

Ich kann mich schlecht entscheiden.

Es bringt mich ab, zu handeln, dieses Gelähmtsein, was heute noch in mir ist.

So eine Starre, unbeweglich zu sein.

Wie ein Schock, der mich handlungsunfähig macht.

In eine Falle fallen, gefangen sein.

Den Boden unter den Füßen zu verlieren, in dem Moment.

Sicherheit verlieren, hier zu stehen, verwurzelt, verankert.

Dass ich die Position, wo man steht, verloren habe.

Eine Entwurzelung, ich verliere meinen Standpunkt.

Geborgenheit.

Was durch Schock, Entwurzeln, kaputt geht.

Es ist zu unbeweglich, zu starr.

Th1: Was noch?

Ich hatte das Bild von Füchsen im Kopf, eine Mutter mit Jungen, die Fuchshöhle, das war das Bild für Geborgenheit.

Th1: Wo kommt alles zusammen?

Vielleicht doch bei den Füchsen, in meiner Vorstellung, die in ausgehöhlten Wurzeln eines Baumes leben. Wird der umgerissen, ist der Schutz weg. Wenn man sie sich in einem Wurzelstamm vorstellt, geborgen, ein Sturm kommt, die Schutzhülle, die Wohnung, die Geborgenheit wird zerstört.

Die Kollegin hat an dieser Stelle die Anamnese unterbrochen und für sich erst einmal den roten Faden herausgearbeitet. Anschließend haben wir beide die Anamnese bis hierhin durchgesprochen. Die Kollegin hatte möglicherweise zu früh nach der Quelle gefragt. Zwar waren die Schlüsselsituationen ausführlich beleuchtet worden, aber die Empfindungsebene war noch nicht ausgelotet. Vielleicht lagen wichtige Puzzlesteine der inneren Bilder noch gar nicht auf dem Tisch.

Die Patientin hatte zum Schluss eine Analogie zu einem Baum und zu Füchsen in einem Bau unter dem Baum gezogen. Aber bislang war weder ein klares Pflanzenthema zu erkennen, noch die Geschichte eines Fuchses. Geschichten vom Fuchs handeln nach unserer Erfahrung vom Haushalt: Eine Metapher für den Bau, in dem der Fuchs lebt und sich um die tägliche Beschaffung der Nahrung kümmert. Auf tieferen Ebenen kommt dann die Angst zum Vorschein, dass jemand in den Bau guckt und die Jungen gefährdet, oder dass ein Familienmitglied nicht von der Jagd zurückkehrt, weil es verletzt oder selbst gejagt wurde.

Es war für uns also offen, ob die Patientin bereits auf der Quellenebene angelangt war.

Wir entschlossen uns daher, die Frage nach der Quelle noch einmal komplett zurückzustellen. Es hat sich bei solchen Unklarheiten immer wieder bewährt, erneut nach der Hauptbeschwerde zu fragen. Und von da aus noch einmal den Unregelmäßigkeiten zu folgen ... Erst wenn die verschiedenen ungewöhnlichen Aspekte des Mosaiks möglichst vollständig auf dem Tisch liegen, ist der Zeitpunkt gekommen, alle Punkte der Patientin in Ruhe vorzulesen und dann erst nach der Quelle selbst zu fragen.

So beginnt dieser Abschlussteil der Anamnese mit der klassischen Frage nach der Hauptbeschwerde. Das hilft dem Patienten, sich noch einmal zu sammeln, wenn er viel erzählt hat und dabei der rote Faden verloren gegangen ist:

Th2: Von allem was Sie erzählt oder nicht erzählt, geschrieben, oder nicht geschrieben haben, was ist das Gravierendste für Sie – das, von dem Sie sich am meisten wünschen, dass es sich durch die Behandlung ändert?

Diese Angst (nach der Geburt), nach dem zweiten Kind, in eine Depressionsphase zu kommen.

Th2: Es ist sicher schwer für Sie, noch einmal dahin zu gucken. Aber wenn das Gravierendste diese Depression ist, dann ist es wichtig, dass wir Sie verstehen, als ob wir sie selbst erleben.

Es ging drei bis vier Tage nach der (ersten) Geburt los, es kam ein Brief von meiner Schwester, sie hat gratuliert, rührend geschrieben, dass sie eine Kerze auf dem Friedhof aufgestellt hat.

Das hat mich richtig berührt, ich habe geweint, war getroffen, wie – es war mir damals nicht bewusst – wie ich in dem Moment meine Mutter vermisse, ihr gerne das Kind gezeigt hätte, eine Reaktion von ihr gehabt hätte.

Th2: Was bedeutete es, die Mutter so zu vermissen?

Viel Schmerz, ein Loch.

Viel Schmerz, ein Loch.

Th2: Was ist das für ein Loch?

Kälte, es fehlt jemand, der einen in den Arm nimmt, der da sitzt. Man weiß genau, noch jemand ist im Raum, jemand, der nur da ist, es braucht nicht viel Handlung oder Gespräch, nur die Anwesenheit.

Kälte, es fehlt jemand.

Th2: Was ist die genaue Erfahrung, wenn diese Anwesenheit da ist oder nicht da ist?

Es gibt ganz viel Trost, meine Mutter hat, wenn ich oft Bauchschmerzen hatte, mir den Bauch gestreichelt.

Die Fürsorge, jemand ist sicher da, der einen berührt, nach einem guckt, Fürsorge.

Die Fürsorge, jemand ist sicher da, der einen berührt, nach einem guckt, Fürsorge.

Th2: Stellen Sie sich einfach mal vor, Sie erklären einem Kind die Welt und zwar so, dass es das nicht vergisst! Sie erklären ihm: Was ist das Wesen von Fürsorge?

An dieser Stelle versuche ich die Patientin zu ermutigen, ihre eigenen Erfahrungen zu abstrahieren, also das Wesen der von ihr geschilderten Phänomene zu beschreiben, oder das bislang Geschilderte als Phänomen an sich zu erklären. Das hilft den Patienten, sich aus der Ebene der Schlüsselsituation (4) oder aus ihrer Empfindung (5) noch tiefer zu begeben.

Jemand ist da, wenn man ihn braucht: Sehr verantwortungsbewusst, er hat Interesse und Liebe dem anderen gegenüber.

Schutz, Geborgenheit.

Er hat Motive, sich Gedanken zu machen, Schutz, Geborgenheit zu vermitteln.

Es ist eine Seelenverwandtschaft, er spürt, was der andere braucht.

Es ist eine Seelenverwandtschaft, er spürt, was der andere braucht.
Dass er auch darauf reagiert.

Th2: Im weitesten Sinne und mal unabhängig von Ihnen selbst: Wenn sie Fürsorge und Schutz und Geborgenheit einem Kind als Grundphänomen erklären, was ist das dann: Geborgenheit, Schutz?

Die Gewissheit, dass da einer ist, der einen liebt.
Was den Schutz angeht, dass man in Sein und Handeln bestätigt wird.

Dass so wie man ist, man richtig ist.

Eine gewisse Sicherheit kriegt, dass so wie man ist, man richtig ist.

Die Patientin schildert, wie in allen bisherigen Anamnesen, dass ihr Hauptproblem mit dem Verlust der Mutter zusammenhängt. Sie schildert ein Schutzbedürfnis, die Sehnsucht nach Fürsorge und Geborgenheit. Die ungewöhnlichsten Bilder, die sie im Zusammenhang mit ihrem großen Kummer gebraucht, sind Kälte und Loch. So wiederhole ich die Frage danach, um zu gucken, ob sie von hier aus nicht einfach über das bisher in all den Jahren Gesagte hinausgehen wird.

Th2: Sie haben gesagt, es ist wie ein Loch und wie eine Kälte gewesen, schildern Sie mal dieses Loch und die Kälte?
Das kann ich schlecht.

Th2: Schildern sie mal ganz allgemein, unabhängig von Ihnen selbst: Loch, Kälte?
Abgewandtheit.
Eine Art Wunde, die nicht zugeheilt ist.

– Die Patientin weint –

Th2: Lassen sie es einfach laufen, das darf ruhig sein.

– Wir sitzen still und warten. Erst als die Patientin zur Ruhe gekommen ist, fragen wir vorsichtig weiter. –

Th2: Schildern Sie bitte mal diese Wunde, die nicht zugeheilt ist?

Ein Ort, an dem was rausgerissen ist.

– Handbewegung –

Der Ort ist mit einem anderen Teil verbunden.

Die anderen Teile wachsen so nicht zusammen.
Wenn Knochen brechen, wachsen die zusammen.

Das ist bei der Wunde nicht möglich.

Die Wunde ist eine Metapher für den Schmerz. Sie bezieht sich auf die Worte Loch und Kälte. Um die Patientin zu ermutigen, ganz genau zu erfassen und zu schildern was in ihr vorgeht, bitte ich sie, es so zu erzählen, dass wir es uns so genau vorstellen können, als ob wir es selbst erlebten. Das hilft dem anderen erfahrungsgemäß, immer plastischer, immer deutlicher die Bilder des eigenen Unbewussten ans Licht zu holen.

Th2: Gehen Sie dem mal weiter nach und schildern es uns so, als ob wir es selber erfahren: Da ist ein Ort, wo was rausgerissen ist, was mit anderen Teilen verbunden ist. Diese anderen Teile können nicht mehr richtig zusammenwachsen?

Wie Nervenzellen, wo ganz viele Axone verbunden sind.
Wenn eine Nervenzelle herausgerissen wird, wachsen die

Ein Ort, an dem was rausgerissen ist.

Der Ort, ist mit einem anderen Teil verbunden.

Das ist bei der Wunde nicht möglich ...

Wie Nervenzellen, wo ganz viele Axone verbunden sind. Wenn eine Nervenzelle herausgerissen wird, wachsen die nicht so zusammen, dass es wieder funktioniert.

nicht so zusammen, dass es wieder funktioniert.
Es ist alles ganz fein verästelt, jeder Ast saß an genau der richtigen Stelle vorher.

Es ist alles ganz fein verästelt.

Wenn das zusammenwächst, ist es ein neues System, weil die Verästelung ein anderes Bild ergibt.
Es ist durcheinander verwachsen.
Die Ordnung ist zerstört.

Wenn das zusammenwächst, ist es ein neues System.

Ich habe jetzt keine Ahnung mehr, wovon die Patientin spricht. Aber es ist offenbar für sie ein kontinuierlicher Zusammenhang. Wir nähern uns also offenbar der Welt der Quelle. Jetzt gilt es nur, so genau wie möglich den bereits eingeschlagenen Weg durch Wiederholung der zusammengehörenden Unregelmäßigkeiten zu verstärken.

Th2: Gehen Sie dem mal weiter nach. Es gibt etwas, was fein verästelt ist, und jeder Ast ist genau an seiner Stelle. Und wenn eins rausgerissen wird, dann ist es nicht wie vorher, weil es ein ganz anderes Bild ist und die Ordnung zerstört ist und es durch einander verwächst. Gehen Sie dem einfach weiter nach.

Dadurch, dass es ein anderes Gebilde ist, hat es auch eine andere Funktion, die Teile, die zurückbleiben, jede Nervenzelle, bekommt innerhalb des Gebildes eine neue Funktion.
Es muss eine Neuordnung her.
Eine neue Aufgabenverteilung.
Neue Verantwortlichkeiten.
Die Verantwortlichkeiten müssen umverteilt werden.
Jede Nervenzelle trägt Aufgaben dazu bei.

Dadurch, dass es ein anderes Gebilde ist, hat es auch eine andere Funktion, die Teile, die zurückbleiben.

Bekommt innerhalb des Gebildes eine neue Funktion.

Es muss eine Neuordnung her.

Eine neue Aufgabenverteilung.

Th2: Gehen Sie dem einfach weiter nach, ganz unabhängig von Ihnen selbst. Sie können sich dabei auch in die Natur hineinfühlen, in die belebte Welt oder auch in die Materie an sich.

Eine gewisse Schwerelosigkeit, in dem Moment, wo das andere rausgerissen ist.
Ein Schwebezustand, so lange, bis die anderen wieder verwachsen sind, sie sind nie mehr so verwachsen wie es war.

Es ist kein System, was weiterwächst, das in sich geschlossen bleibt, wenn die Verästelungen verwachsen sind, kommt keine Veränderung mehr, in dem Sinne, dass es in die Höhe strebt, in die Breite geht.
Starr sozusagen.
Es gibt wenig Bewegung in dem Gefüge.

Th2: Schildern Sie die Schwerelosigkeit, den Schwebezustand?

Der Zustand, wo die Verästelungen bestrebt sind, andere Enden zu finden, zusammenzuwachsen.

Wie eine Art Heilung.

Der Versuch der Heilung.

Die Enden, die verletzt sind, weil was weggerissen wurde, versuchen die anderen zu finden, zu verwachsen.

Jede Nervenzelle ist „allein", ohne Verbundenheit mit den anderen.
So meine ich das mit Schwebezustand: Mehr oder weniger allein.
Eine Neuorientierung muss her.

Neuorientierung ist oft ein Schlüsselwort der Silberreihe des Periodensystems, *Strontium* steht hier an 2. Stelle und sucht den Rat für genau diese Orientierung. Aber die Patientin spricht sonst ja inzwischen von Zellen. Ich gebe ihr das Wort Neuorientierung noch einmal zurück, um zu gucken, ob sie vielleicht von hier aus doch weiter voran geht in die unbelebte Natur und die Zellen zurücklässt als eine Metapher auf dem Weg in die tieferen Schichten.

Th2: Eine Neuorientierung?

Jede Zelle muss gucken, wo sie steht.

Ähnlich wie vorhin, welche Aufgaben zu übernehmen sind, wenn die Nervenzelle weg ist, so eine Art Standpunkt bestimmen.

Auch hier spiegele ich nur das neutrale Wort Standpunkt zurück, um der Patientin nicht von mir aus ein Reich vorzugeben.

Ein Schwebezustand, so lange, bis die anderen wieder verwachsen sind, sie sind nie mehr so verwachsen, wie sie waren.

Es ist kein System, was weiterwächst.

Wenn die Verästelungen verwachsen sind, kommt keine Veränderung mehr, in dem Sinne, dass es in die Höhe strebt, in die Breite geht.

Es gibt wenig Bewegung in dem Gefüge.

Die Enden, die verletzt sind, weil was weggerissen wurde, versuchen die anderen zu finden.

„Allein", ohne Verbundenheit mit den anderen.

Eine Neuorientierung muss her.

Welche Aufgaben zu übernehmen sind.

Th2: Den Standpunkt bestimmen, schildern Sie das mal weiter. Ganz allgemein, das Phänomen an sich?

Zu überlegen, in welchem Bezug man zu den anderen Zellen steht: Wie zu der Zelle, die rausgerissen wurde, was fehlt.
Eine Zelle hilft den anderen, leistet Vorarbeit, übernimmt was die andere nicht schafft.
Die Bestimmung, wie groß welche Zelle ist.
Wie viel und was die Einzelne übernimmt.

Von jeder noch so behutsam und neutral gestellten Frage kehrt die Patientin zu dem Bild der Zellen zurück. Das spricht dafür, dass die Quelle eher nicht im Mineralreich zu suchen ist. Ich greife also in meinen Fragen jetzt dieses durchgängige Bild der Zellen auf:

Th2: Schildern sie das mal weiter: Die Bestimmung, welche Zelle die schwächste ist – was bedeutet es, wenn sie bestimmt ist?

Vielleicht die Bestimmung, welche Zelle die schwächste ist.
Wenn ich an Standortbestimmung denke.

Th2: Die Bestimmung, welche Zelle die schwächste ist – was bedeutet es, wenn sie bestimmt ist?

Zu gucken, wer die meiste Zuwendung braucht, bzw. wohin die Äste am schnellsten wachsen müssen, weil die Äste, wenn sie verwachsen, einen gewissen Halt geben.
Das Bild des Kollabierens.
Die Zelle, die am schwächsten ist, wenn die keine Unterstützung bekommt, dass die dann an Starrheit, bzw. an Kraft verliert, in sich zusammenfällt.
Eher wie Muskeln und Knochen, dass das Gerüst weich wird.
Ich stelle mir vor, dass eine Zelle so umklappt, in der Hälfte nach vorne.

Th2: Es wird weich, wie ist es vorher?
Starr und gefüllt.
Th2: Und dann?
Wird sie weich, kollabiert und klappt zusammen.

Wer die meiste Zuwendung braucht, bzw. wohin die Äste am schnellsten wachsen müssen, weil die Äste, wenn sie verwachsen, einen gewissen Halt geben.

Das Bild des Kollabierens.

Die Zelle, die am schwächsten ist, wenn die keine Unterstützung bekommt, dass die dann an Starrheit, bzw. an Kraft verliert, in sich zusammenfällt.

Weich, kollabiert und klappt zusammen.

Ich habe weiter nicht die geringste Ahnung wovon die Rede ist, also greife ich in der nächsten Frage die neu hinzugekommenen Unregelmäßigkeiten auf. Offenbar wird die Beschreibung der Patientin über ihre inneren Bilder immer zusammenhängender, immer präziser und damit immer unverständlicher für mich ...

Th2: Schildern Sie das mal, da ist was, was starr ist und das wird weich und kollabiert. Wie ist das ganz genau?
Wie wenn einem die Beine weich werden.

Th2: Schildern Sie mal: Die Beine werden weich?
Kontrollverlust.
Wie wenn einem jemand den Boden unter den Füßen wegzieht.
Wie ohnmächtig.

Wie wenn einem jemand den Boden unter den Füßen wegzieht.

Th2: Schildern Sie: Der Boden wird unter den Füßen weggezogen, das Phänomen an sich?

Ich komme auf die Schwerelosigkeit zurück, mein Schwebezustand.

Ich komme auf die Schwerelosigkeit zurück, meinen Schwebezustand.

Th2: Schildern Sie mal, der Boden ist unter den Füßen weg, Schwerelosigkeit und Schwebezustand?

Dass man ganz weich wird.
Verbunden mit Bewusstlosigkeit.
Eine gewisse Elastizität.
Man kann mit dem Körper machen, was man möchte, eine gewisse Willenlosigkeit.
Es tut nicht weh, wenn einer die Extremitäten verbiegt, ganz elastisch, ohne Verdrehungserscheinungen.
Wie eine Art Gummipuppe.

Eine gewisse Elastizität.

Th2: Schildern Sie eine Gummipuppe?
Man kann damit alles machen, was man möchte.
Kein eigener Wille.

Man kann damit alles machen, was man möchte.

Th2: Kein eigener Wille?
Das bedeutet keine Meinung zu haben, Schwache.

Kein eigener Wille.

Man kann nichts bewirken nach außen hin.

Hat kein Ziel vor Augen.

Von außen beeinflussbar, kein Durchsetzungsvermögen.
Man kann nichts bewirken nach außen hin,
hat kein Ziel vor Augen.
Ein gewisser Opportunismus.

Th2: Opportunismus, schildern Sie das?

Im Sinne von beeinflussbar, wenn einer sagt, dies ist gut, dass man es für richtig hält und nicht in der Lage ist, sich sein eigenes Urteil zu machen.

Wenn man die momentane Meinung von jemand anderem unkritisch übernimmt.

Hier schließt sich der Kreis der Anamnese zu allen früheren Berichten, in denen die Patientin erzählt hatte, wie unsicher sie war und wie wichtig es immer wieder war, einen Berater zur Seite zu haben. Die charakteristischen Puzzlesteine liegen auf dem Tisch. Jetzt ist ein guter Zeitpunkt, alle diese Steine zusammenzufassen und nach der Quelle zu fragen.

Th2: Wir versuchen jetzt einen letzten Schritt mit Ihnen zu gehen. Dafür ist es gut, wenn Sie einfach eintauchen, in die Bilder, die von selbst aus Ihrem Unbewussten kommen. Sie brauchen nicht darüber nachzudenken. Sie können auch die Augen schließen. Dabei gilt: Egal, was kommt: Alles darf kommen. Ich lese Ihnen jetzt noch einmal vor, um welche Eigenschaften es geht:

Wo gibt es Folgendes im Bereich der belebten oder unbelebten Natur – in der Physik, der Chemie, bei den Pflanzen, bei den Tieren, oder in der Materie, im ganzen Universum – wo findet sich folgendes am allergenauesten wieder:

Es gibt etwas wie ein Gerüst, was weich werden kann und kollabieren. Es gibt etwas, was herausgerissen wird. Es gibt so etwas wie ein Loch, Kälte. Etwas war mit anderen Teilen verbunden, und das Herausreißen bewirkt, dass die anderen nicht zusammenwachsen, nicht in der alten Ordnung sind.

Verwachsen oder verbunden sein bedeutet, dass es funktioniert, es ist fein verbunden.

Diese ursprüngliche, alte Ordnung ist zerstört. Dadurch, dass ein Teil herausgerissen wurde, ist dieses Loch entstanden. Es muss eine Neuordnung her. Das Verwachsen bedeutet, dass es funktioniert. Es sind feine Verästelungen. Bis in die feinen Enden muss es nach dem Herausreißen wieder zusammenfinden. Es bleibt ein geschlossenes System. Es setzt kein Größen- oder Breitenwachstum ein. Kaum Bewegung ist in dem Gefüge, wenn diese neuen Verästelungen geschlossen sind. Das schwächste Glied, für das es am wichtigsten ist, dass diese neuen Verästelungen entstehen, ist in irgendeiner Form wie von außen beeinflussbar.

Es gibt einen Zustand von Schwerelosigkeit. Ist es ein Schwebezustand?

Ich dachte spontan an ein Pilzmycel.
Es muss was Organisches sein.

Ich habe mir Wucherungen vorgestellt, an einen Hutpilz gedacht.

Aber der Schwebezustand ... ich dachte es ist ein ganz anderer Pilz.

Was kleines unsichtbares.

Was mich stutzig macht ist das schwächste Glied.

Bei Pilz denke ich, alle Zellen sind im selben Niveau, dass keine der anderen übergeordnet ist – das stimmt an dem Punkt nicht.

Der Schwebezustand passt auch nicht richtig.
Eher so was wie Blutkörperchen.

Th2: Ich lese der Patientin noch einmal langsam die ganzen Unregelmäßigkeiten vor (siehe den gesamten Text der vorherigen Frage).

Es könnte was im Wasser sein wegen der Schwerelosigkeit.

Die Schwämme!

Es könnte was im Wasser sein wegen der Schwerelosigkeit.

Die Schwämme!

Th2: Starre, Unbeweglichkeit, ist das mit berücksichtigt bei den Punkten, die ich genannt habe?

Eher im Gegenteil, so einen Schwamm stelle ich mir überhaupt nicht starr vor, sondern ganz elastisch.

Th1: Dann war da noch: Die Sicherheit verlieren, die Entwurzelung?

Der Teil, der rausgerissen ist, die anderen Teile verlieren auch die Verankerung, sie sind in dem Moment haltlos, nicht verbunden.

Eigentlich zwei Entwurzelungen: Der Teil, der rausgerissen ist, die anderen Teile verlieren auch die Verankerung, sie sind in dem Moment haltlos, nicht verbunden.

Th1: Schildern Sie nochmal das mit dem eigenen Willen, die Meinung von jemandem anderen unkritisch zu übernehmen?

Willenlos, also da finde ich, da passt der Schwamm schon gut.

Willenlos, also da finde ich, da passt der Schwamm schon gut, den stelle ich mir tatsächlich als ein willenloses Gebilde vor, im Gegensatz zu einem Fisch, den verbinde ich mit Gehirn, mit Willen, das mache ich beim Schwamm nicht.

Th2: Schwämme, wie sehen die aus?

Weich, weiß, löchrig, sie schweben im Wasser.

Weich, weiß, löchrig, vielleicht größer als eine Faust, sie schweben im Wasser.

Ein anderer Gedanke ist ein Spinnennetz, nicht geerdet, da kann man ein Loch rein reißen, es wird provisorisch gestopft, es schwebt in der Luft mehr oder minder.

Th2: Was von allem hat am ehesten dieses rausgerissen sein, verästelt, Neuorientierung, es wird ein neues System, neue Aufgabenverteilung, Teile sind miteinander verbunden, ein Schwebezustand?

Am ehesten der Schwamm.

Der Patientin kam an dieser Stelle noch ein weiteres Bild, nämlich das Spinnennetz. Ich gebe ihr noch einmal wichtige Schlüsselbegriffe, damit sie auch dieses Bild ganz genau damit abgleichen kann, aber sie kehrt spontan zum Schwamm zurück.

Wir baten die Patientin, zuhause die Assoziationen aus ihrem Unbewussten weiterlaufen zu lassen und zu sehen, ob noch andere Bilder auftauchen würden. Eine Woche später rief sie an:

Mir ist nicht viel Neues eingefallen. Nachts, als ich aufgewacht bin, habe ich an den Schwamm gedacht, wegen der Starre: Schwämme als Badeschwamm werden starr, wenn sie trocknen. Der Schwamm hat sich erhärtet.

Wenn wir aus nächtlichem Schlummer erwachen, stehen uns die Bilder des Unbewussten leichter als sonst zur Verfügung. In diesem Zustand wird der Patientin klar, dass der Badeschwamm auch die starren Eigenschaften hat, neben den elastischen. Er passt also auch in dieser Eigenschaft mit allen anderen Bildern zusammen, die sie bereits den Schwämmen zugeordnet hatte.

Therapieverlauf:

Die Patientin erhielt von uns *Spongia tosta* LM 1. Darunter fühlte sie sich seelisch stabil und ihre Haut heilte vollständig ab.

Gegen Ende der Schwangerschaft lagerte sie an heißen Sommertagen sehr viel Wasser ein. Da es ihr aber weiter psychisch gut ging und die Haut stabil war, hatte sie sich damals nicht bei uns gemeldet.

Nach unserer Erfahrung wäre hier wahrscheinlich der ideale Zeitpunkt gewesen von der LM 1 auf die LM 2 umzusteigen.

Drei Tage nach der Geburt des Kindes nahm sie im Sommer 2006 eine C 200 ein, da sie sich psychisch plötzlich nicht mehr stabil fühlte. In den folgenden Nächten hatte sie drei Alpträume, in denen sie sich so hilflos fühlte, wie sie es in der Anamnese geschildert hatte. Sie war in diesen Tagen nah am Wasser gebaut.

Dann besserte sich ihr Zustand deutlich und sie verlebte ein ausgesprochen glückliches Wochenbett und eine schöne Zeit mit beiden Kindern. Gelegentlich gab es kleinere Stillprobleme, die aber schnell vorüber gingen. Maximal 5% ihrer alten Hautbeschwerden treten seither ab und an für 2-3 Tage auf und heilen spontan wieder ab.

Auch Beruf und Familie passen mit zwei kleinen Kindern und all dem damit verbundenen Tohuwabohu gut unter einen Hut.

Erst im Mai 2007 verschlechterte sich ihr Zustand drastisch: Der ältere Sohn war bockig auf dem Heimweg. Er kam zuhause die Treppe nicht mit hoch. Sie ging mit dem kleinen Bruder vor und lehnte die Wohnungstür an.

Der große Sohn sah nicht, dass die Tür angelehnt war und schlug gegen die Scheibe. Sie zerbrach und der Sohn trug eine **tiefe Schnittwunde** davon.

Die Patientin fühlte sich ohnmächtig, verzweifelt, wie unter einem Schock. Ihr Mann fuhr mit dem Kind in die Klinik. Die Wunde wurde genäht und heilte. Dennoch machte die Patientin sich Vorwürfe. Ihre Haut verschlechterte sich drastisch. Sie nahm jetzt, 10 ½ Monate nach der ersten Gabe, eine weitere C 200 ein.

Darunter besserte sich ihr Zustand sukzessive bis zum alten Wohlbefinden. Dieser Zustand eines ausgeprägten inneren und äußeren Wohlbefindens hält bis heute im April 2008 ohne jede weitere Mitteleinnahme an.

Der echte Badeschwamm ist zwar eine mineralische Struktur, aber anders als Erdöl, das wir auch synthetisch herstellen können, setzt diese Struktur für ihre Entstehung tierisches Leben unbedingt voraus. – Er entsteht also ähnlich wie ein Wirbelskelett oder ein anderes Organ, das sich ebenfalls nur in einem Wirbeltier oder in einem lebendigen Menschen entwickeln kann.

So leitet dieser letzte Fall aus dem unbelebten kosmischen Geschehen über in die Patientenerzählungen aus der belebten Natur auf der Erde. Solche *lebendigen Quellenberichte* werden im zweiten Band **„Das Leben entfaltet sich“** zusammengetragen.

Im Internet haben wir unter dem Stichwort Schwamm in der Wikipedia und bei DPA folgendes recherchiert:

Schwämme gehören ins Tierreich und hier zu den gewebelosen Vielzellern, das heißt sie sind eher eine Zusammenlagerung von einzelnen Zellen, als ein komplexer Organismus mit eigenständigen Organen. Schwämme strudeln ständig nährstoffhaltiges Wasser durch ihr innen angelegtes Gangsystem: Das Wasser dringt durch Poren in der äußeren Haut oder in der Deckschicht in die Gänge. Spezialisierte Geißelzellen sorgen dafür, dass ein Sog vorhanden ist, so dass ständig neues Wasser durch die inneren Kanäle gestrudelt wird. Diese Geißelzellen sind es auch, die die Nahrung aus dem Wasser aufnehmen und dann an andere Zellen weitergeben. Wenn sie gefüllt sind, wandeln sie sich in einfache Nährzellen um, dringen in die Mittelschicht ein und versorgen andere Zellen mit Nahrung. Es gibt also Zellen, die andere Zellen „mütterlich" versorgen.

Alle Schwämme haben ein sehr mineralstoffreiches Skelett.

Badeschwämme: In einer sogenannten Mazeration wird ihr Zellmaterial gelöst und herausgespült. Das Sponginskelett bleibt zurück und wird fortan als Badeschwamm verwandt.

Die Larve der Schwämme ist eine freischwimmende Blastula, die sich später mit ihrer Urmundregion am Boden festheftet und zum späteren Schwamm ausdifferenziert.

Schwämme haben eine Besonderheit, die sie von allen anderen Tieren unterscheidet:

Schneidet man einen Teil von einem Schwamm ab, oder wird er von der Strömung abgerissen, so können die unvermittelt voneinander isolierten Zellen wieder zusammenfinden und es kann ein neuer Schwamm entstehen.

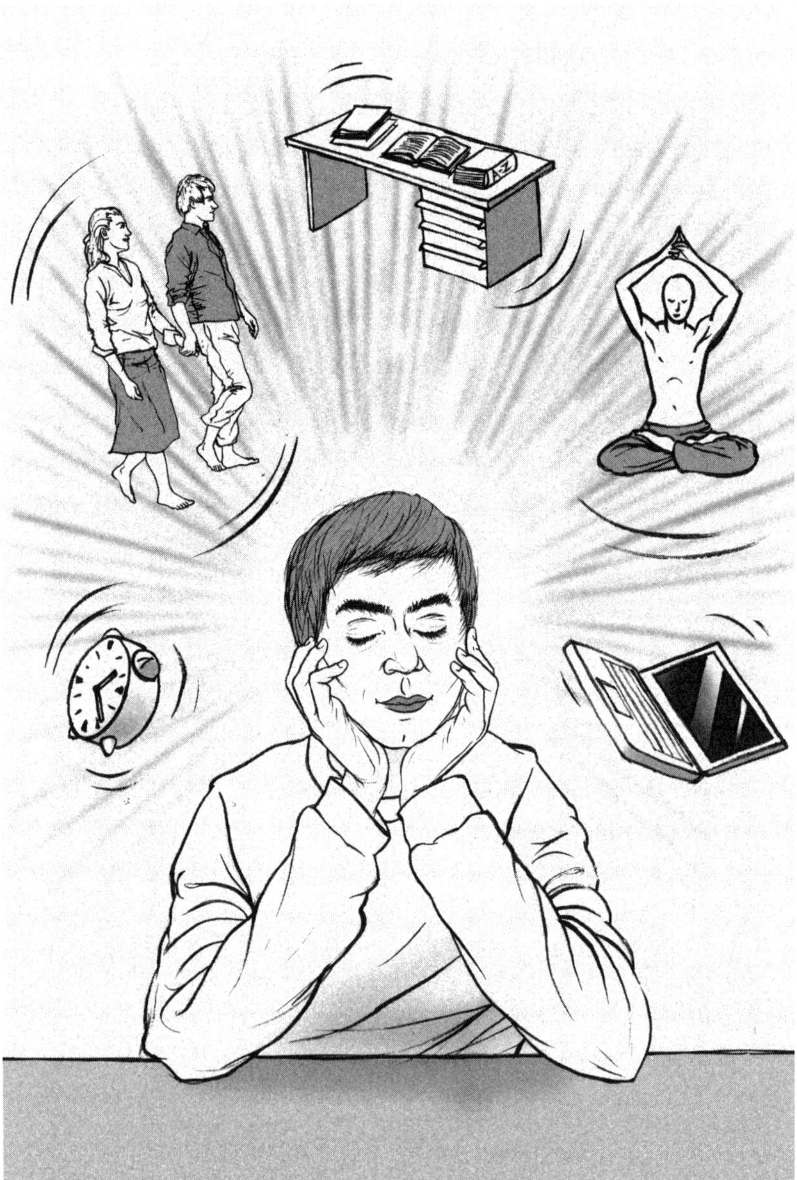

9
Quellenresonanz, Heilung und Persönlichkeit

> *„Wir müssen die Arzneimittel genauso zu erfassen suchen, wie wir unsere Freunde verstehen lernen: Als eine Persönlichkeit: Ein in ständigem Wandel begriffenes, komplexes Gebilde, das doch immer ein und dasselbe Leitmotiv spiegelt."*
>
> *Ceril Boger*

Schon eine kleine Erkältung lässt uns den Raum um uns herum, aber auch in uns anders erfassen: Plötzlich registrieren wir zum Beispiel jeden leichten Luftzug, – weil er etwa die innere Kälte oder auch Hitze verstärkt oder mildert.

Jede kleine oder größere Unpässlichkeit ist durch eine eigentümliche Wahrnehmung der Welt um uns herum gekennzeichnet, aber auch in uns. Diese Wahrnehmung ist für andere oft nicht ohne weiteres nachvollziehbar – so als wäre in unserem Erleben eine Abweichung von der allgemeinen Erfahrung erkennbar.

Wie die Patienten anschaulich schildern, sind solche eigentümlichen Wahrnehmungen Teil eines größeren Ganzen.

Was ist dieses Ganze?

In ganz verschiedenen Quellenanamnesen ergeben die einzelnen Fragmente der Erzählung der Patienten, ähnlich wie die zunächst bunt durcheinandergewürfelten Teile eines Puzzles, am Ende ein zusammenhängendes Mosaik. Unsere empirischen Untersuchungen weisen darauf hin, dass dieses Mosaik eine Struktur des Universums im Kontext ihrer natürlichen Umgebung abbildet.

Was sich in unserem Leben, – in unserem Alltag, oder in den Schlüsselsituationen, in den Krankheiten und im Gesundwerden an Empfindungen, Szenen, Dramen oder Märchen in uns abspielt – bei genauer Betrachtung spüren und sehen wir es unterlegt mit dem Grundmuster dieses Mosaiks.

Galileo stellte exemplarisch die menschliche Fähigkeit in Frage, die äußere Realität oder Wahrheit mit den eigenen Sinnen objektiv wahrzunehmen.

Er widersprach aufgrund seiner genauen Untersuchungen der tagtäglichen Beobachtung unserer natürlichen Sinnesorgane, dass die Sonne und alle Sterne des Firmaments um die Erdscheibe und damit auch um uns herum kreisen.

Immanuel Kant untersuchte diese wichtige, aber zunächst singuläre Erkenntnis auf ihre allgemeine Bedeutung hin. Er formulierte, dass wir die Welt keineswegs entlang ihrer tatsächlichen Gegebenheiten wahrnehmen, dass „unsere Anschauung sich also nicht nach den Gegenständen richtet, sondern wir die Gegenstände nach unserem Anschauungsvermögen". Es waren diese Gedanken, die nicht nur die Kirche und viele Zeitgenossen zutiefst verstörten, sie läuteten auch die Neuzeit mit ganz neuen Erkenntnissen und sicher auch neuen Irrtumsmöglichkeiten ein.

Der Dichter Heinrich von Kleist drückte Kants grundlegende menschliche Selbsterkenntnis, die das Zeitalter der Aufklärung einleitete und ihn zutiefst traf[38], so aus: „Wenn alle Menschen statt Augen grüne Gläser hätten, so würden sie urteilen müssen, die Gegenstände, welche sie dadurch erblicken sind grün, – und wie würden sie entscheiden können, ob ihr Auge ihnen die Dinge zeigt, wie sie sind, oder ob es nicht etwas hinzutut, was nicht ihnen, sondern dem Auge gehört. So ist es mit dem Verstande. Wir können nicht entscheiden, ob das, was wir Wahrheit nennen, Wahrheit ist, oder ob es uns nur so scheint."

Die Quellenanamnesen weisen darauf hin, dass in die Gläser, durch die wir die Welt betrachten und ganz „persönlich" erleben, ähnlich wie in die Fenstern alter Kirchen oder der Jugendstilhäuser nicht nur Farben, sondern sogar ein ganzes Muster eingelassen ist.

38 Zitiert aus einem Brief an seine Verlobte Wilhelmine von Zenge. Wie andere Zeitgenossen auch hat ihn dieser Gedanke tief verstört: und er schreibt weiter: „... wenn die Spitze dieses Gedankens Dein Herz nicht trifft, so lächle nicht über einen, der sich tief in seinem Innersten davon verwundet fühlt. Mein einziges, mein höchstes Ziel ist gesunken und ich habe nun keines mehr."

Eine Leitmelodie unter vielen Melodien

Dennoch ist es dem Menschen in einzigartiger Weise zu eigen, – wie ja gerade auch die Kant'schen und Kleist'schen Überlegungen selbst deutlich zeigen – sich über andere Zusammenhänge als nur die eigenen zu informieren, ja sich sogar in andere Zustände hineinzuversetzen.

Ein großer Teil menschlicher Aktivitäten wie etwa die Schauspielkunst oder die wissenschaftliche Forschung beruhen auf der Auseinandersetzung mit andersartigen, als nur der eigenen Seins- und Sichtweise.

Untersucht man die Entwicklung der menschlichen Kultur, so scheint es eine Hauptbeschäftigung des „Homo sapiens" zu sein, sich unaufhörlich Kenntnisse über Andere und über Anderes anzueignen und sich miteinander darüber auszutauschen. Dieses Bestreben, das Gemeinsame wie auch das Andere durch Worte und Bilder alleine und gemeinsam zu erfassen, hat die ganze moderne Medienlandschaft mit ihren unendlichen Facetten hervorgebracht.

Die unaufhörliche Beschäftigung mit dem, was es außer uns und unserer Erfahrung noch gibt, unterscheidet uns sehr deutlich von allen anderen Lebewesen auf diesem Planeten und ist uns als Menschen offenbar zu eigen.

In einer interessanten Diskussion mit Kollegen ging es neulich um die Frage, ob wir nicht alle viele verschiedene Zustände in uns tragen oder abbilden.

Das entspricht auch meiner Erfahrung.

Dennoch scheint es im Licht all der Patientenberichte, denen wir in den letzten Jahren so genau als uns irgend möglich zugehört haben, außer dem einen uns allen gemeinsamen, facettenreichen Muster „Menschsein" ein weiteres, jeweils individuelles Muster in jedem Einzelnen von uns zu geben. Ein Muster, zu dem wir unwillkürlich immer wieder zurückkehren. Von all den unendlich vielen möglichen Zuständen, in denen wir uns als Menschen befinden können, zu denen wir angeregt werden können, oder die wir sogar bewusst aufsuchen können, ist es derjenige, zu dem wir wie von selbst zurückfinden. Der sich einfach ohne großes Zutun wieder in uns einstellt.

In diesem Muster finden sich interessanterweise auch die Schnittstellen für unsere möglichen Erkrankungen.

Dass wir wie von selbst zu diesem Grundthema zurückkehren, bewirkt womöglich zweierlei:

1. Trotz der ungewöhnlichen Fähigkeit des Menschen, sich in verschiedenste Seinsweisen hineinzuversetzen, ermöglicht die Rückkehr in einen Grundzustand, eine stabile Kontinuität.

Ähnlich wie die Leitmelodie eines Musikstücks eine Einheit durch alle Spielläufe herstellt, ermöglicht ein solches Kontinuum es uns, eine eigenständige Persönlichkeit zu entwickeln mit allen dazugehörigen „Stärken und Schwächen".

2. Ein weiterer wichtiger Aspekt eines solchen immanenten Grundmusters lässt sich womöglich durch einen kurzen Exkurs in die Welt der Töne und der Physik genauer verstehen:

I. **Energie, Materie und Information**[1]

Der modernen Physik verdanken wir die Erkenntnis, dass der Kosmos aus Energie und Materie besteht, die sich ineinander umwandeln können. Die Umwandlung erfolgt entlang der berühmten Einstein'schen Formel: $E=m \cdot c^2$.

Neue Erkenntnisse weisen darauf hin, dass allem, was sich im Universum entweder als Energie oder als Materie manifestiert, physikalisch wahrscheinlich eine dritte Grundgröße: Information zugrunde liegt. Materie können wir entlang dieser Forschungen auch als auskondensierte Information oder als „gerinnenden Geist" verstehen.[2]

II. **Vom Kammerton „a": ein Grundton und Obertöne**

In der Musik erklingt ein- und immer derselbe Kammerton „a" in vielen Variationen, je nachdem, ob er auf dem Klavier, der Geige, der Orgel, der Oboe oder auf einem Kamm gespielt wird.

Was den ganz individuellen Klangcharakter des Tones „a" ausmacht, sind die jeweils von Instrument zu Instrument ganz verschiedenen Obertöne des einen immer gleichen Grundtones „a".

1 Näheres zu den Grundgrößen des Weltalls: Energie, Materie und Information siehe auch Seite 257 im Kapitel 12 über den Kosmos.

2 Siehe dazu Brigitte und Thomas Görnitz: Der kreative Kosmos, Materie und Geist aus Information.

Es gibt analog dazu ein uns selbstverständlich scheinendes Informationsmuster das wir alle, wahrscheinlich wirklich alle, von der sprichwörtlich genannten Liesel Müller bis hin zu Albert Einstein, von Saddam Hussein bis hin zu Mutter Teresa miteinander teilen, nämlich das Thema, die Leitmelodie ein „Mensch zu sein". Das Grundthema, ein Mensch zu sein, würde also im Musikbeispiel dem einheitlichen Kammerton „a" entsprechen.

Sowohl 2004 als auch 2007 haben wir in unserem Institut eine Prüfung von menschlichem Blut, *Sanguis humanum* durchgeführt. Sie brachten tatsächlich die universellen Themen und Probleme des Menschseins in eindrucksvoller Weise hervor. Diese wohl schwierigste, aber auch interessanteste Arzneiprüfung, an der meine Kollegen und ich je teilgenommen haben, wird ein zentrales Thema in einem weiteren Band von „Die Quelle spricht" sein.

Außerdem gibt es in jedem von uns noch einen zweiten Anteil unseres grundlegenden Informationsmusters: Dieser Teil ist der jeweiligen Persönlichkeit eigentümlich. Es ist der Anteil des Klangmusters, der die individuelle Persönlichkeit des Einzelnen entscheidend formt.

Dieses zweite Thema entspricht im Musikbeispiel den „Obertönen", die den spezifischen Klangcharakter des Instrumentes prägen.

Quellenthema und individuelles Talent

Einige Tage nach den zu Beginn dieses Buches erwähnten Recherchen über die Supernova, kam mir eine Ähnlichkeit dieser Fallaufnahme mit einigen anderen Anamnesen in den Sinn.

Der Patient hatte nämlich die Prozesse im schwarzen Loch und des radioaktiven Zerfalls keineswegs als gelernten Vortrag abgespult, sondern ganz allmählich Bild für Bild aus den Tiefen seines Vorbewussten und Unbewussten ans Licht geholt.

Eine andere Patientin, der ich *Lac equinum* in einem sehr klaren Rubrikenfall verordnet hatte, habe ich später persönlich sehr gut kennen gelernt. Dabei entdeckte ich, dass sie nicht nur Reitlehrerin war, sondern der Inbegriff einer „Pferdeflüsterin". Sie sprach und kommunizierte völlig mühelos mit jedwedem Pferd, und stand dabei doch „fest mit beiden Beinen auf dem Boden". Inzwischen bin ich Kaninchen- und Hundeflüsterern begegnet, die mich in einer Quellenanamnese tatsächlich genau zu dem entsprechenden Milchmittel hinführten.

Oder – der alte Herr, der das schwere Messing und die Herstellung falscher Münze schilderte – hatte er nicht seine besondere Begabung und seine Intuition eingesetzt und ein erstaunliches Vermögen an der Börse mit „virtuellem Geld" erworben? War hier nicht das besondere Potential des inneren Themas in die moderne Wirtschaftswelt übersetzt?

Ich kenne Berichte von Bergwerksleitern, die beschreiben, dass sie ganz genau wissen, oder vielmehr spüren, wie der Berg aufgebaut ist und wo die

Erzadern am besten abzubauen sind. Sie erfassen genau, wo der Stein Gefahren für die Arbeiter birgt, wie man ihn sichern muss und wo er „grollen könnte". Hier ist offenbar das innere Thema, die Resonanz zum Berg und zum Erz ganz unmittelbar in den Beruf, in ihre „Berufung" mit eingegangen.

Der Patient, der die Verhältnisse in der Supernova beschrieb, hat wahrscheinlich eine natürliche Begabung zum Astronomen oder Physiker. Interessanterweise gibt es ein Foto von Marie Curie, auf dem sie einer unserer *Radium bromatum* Patientinnen zum Verwechseln ähnlich sieht. Über Marie Curie wird immer wieder berichtet, dass sie jahrelang in einer übermenschlichen Anstrengung einen Topf mit Pechblende rührte, um daraus eine Substanz zu isolieren, von der sie „wusste" wie sie in wichtigen Merkmalen beschaffen sein würde, obwohl in diesen endlos langen und mühsamen Jahren die Substanz, der sie später den Namen *Radium bromatum* geben würde, noch völlig unbekannt war.

Beim einzelnen Menschen enthält dieses individuelle Thema nicht nur das Muster unserer möglichen Erkrankungen, es enthält – wie in den einzelnen Fall- und Mitteldokumentationen deutlich erkennbar wurde – auch unser ureigenes und besonderes Potential. Dieses Muster zeigt frappierenderweise eine Analogie, eine Art Resonanz zu einer anderen Struktur im Universum.

Dieses Leitmotiv ermöglicht dem Einzelnen also offenbar ein besonderes direktes oder indirektes Erkenntnis- oder Entwicklungspotential entlang der Struktur, zu der er in Resonanz steht. Es geht daher im Prozess der Heilung, also auf dem Weg hin zum „Holon" von Geist, Körper und Seele wohl eher nicht darum, dieses Thema „wegzunehmen", zu entfernen.

Wir sind, so vermute ich, genau entlang dieser spezifischen Leitmelodie und dem ihr „eigentümlichen" ganz besonderen Potential gemeint.

Allerdings wächst in einem tiefen Heilungsprozess über die Zeit die Fähigkeit, sich ganz anderen als nur dem eigenen Thema aufgeschlossen, neugierig und unvoreingenommen zuzuwenden.

Jedes Klangmuster aus „Grundton und Obertönen" in uns wird von der Umwelt, in der wir aufwachsen und leben, geformt und geprägt.

Wahrscheinlich entsteht aus diesem Zusammenspiel die wunderbare Vielfalt der menschlichen Talente und Ausdrucksweisen.

Poetisch gesprochen erwachen in uns die Strukturen des Universums ins Bewusstsein.

Was bedeutet Heilung?

"Gesundheit ist ein Zustand vollkommenen körperlichen, geistigen und sozialen Wohlbefindens und nicht die bloße Abwesenheit von Krankheit oder Unwohlsein." ... Ihr Kennzeichen ist „die Fähigkeit, harmonisch in einer sich verändernden Welt zu leben." WHO[39]

Bei einer Heilung, die durch ein homöopathisches Medikament ausgelöst wird, geht oft zuerst eine tiefgreifende Veränderung der Gemütsverfassung der nachfolgenden Gesundung des Körpers voraus.
Im Beispiel des jungen Mannes hat sich durch die Behandlung zuerst seine Wahrnehmung der Welt verändert. Ihr folgte die deutliche Besserung der körperlichen Pathologie, die innerhalb einiger Monate an seinen Augen zu einer vollständigen Ausheilung – einer Restitutio ad integrum – führte.
Schritt für Schritt hat er schließlich seinen Alltag umgestaltet und für sich auch in schwierigen Situationen, die früher für ihn ganz unerträglich schienen, eine erfüllte Lebensform gefunden.
Den Prozess des Gesundwerdens kennzeichnet nach meiner Erfahrung die wachsende Fähigkeit, wahrzunehmen, was tatsächlich in uns und da draußen los und möglich ist.
Anders gesagt: Eine neue Sichtweise kann sich öffnen, die uns befähigt, zu erkennen, welche Möglichkeiten uns die gerade jetzt gegebenen Verhältnisse geben oder welche sie in uns freisetzen können.

Meine eigene Erfahrung kann ich so in Worte fassen:
Wir können uns näherungsweise als ein Instrument in der Symphonie des Lebens verstehen. Offenbar neigen wir dazu, wie andere Instrumente auch, hin und wieder ordentlich zu verstimmen.
Ein homöopathisches Medikament, das diesem inneren Zustand entspricht, wirkt am ehesten wie ein genaues Stimmen auf einen ungestimmten Klangkörper.
Wir sind zudem auf wunderbare Weise Instrument und Musiker zugleich.
So kann – sobald das Instrument wieder gestimmt ist, der Ton, die Melodie unseres einmaligen Daseins in die gewaltige Symphonie des Lebens eintauchen, sich frei in ihr entfalten und erklingen.

39 Interessanterweise liegen die Definition von Gesundheit der WHO und Hahnemanns Schilderung der Dynamis (siehe Kapitel 5, Ebene 8) nicht sehr weit auseinander.

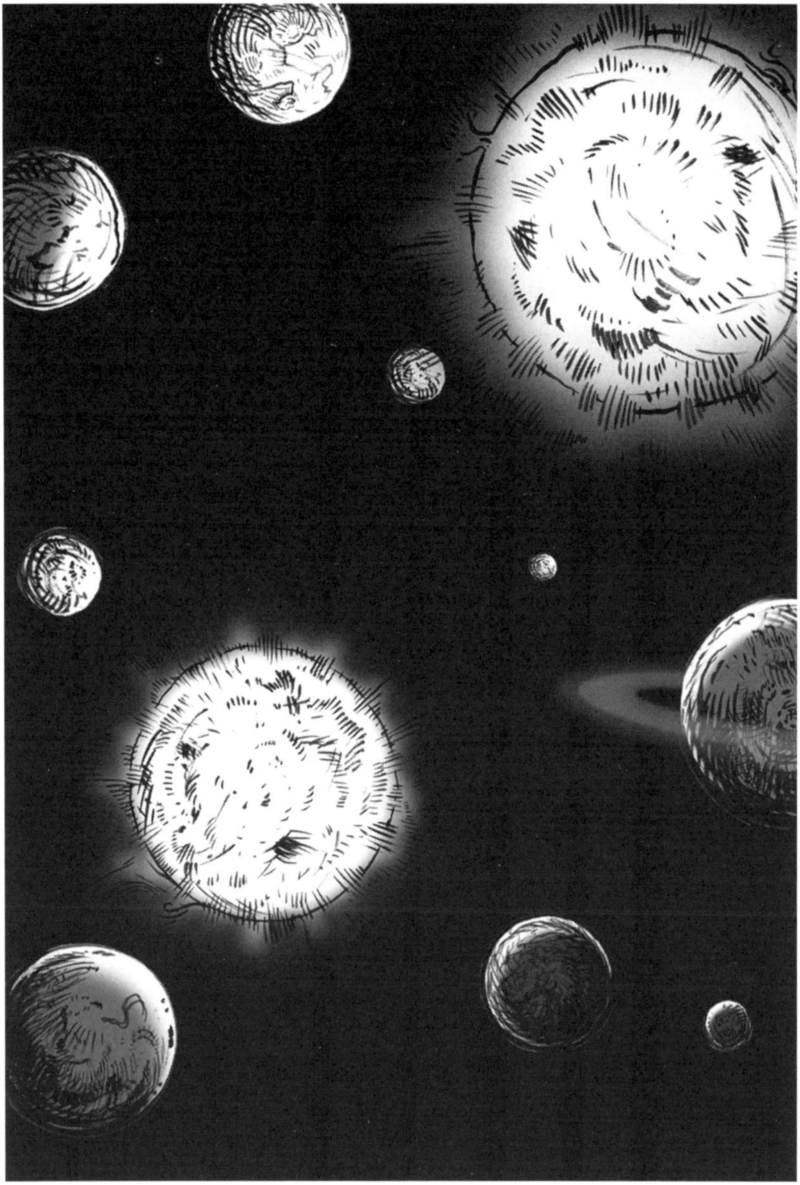

Die Analyse möglichst vieler Planeten und Monde und vor allem der einzelnen Lichtquellen selbst, lässt eine möglichst exakte Bestimmung zu, um welches Sonnensystem – oder um welchen einzelnen Stern, um welche Quelle es sich ganz genau handelt.

10
Über die Bedeutung der Quelle in der Homöopathie

*Quelle ist eine Quelle ... ist eine Quelle ... ist eine Quelle ...**

Quelle, Rubriken, Materia Medica, Delusionen, Empfindungen

Wie verhalten sich nun die verschiedenen homöopathischen Bestimmungsmethoden zum Arzneimittel selbst?

Homöopathische Arzneimittel werden und wurden entlang der bewährten Nachschlagewerke in der Materia Medica und den Repertorien bestimmt.

Außerdem gibt es Ansätze, das Arzneimittel anhand von Farbkombinationen, die der Patient auswählt, oder auch graphologisch entlang den Mustern seiner Handschrift aufzufinden.

Alle diese Methoden spiegeln wahrscheinlich verschiedene Aspekte des jeweiligen Quellenmusters wider.

Metaphorisch können wir uns das zum Beispiel so vorstellen, wie Planeten und Monde, die jeweils das Licht ihres Zentralgestirns, also der **Lichtquelle** in ihrem speziellen Sonnensystem reflektieren.

Das würde auch erklären, warum Verschreibungen, in denen der Bericht des Patienten Punkt für Punkt für Punkt und Detail für Detail für Detail in die verschiedensten Rubriken eines Arzneimittels übersetzbar war, im Grunde einen Quellenfall darstellt.

Bildlich gesprochen:

Die Analyse möglichst vieler Planeten und Monde lässt eine möglichst exakte Bestimmung zu, um welches Sonnensystem – um welche Lichtquelle es sich ganz genau handelt.

Verschreibungen, die ausschließlich eine einzelne oder nur wenige „Reflektionen des Lichtes" berücksichtigen, also z. B. nur auf wenigen Empfindungen oder einzelnen Rubriken beruhen, sind nach unseren Befunden ungenauer. Am exaktesten aber lässt sich, um im Bild zu bleiben, offenbar ein Sonnen-

* Frei nach: Rose is a rose is a rose is a rose, Gertude Stein in Geography and Plays, 1922 Sacred Emily

system studieren, wenn man den zentralen Stern, also den Verursacher, der das Licht abstrahlt, als ein Kernthema in die Untersuchung mit einbezieht.

Der Abgleich mit den verschiedenen Reflektionen des Lichtes durch mehrere Planeten und Monde ermöglicht eine ganz besondere Genauigkeit und verringert die Zahl der möglichen Irrtümer.

Die Quelle, das Simile-Prinzip und ihre physikalische Bestimmbarkeit

Die Entwicklung der Homöopathie fußt auf den empirischen Beobachtungen von Samuel Hahnemann und seinen Nachfolgern.

Hahnemanns rastloser Entdeckergeist hat in zahllosen Experimenten und geleitet durch Intuition, wahrscheinlich ein physikalisch-chemisches Grundprinzip entdeckt:

Das sukzessive Freisetzen der inhärenten Information einer Substanz durch ihr Verschütteln und Verdünnen.

1. Der Physiker Professor Fritz Albert Popp, der sich in umfangreichen Grundlagenversuchen mit der Physik des Lebendigen auseinandersetzt, geht davon aus, dass Wasser, wenn ihm eine Information hinzugegeben wird, diese Information in fürs Auge unsichtbare, stabile, kohärente Wellenmuster umsetzt – allerdings nur, wenn es dabei schnell genug bewegt wird.

Wenn sich Popps Hypothese als richtig erweist, bedeutet dies, dass die jeweilige Information als Wellenmuster im Wasser gespeichert ist.[1] Genau dieses von Popp geschilderte methodische Vorgehen entspricht dem von Hahnemann gefundenen Prinzip des sukzessiven Verschüttelns und Verdünnens einer Substanz.

2. Hahnemann erkannte, dass es sich bei einer auf diese Weise verschüttelten und verdünnten Substanz um ein Wirkprinzip handelt, das auf einen erkrankten Organismus einen Prozess in Richtung Heilung in Gang setzen kann.

3. In seinen Experimenten stellte er außerdem fest, dass jede Substanz, die nach den Regeln des Verschüttelns und Verdünnens aufbereitet wurde, im Gesunden eben die Symptome hervorrufen konnte, die sie bei einem Kranken heilen konnte.

1 Popp, mündliche Mitteilung

Diese Erkenntnis ist die Grundlage aller homöopathischen Arzneimittelprüfungen.

Hahnemann fasste diese Beobachtungen in dem berühmten Satz ***Similia Similibus Curentur*** zusammen: Gleiches wird von Gleichem geheilt.

Die Quelle ist nichts anderes als der jeweilige Ausgangsstoff, der verschüttelt und verdünnt wird.

Physikalische Bestimmbarkeit

Sicher wäre es ein großer Fortschritt für eine wissenschaftliche Erforschung unserer Methode, wenn wir die in der Homöopathie bislang empirisch entdeckten Phänomene des Simileprinzips auch messen könnten.

Die Untersuchungen des Physikers Fritz Albert Popp weisen darauf hin, dass Krankheit und Gesundheit durch spezifische elektromagnetische Schwingungsmuster charakterisiert sind. Allerdings müssen alle diese Versuche bisher an Pflanzen oder völlig unbewegten lebendigen Objekten wie Hühnereiern durchgeführt werden, weil die heutigen Messgeräte für die genaue und schnelle Erfassung dieser Schwingungen noch um den Faktor eine Million zu insensitiv sind. Ähnlich wie eine Fotographie im Dunkeln eine lange Belichtungszeit braucht, können bei diesen Schwingungen bis jetzt nur Messungen an einem lebenden Organismus durchgeführt werden, der sich über viele Stunden nicht bewegt.

Möglicherweise müssen wir eine endgültige Klärung also offen lassen, bis wir eines Tages die exakten elektromagnetischen Schwingungsmuster einzelner Patienten messen können und mit dem Schwingungsmuster einzelner homöopathischer Medikamente abgleichen können.

Zwei identische Schwingungen, die sich um 180 Grad phasenversetzt ausbreiten, löschen einander aus, wie die Sinus- und Cosinuswelle im Matheunterricht. Wären die beiden Schwingungsmuster von Patient und Arznei phasenversetzt identisch, so würde das mit einiger Wahrscheinlichkeit bedeuten, dass die betreffende Arznei tatsächlich das Simillimum zu dem Patientenzustand darstellt. Siehe dazu die Zeichnung auf Seite 248.

Schwingungsmuster von Arzneimitteln, die eine partielle Übereinstimmung mit dem Schwingungsmuster des Patienten aufweisen, könnten mit einer solchen Messmethode als mehr oder als weniger ähnlich zur Patientenschwingung erkannt und verstanden werden.

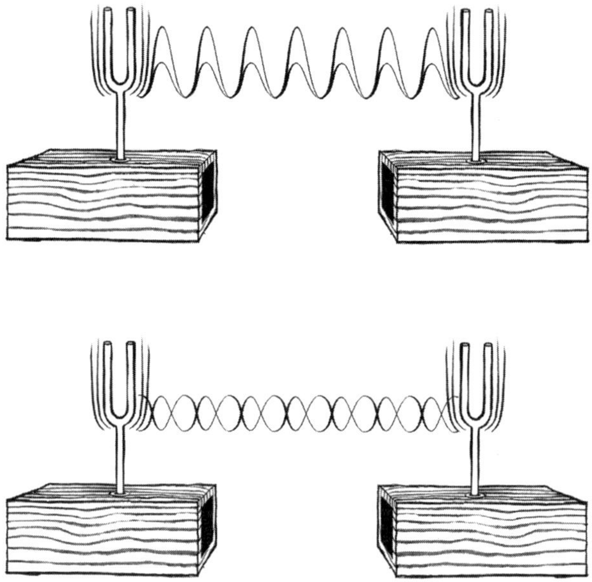

Modell einer Erstverschlimmerung und einer Heilung:

Im ersten Bild addieren sich zwei identische und phasengleiche Schwingungen, sie schaukeln sich also auf. Gibt man zu der gestörten Schwingung des Patienten dieselbe Schwingung phasengleich als Arzneimittel dazu, kommt es zu einer Erstverschlimmerung der Krankheitssymptome.

Im zweiten Bild neutralisieren sich zwei identische, aber phasenversetzte Schwingungen. Analog wird die gestörte Schwingung eines Patienten durch eine spiegelbildliche Resonanzschwingung ausgeglichen.

11
Vom kundigen Nichtwissen –

Inspiration für einen Paradigmenwechsel in der Medizin?

> *„Ich weiß, dass ich nichts weiß*
> *und kaum das"*
> *Karl Popper**

In Diskussionen über die Quellenmethode wird manchmal die Frage gestellt, ob sie den Patienten nicht zu einem bestimmten Arzneimittelbild „hinleiten" kann und ihn damit tatsächlich „ver- oder in die Irre leitet".

Uta Santos König hat sich auf der Linkskonferenz in Heidelberg im vergangenen Jahr sehr differenziert und kritisch mit der Rolle des homöopathischen Therapeuten und den bis heute anhaltenden homöopathisch-scholastischen Streitigkeiten auseinandergesetzt.

Dabei hat sie den jeweils ‚eigentümlichen' Anteil des Therapeuten für eine scheinbar objektive Mittelbestimmung herausgearbeitet. – Meines Erachtens ein wichtige und berechtigte Hinterfragung unserer Arbeitsweise.

Durch die ständige Supervisionsarbeit in Anamnesen, wie auch durch den Versuch der Erforschung meiner eigenen Irrwege, kann ich nur bestätigen: Die Gefahr des (Ver)-leitens besteht, – und zwar bei jedem Ansatz.

Wir können dem nur begegnen, indem wir versuchen, vollkommen offen zu bleiben für das, was der Patient tatsächlich erzählt. In jedem einzelnen Augenblick. Bis zum allerletzten Moment der Anamnese.

So banal es klingt, so schwer kann diese vollständige Öffnung sein:
Die größte Schwierigkeit liegt nach meiner Erfahrung darin, die eigene totale Ratlosigkeit auszuhalten, wenn man sich in der Geschichte des anderen schließlich überhaupt nicht mehr auskennt.

Und doch ist dies das sicherste Zeichen, dass sich der Patient der Beschreibung der Quelle selbst nähert und daher in die Sprache der ihr eigentümlichen Besonderheiten wechselt.

Da es in allen Kulturen zum Wesen eines guten Gespräches gehört, miteinander eine gemeinsame Verständnisebene zu suchen, fühlen wir uns als

* Titel eines Buches des (Wissenschafts-) Philosophen Karl Popper: Ich weiß, dass ich nichts weiß – und kaum das, Ullstein 1991

Therapeuten gerade an dieser Stelle unangenehm berührt. Wir verlieren am entscheidenden, uns unbekannten Punkt der Reise nicht nur fachlich allen Boden unter den Füßen. Zu allem Überfluss fühlen wir uns auch noch persönlich insuffizient, weil wir den anderen an diesem Punkt nicht einmal empathisch verstehen.

Und genau diese Stelle in der Anamnese bestätigt, dass die Richtung stimmt, dass das Ziel direkt vor uns liegt. – Wir brauchen nur ganz genau an dieser Stelle des Unwohlbefindens, der größten Ratlosigkeit zu bleiben und den Patienten ermutigen, genau hier weiter zu suchen. Denn hier liegt die größte Eigentümlichkeit der Erzählung, gerade hier kann seine ureigene Quelle „zum Sprudeln gebracht" werden.

Das Interessante an dieser Anamneseform ist es, dass wahrscheinlich erstmalig in der Geschichte der Medizin der Wissende der Patient ist, der Therapeut ist der hoffentlich Fachkundige, aber er bleibt, wenn die Anamnese tatsächlich gelingt, bis zum letzten Augenblick im besten Sinne der Nichtwissende.

Es war Gabriele Pelc, die uns im Sommer 2007 anregte, in der Göttinger Seminargruppe über diesen möglichen wichtigen Paradigmenwandel für die Medizin nachzudenken.[40]

40 Bei jeder anderen Art der Verschreibung – egal, ob sie auf Rubriken, Materia Medica, oder auf Empfindungscharts beruht – bestimmt der Behandler in einem oder in mehreren aufeinander folgenden Schritten das Arzneimittel. Die Gefahr des „Leitens" oder gar eines „Verleitens" des Patienten ist nach unserer Erfahrung deutlich größer.

12 Eine kurze Geschichte von der langen Entwicklung des Universums

Einleitung

Braucht ein Patient ein Arzneimittel kosmischen Ursprungs, so schildert er, wie die eindrucksvollen Beispiele zeigen, aus den Bildern seiner Seele die Prozesse des Werdens und Vergehens der Strukturen im Universum.

Wenn wir also mit den Mitteln heilen wollen, von denen dieses Buch berichtet, kommen wir um ein Verständnis kosmischer Prozesse nicht umhin. Weil die Patienten, die genau diese Heilmittel brauchen, uns aus den inneren Bildern ihres Unbewussten oft bis in winzige Details solche Ereignisse im All schildern werden – vorausgesetzt, wir haben sie mit unserem Bemühen, schnell ein hilfreiches Mittel zu finden, nicht allzu früh gestört.

Um für eine exakte Mittelbestimmung diese Bilder der Patienten mit den entsprechenden Erkenntnissen der Wissenschaft abzugleichen und zu überprüfen, stieß ich allerdings auf eine beachtliche Schwierigkeit:

Fast alle Bücher oder Enzyklopädien sind außerordentlich kompliziert formuliert. Kaum ein wissenschaftlicher Text ist verständlich für Laien geschrieben, ja ich vermute auch der

Groß und alt, dunkel und kalt

Weil unser Universum expandiert, muss es sich etliche Millionen Lichtjahre ausgedehnt haben, wenn es genug Zeit haben soll, die Bausteine des Lebens zu produzieren.

Ein Universum, das nur die Größe der Milchstrasse hätte, wäre kaum älter als einen Monat!

Wenn ein Ball aus Gas oder Strahlung expandiert, fällt die Temperatur proportional zu seiner Ausdehnung ab.

Ein Universum, das groß und alt genug ist, damit sich komplexe Bausteine bilden konnten, ist auch äußerst kalt und das Maß an Strahlung ist im Mittel so gering, dass der Himmel überall dunkel erscheint.

Das Universum hat die merkwürdige Eigenschaft, lebende Wesen auf die Gedanken zu bringen, seine ungewöhnlichen Eigenschaften seien dem Leben nicht förderlich.

Viele Eigenschaften des Universums – seine gewaltige Größe, sein hohes Alter, die Leere und Dunkelheit des Raumes – sind notwendige Bedingungen für die Existenz intelligenter Beobachter, wie wir selbst.

John D. Barrow [1]

1 aus John D. Barrow: Das 1x1 des Universums, neue Erkenntnisse über die Naturkonstanten, S. 111ff

eine oder andere Wissenschaftler hat mitunter seine liebe Not, sich durch unverständliche Formulierungen und unendliche Querverweise hindurchzuarbeiten. Das liegt zum einen daran, dass viele kosmische Phänomene den Boden unserer alltäglichen Erfahrung überschreiten oder sogar gänzlich sprengen. Zum anderen gilt in der wissenschaftlichen Welt mitunter ein besonders unverständlicher Vortrag als besonders schwierig und daher auch als besonders gekonnt.

Trotz dieser Schwierigkeiten habe ich in den letzten Jahren immer wieder versucht, die Erkenntnisse der modernen Quantenphysik und der heutigen Kosmologie genauer zu verstehen.

Da es wohl nicht die Freizeitbeschäftigung jedes Homöopathen werden kann, monate- oder jahrelang über den Kosmos und seine physikalischen Gesetze zu recherchieren, habe ich mich – während des Schreibens an diesem Buch – entschlossen, eine verständliche Einführung für unser Fachgebiet wenigstens zu versuchen. Vielleicht kann die eigene Recherche ja so anderen Patienten und ihren Therapeuten zugute kommen.

Das folgende Kondensat fasst daher in möglichst alltagsnaher Sprache Ergebnisse zusammen, die Astronomen und Geologen über mehrere Jahrhunderte zusammengetragen haben.

Die Erde ist, nach allem was wir bis heute wissen, ein möglicher, aber ein seltener Sonderfall im kosmischen Geschehen. Physikalisch gesprochen, ist sie ein Grenzfall des Universums, der gerade aufgrund seiner Grenzfallbedingungen Leben, so wie wir es kennen, hervorbringt. Fast alles, was wir also für „ganz normal" oder alltäglich halten, ist wohl eher eine wunderbare Ausnahme im universalen statistischen Mittel.

Und so kann ich, trotz allem Bemühen, Ihnen auch keinen Kosmos a la carte vorlegen, – einen, der in keinem Falle den Rahmen Ihrer und meiner bisherigen Erfahrung oder Ihres und meines Weltbildes übersteigt.

Ich glaube, die beste Möglichkeit uns kosmischen Phänomenen zu nähern, die zunächst schwer mit unserer Alltagserfahrung in Deckung zu bringen sind, ist: Sie einfach aufzunehmen, wie ein Kind, – spielerisch und neugierig und in der sicheren Gewissheit, dass die Welt, in die wir geboren wurden, voller Geheimnisse ist und immer bleibt.

So kann im Licht der Wissenschaft, wie im Dunkel der bleibenden Fragen, unser Blick in das nächtliche Firmament staunender, verwunderter werden, als er es ohnehin schon immer war.

Zur Auswahl der geschilderten Prozesse:

Die Auswahl der beschriebenen Prozesse orientiert sich an der Entfaltung des Universums selbst, soweit wir sie heute wissenschaftlich zu fassen meinen. Im Hintergrund aller Recherchen aber sind die Geschichten und Bilder der Patienten. Sie waren es ja, die mir für die geheimnisvollen Vorgänge im Universum Schritt für Schritt die Augen öffneten und die wissenschaftlichen Nachforschungen in Gang brachten.

So kommt es, dass einige kosmische Phänomene, die in den Anamnesen von verschiedenen Patienten besonders detailliert geschildert wurden, auch in dieser Einführung ausführlicher beleuchtet werden, als andere.

Beim Lesen und Hören all der Fachartikel, Bücher und Vorträge ist mir noch etwas deutlich geworden:

Ob nicht am Ende alle wissenschaftliche Neuerung eines Forschers, der etwas bisher Unbekanntes entdeckt oder versteht, mittelbar oder unmittelbar aus den eigenen intuitiv zugänglichen Formationen seines Unbewussten gespeist ist?[41]

Es hat mich sehr gefreut, dass diese Einführung von den Wissenschaftlern, die sie redigiert haben, so interessiert aufgenommen wurde. Vielleicht kann diese Arbeit in einer Zusammenschau mit den Fällen und Essenzen den einen oder anderen interessierten Wissenschaftler zu einer fruchtbaren Zusammenarbeit mit Homöopathen inspirieren.

41 Siehe dazu das Kapitel 9: Quellenthema und individuelles Talent.

Über die Entwicklung des Universums

Allegorisch könnte man sagen, dass sich das Universum aus dem „Nichts“ heraus auf seine heutige Größe „aufgeblasen“ hat. Viele wichtige Versuchsergebnisse sprechen dafür, dass dieses Weltall mit einem sogenannten Urknall explosionsartig aus einem ´Einsseienden´, einer Singularität heraus entstanden ist.[42]

Diese **Singularität** war noch ohne Masse, ohne Raum und ohne Zeit.

Verschiedene Astrophysiker gehen heute davon aus, dass es zumindest einen „Moment“ vor eben dem Augenblick „0“ gibt, über den sie erste Aussagen versuchen können:

In etwas, was wir als das „Davor“ oder als den „leeren Raum“ oder das absolute Nichts bezeichnen könnten, tritt eine Kraft auf. Sie hat offenbar die einzigartige Fähigkeit, im vollkommenen Vakuum entstehen und wirken zu können. Sie erzeugt ein Energiefeld, das sogenannte Higgsfeld. Die dort entstehenden Kräfte wirken schneller als das Licht.

Dass die Lichtgeschwindigkeit eine Konstante ist, die nach unseren heutigen Annahmen nicht überschritten werden kann, wird nämlich erst in dem späteren Universum gelten. Erst in ihm wird ein entsprechender Wirkungsraum und das sich darin ausbreitende Licht entstehen.

In genau dem Augenblick 0 beginnt die gewaltige Ausdehnung des Universums.

Der Augenblick des Urknalls ist ein dramatischer Phasenübergang: Die ungeheure Energie des Higgsfeldes kann ab diesem Punkt in Materie übergehen.

Ab genau dem ersten Augenblick „0“ entstehen Materie, Raum und Zeit gemeinsam.

In diesem Augenblick entsteht ein Universum mit den für uns erkennbaren Naturgesetzen. Nach und nach entwickeln sich die vier für uns erkennbaren Grundkräfte des Universums, die sukzessive alle weiteren physikalischen Erscheinungen im Universum steuern werden.

42 Zum Beispiel zeigt die Rotverschiebung des Lichtes der Galaxien stetig größer werdende Abstände zwischen sich voneinander entfernenden Galaxien an. Dies ist ein Hinweis auf eine Expansion des Kosmos.

Von den Grundkräften des Weltalls

Mindestens **vier Grundkräfte** liegen allem, was sich als Materie und Energie nach dem Urknall manifestiert hat und noch manifestieren wird, zugrunde:

- **Die Gravitation** bewirkt das Große: Immer anziehend führt sie die großräumigen Strukturen im All überhaupt erst zusammen: Als Gaswolken und später sogar als Sterne und ihre Planeten, als Supernovae und schwarze Löcher.

  Auf der Erde lernen wir den selbstverständlichen Umgang mit der Gravitation von frühester Kindheit an: Wir werden von ihr beeinflusst, wenn wir liegen, sitzen, krabbeln, stehen und laufen lernen. Die Stringtheorie vermutet, dass es so genannte Gravitonen gibt, die alles im All fadenartig („string") miteinander vernetzen.

  Wir halten diese geheimnisvolle Kraft, die möglicherweise alles im Universum miteinander verbindet, für völlig alltäglich. Die seltsam anmutenden Sprünge der ersten Astronauten auf dem Mond haben unser Bewusstsein geschärft, dass die uns völlig „normal" erscheinenden Schwerkraftwirkungen auf der Erde keineswegs überall genauso gelten.

- **Die starke Wechselwirkung** ist die stärkste der vier Kräfte und wirkt doch im Kleinen: Sie bewirkt, dass Teilchen, wie zum Beispiel Protonen, die sich eigentlich aufgrund ihrer Ladung abstoßen würden, dennoch in Atomkernen zusammengehalten werden.

  Nur auf der Basis dieser so zusammengehaltenen Atomkerne kann später die Vielfalt der materiellen Welt entstehen:

  Also die Sonnensysteme einschließlich der Planeten, aber auch alle materielle Grundlage für das Leben.

- **Die schwache Wechselwirkung** wirkt genau diesem Prozess einer immer größer werdenden Verdichtung von Masse in immer schwerer werdenden Atomkernen entgegen. Sie bewirkt bei hinreichend schweren Elementen deren radioaktiven Zerfall.

  Die schwache Wechselwirkung setzt also dem immer dichter und dichter und schwerer und schwerer Werden der Materie eine Kraft entgegen.

Das ist ein Prozess, der in der Supernova beginnt und sich überall fortsetzt, wo später im Weltall radioaktive Stoffe aus einer solchen Supernovaexplosion hingelangen.

Die schwache Wechselwirkung wirkt außerdem auch bei der Kernfusion in der Sonne mit. Im All ist sie also eine wichtige regulierende Kraft.

- **Die elektromagnetische Wechselwirkung** wird durch ein Lichtteilchen, das Photon übertragen.

  Im letzten Jahrhundert haben wir ihre Wirkmöglichkeiten auch auf der Erde entdeckt und für uns entfesselt: Sie bewirkt nämlich die Entstehung von Licht, Elektrizität, Magnetismus und begünstigt zahlreiche chemische Reaktionen. Sie ist auch die Grundlage für alle Elektronik und das sich gerade entwickelnde Informationszeitalter.

  Weitgehend unbekannt, aber noch viel spannender ist, dass diese Kraft die Vorgänge des Lebens selbst entscheidend reguliert. Versuche von Physikern, die die Physik des Lebendigen experimentell untersuchen, haben sie möglicherweise als steuernde Kraft aller Lebensprozesse entdeckt. Aus ihren Experimenten leiten sich auch die Erkenntnisse und Modelle ab, die die Wirkungsweise von homöopathischen Medikamenten erklären.

  Aber das ... ist ja eine ganz eigene Geschichte. Sie gehört in den zweiten Band über „Die Entfaltung des Lebens“ und damit noch nicht hierher.

Alle vier Grundkräfte gestalten also den fortlaufenden Prozess im Universum, der immer komplexere Erscheinungen und Strukturen hervorbringen wird, bis hin zur Entwicklung von Leben.

Von den Grundgrößen des Weltalls

Spätestens seit Albert Einstein sind außerdem vier Grundgrößen des Universums in unser allgemeines Bewusstsein aufgenommen: Energie, Materie, Raum und Zeit.

Die berühmteste physikalische Formel der Welt drückt die neu sich entfaltenden Möglichkeiten nach dem Urknall aus, nämlich:

Energie und Materie können in Raum und Zeit nach der Einstein'schen Formel ineinander übergehen.[43]

$$E=m \cdot c^2$$

Aber, damit nicht genug, – es gibt zunehmend Hinweise auf eine weitere mindestens genau so wichtige Grundgröße im Universum:

Energie und Materie aus Information

Eines der größten Geheimnisse des Universums halten wir für ganz alltäglich: Das Wesen der Materie.

Das meiste, was wir für ursolide Materie und daher für festes Material halten, besteht tatsächlich aus Bewegung. Selbst in den massivsten Bauwerken ist höchstens ein Zweihunderstel dessen, was wir angucken, anfassen, oder fühlen können, tatsächlich auch etwas, das wir auch als „feste Materie" verstehen können, nämlich Quarks. Alles andere ist reine Bewegung dieser Bestandteile des Atoms.

Was aber unterscheidet einen Berg von einem Haus, von einem Baum von einem Kleid, von Ihnen oder von mir? Die Quarks und Atome sind stets die gleichen.

Allem was ist, also allem, was sich im Weltall entweder als Energie oder als Materie ausdrückt, liegt nach heutiger Erkenntnis Information zugrunde:

Information löst nach den Erkenntnissen der Physiker Energien aus.

Energie ist alles, was Materie in Bewegung versetzen kann, also das, was im Universum eine Veränderung bewirkt.

43 Astronomische Messungen der letzten Jahre weisen darauf hin, dass die sogenannte barionische, also die uns bekannte, „normale" Materie möglicherweise nur 5% des universellen Geschehens ausmacht. Einige Forscher vermuten, dass 95 % des Weltalls aus für uns bisher nicht näher fassbarer „dunkler Materie und dunkler Energie" bestehen. „Stoff genug" also, um weiter zu forschen.

Letzten Endes gibt es bis heute noch keinen wissenschaftlich klar fassbaren Unterschied zwischen Energie und Materie.

Materie erweist sich je tiefer betrachtet, desto deutlicher auch als Bewegung.

Der Materie ist aber zueigen, dass sie einen stabilen Zustand anstrebt und sich so zunächst jeder Veränderung oder Bewegung widersetzt. So kann etwas entstehen, was wir als Form bezeichnen können.

Information kann eine Bedeutung, eine Gestalt einprägen.

Information kann außerdem von einem bewussten Geist verstanden werden.

Die innerste Struktur der Materie lässt sich auch als Quanteninformation verstehen.

Materie ist, bildlich gesprochen, in eine Gestalt hinein gerinnender Geist.[44]

„Solide" Materie wäre also je genauer wir hingucken,
nichts anderes als ausgeformte Information,
oder bildlich gesprochen „geronnener Geist".

Das Widersetzen der Materie gegen die Bewegung wird für uns neben der sich ausprägenden Gestalt auch als Reibung oder Widerstand erkennbar.

Auch Görnitz und von Weizsäcker gehen von einem Urknall als auslösendem Ereignis für diesen Kosmos und seine Erscheinungen aus.

Interessant sind andererseits die Überlegungen des australischen Physikers Reginal Cahill. Er legt dem Universum einen undramatischeren, aber nicht weniger geheimnisvollen Auslöser zugrunde:

Aus dem Nichts entsteht das All, ganz allmählich durch etwas wie Nachdenken.

Entsprechend entstünde auch unsere persönliche Wirklichkeit aus einem Bewusstsein.

Das würde bedeuten:

Alles manifestiert sich aus Bewusstsein durch noch unbekannte Grundbausteine, sogenannte Fraktale.

---

44 Diese Gedanken sind zitiert aus Gesprächen mit Professor Thomas Görnitz, und aus seinem Vortrag, den er anlässlich der ersten Göttinger Tagung „Science Meets Homoeopathy", im März 2005 in unserem Institut gehalten hat.

Unerwartete Versuchsergebnisse deuten an, dass auch hierin ein Teil der Wahrheit gefunden sein könnte:

Zufallsgeneratoren können von menschlichem Bewusstsein vom sonst reinen Zufallsgeschehen abgelenkt werden und zwar mit einer kleinen durchschnittlichen Wahrscheinlichkeit von 1 : 50 000.

Genaue Aufzeichnungen der letzten Jahre, an verschiedenen Zufallsgeneratoren auf der ganzen Welt, zeigen an bestimmten Tagen gleichzeitig deutliche Abweichungen vom sonst zufälligen Geschehen:

Zum Beispiel am 11.09.2001, wie auch in der Nacht des Jahreswechsels 1999-2000.

Es handelt sich dabei um Tage, an denen das Bewusstsein von Milliarden von Menschen von einem einzigen Ereignis entscheidend geprägt war. Offenbar ergibt diese gemeinsame Ausrichtung des Bewusstseins von weiten Teilen der Weltbevölkerung einen Niederschlag.

Er lenkt ein zufälliges und daher richtungsloses Geschehen in eine bestimmte Richtung ab.[45]

Wahrscheinlich enthalten alle diese verschiedenen physikalischen Konzepte von der Entstehung der Welt, jedes für sich, entscheidende Aspekte von der für uns erkennbaren Wahrheit.

Zurück zum Urknall:

Wenn es, wie viele Experimente nahe legen, für diesen Kosmos einen eindeutigen Anfangspunkt tatsächlich gegeben hätte, dann werden mögliche Aussagen über die Geschichte des Weltalls, kurz nach einem solchen Beginn deutlich präziser. Ganz allgemein scheint zu gelten:

- Jedes im Universum entstehende Teilchen hat offenbar ein ihm entsprechendes Gegenteilchen. Wenn die beiden aufeinandertreffen, können sie sich explosionsartig auslöschen.
- Aus der materiellen Gestalt entsteht so wieder Energie.

Warum hat sich dennoch nicht alles, was entsteht, kurz darauf wieder gegenseitig ausgelöscht?

45 Große Messreihen hierzu werden von der Forschergruppe GC Projekt um Professor Roger Nelson an der Universität Princeton durchgeführt. Die Datenströme von 37 Zufallsgeneratoren, die über die ganze Welt verteilt sind, werden aufgezeichnet und auf signifikante Abweichungen hin untersucht.

Dass dieses All sich überhaupt entwickeln konnte, muss unmittelbar nach dem Urknall an einem winzigen – nämlich einem Zehnmilliardstel – Überschuss von entstandener Materie zu der entsprechenden Antimaterie gelegen haben. Dieser unfassbar kleine Überschuss löste die ganze Entwicklung der für uns erfassbaren Welt, einschließlich uns selber in dieser Gestalt aus.

In Bruchteilen der allerersten Sekunde bildeten sich die Bausteine von späteren Protonen und Neutronen, die sogenannten Quarks. Es entstanden Elektronen und ihre exakten Antiteilchen, die Positronen.

Positronium: Das erste exotische Atom

Ein Positron und ein Elektron sind vollkommen identisch, bis auf die Ladung. Gemeinsam können sie einen ersten kurzlebigen Vorläufer des späteren Wasserstoffatoms, nämlich das Positronium bilden.

Wie alle Antiteilchen können das eine Positron im Kern des exotischen Atoms und das eine Elektron in seiner Schale einander anihilieren, also auslöschen. Das geschieht jeweils in wenigen Nanosekunden.

Ein Photon, ein frühes, winziges Lichtteilchen, wird dabei frei. Noch aber bleibt das Universum dunkel.

Vom Einfluss der Temperatur auf das Geschehen

Wärme entsteht durch Reibung von bewegter Materie.
Die Temperatur eines Raumes hängt von der Dichte seiner Teilchen ab. Das ist eine materielle Komponente. Genauso wichtig ist es, wie schnell sich diese Teilchen bewegen, also welche Energie ihnen eigen ist.
Die Temperatur des Alls war zu Beginn, als alle Energie und Materie von einem einzigen Punkt ihren Ausgang nahmen, unvorstellbar heiß.
Zunächst bildete sich alle Energie und Materie in einer Art dichtem Grundplasma, das sich allmählich weiter ausdehnte.
Die Temperatur sank dabei ständig weiter ab. Denn mit der Expansion wurde die Dichte der Teilchen einfach geringer.

Soweit wir heute wissen, entstanden mit dieser beginnenden Abkühlung noch in den ersten Sekunden des Alls die berühmten Quarks[46].

46 Alle Elektronen, Neutronen und Protonen bestehen aus verschiedenen Subteilen, den sogenannten Quarks.

Bildlich gesprochen „frieren“ die Elementarteilchen des Universums aus: Wie aus Wasserdampf beim Abkühlen Wasser und beim weiteren Kühlen Eis entsteht, so entstehen nach und nach die Teilchen im Universum. Aus ihnen setzten sich Protonen und Neutronen zusammen, also die Bausteine für spätere Atomkerne.

Kurz nach dem Urknall bewegte sich zunächst alles noch zu schnell, noch herrschten immerhin einige Trilliarden Grad Kelvin. Bei diesen Geschwindigkeiten können Elektronen noch kein stabiles Atom gemeinsam mit den Protonen und Neutronen bilden. Aber es entstanden schon die Atomkerne von Hydrogen (75%) und Helium (25%).

In Spuren bildeten sich auch schon die Kerne der beiden nächst schwereren Elemente Lithium und Beryllium.

Die Geburt des ersten Atoms

Es dauerte dann noch etwa 400 000 Jahre, bis die Temperatur auf 3000 Grad Kelvin gesunken war. Jetzt kamen Protonen und Elektronen soweit ‚zur Ruhe‘, dass die Protonen die ihnen entsprechenden Elektronen ‘einfangen’ konnten und so die ersten stabilen Atome entstanden: Insbesondere der Wasserstoff bildete sich – das Element Hydrogenium, mit je einem Proton im Kern und einem Elektron in der Schale.

75% der uns bekannten Materie des Universums bestanden bald aus gasförmigen Wasserstoff, 25% aus Helium.

Einzelne Gaswolken entwickelten sich.

Noch immer war das Universum dunkel.

Die Entkoppelung der Lichtstrahlung

Die Lichtteilchen, Photonen genannt, die seit dem Urknall ständig in den verschiedenen Umwandlungsprozessen entstanden waren, übertrugen ihre Energie an Materieteilchen, von denen sie ständig absorbiert und wieder abgegeben wurden.

Jetzt aber existierten erstmals stabile und nach außen neutrale Atome. Mit diesen Atomen fand eine solche Wechselwirkung kaum statt, so dass das Licht im leeren Raum erstmalig frei seinen Weg nehmen konnte, ohne gleich wieder absorbiert zu werden. Die vollkommen finstere Phase des Kosmos war damit zu Ende.

Sichtbares Licht entstand.

Sterne, Quasare und schwarze Löcher

Nun geriet die Materie stärker unter den Einfluss der **Gravitation**: Es ist eine der vier eingangs geschilderten Grundkräfte des Universums, welche die gesamte Entwicklung des Alls prägen. Unter dem anziehenden Einfluss dieser Kraft bilden sich immer größer werdende Strukturen aus.

Es entstanden gewaltige Materialwolken, die sich immer dichter zusammenlagerten. Dazwischen entwickelten sich freie Räume, durch die sich das Licht ungehindert über riesige Entfernungen ausbreiten konnte.

Die Gravitation verdichtete die Gaswolken weiter zu Klumpen, und so entstanden in den ersten Jahr-Milliarden ganz allmählich Sterne und mit ihnen Sternhaufen und Galaxien.

Frühe und sehr aktive Galaxien heißen auch Quasare. Sie bilden sich um ein schwarzes Loch.

Ein schwarzes Loch entsteht bei der Vereinigung von riesigen Massen auf den kleinsten Punkt.

Wie wir noch sehen werden, ist alle uns bislang bekannte Materie, die sich später im All entwickeln wird, mindestens einmal durch den „Zyklus einer Sternenentwicklung hindurchgegangen“. Das gilt für die schwereren Atome und für die Planeten und sogar für die elementaren chemischen Bausteine des Lebens selbst.

Auch die Sonne in unserem Planetensystem enthält solche schweren Elemente: Sie sind ein Recyclingprodukt aus den Überresten eines anderen früher verglühten Sternes.

Über die Sonne: Vom Werdegang eines Sterns

Die Sonne ist vermutlich vor 4,6 Milliarden Jahren aus einer riesigen Gas- und Staubwolke entstanden. Aufgrund der eigenen Schwerkraft zog sich diese Wolke immer dichter zusammen.

Die Sonne steht jetzt also kurz vor der Halbzeit ihrer geschätzten Lebensdauer von etwa elf Milliarden Jahren.

Was ihre Leuchtkraft angeht, liegt sie im Mittelfeld unserer Galaxie, salopp könnte man sagen, sie ist ein „Mittelklassestern". Daraus resultiert, dass die atomare Masse in ihrem Kern nicht so dicht gedrängt ist, wie in den großen und massereichen Sternen. Hierdurch wirken in der Sonne auch vergleichsweise gemäßigte Kräfte und Temperaturen. Sie triggern eine entsprechend langsamere Verbrennung von je zwei Wasserstoffatomen zu einem Heliumatom in einer Kernverschmelzungsreaktion. So kommt es, dass diese Sonne voraussichtlich noch **Milliarden** Jahre scheinen wird, während die Leuchtphase der großen und sich entsprechend schnell verzehrenden Sterne **nur in Jahrmillionen** zählt. Eine allmähliche Entwicklung wie die erstaunliche Entfaltung des Lebens auf dem Planeten Erde wäre in solcher Umgebung gar nicht möglich.

Vom Aufbau der Sonne

Bildlich gesprochen hat die Sonne einen schalenförmigen Aufbau, etwa vergleichbar einem Zwiebelmodell.
91% aller Atome sind Wasserstoff- und knapp 8% sind Heliumatome. Weniger als ein Prozent sind schwerere Elemente wie Eisen, Sauerstoff und Kohlenstoff. Diese schwereren Elemente stammen, wie erwähnt, aus einer vorausgegangenen Supernovaexplosion, also aus dem Ausbrennprozess eines anderen alten Sternes.
Alle diese Stoffe bilden bei gut 15 Millionen Grad das gasförmige Sonnenplasma.

Im Kern der Sonne, der nur gut 1% ihres Volumens ausmacht, sind durch die verdichtende Wirkung der Schwerkraft 50% der Masse zusammengeballt.

Durch diese hohe Dichte der Atome kommt es zu einer Temperatur von 15 Millionen Grad Kelvin. Eigentlich ist das viel zu kalt für Kernfusionen. Die positiv geladenen Protonen der Wasserstoffatome stoßen sich noch zu sehr ab. Aber da ein Proton sich bei genauem Hinsehen auch als eine Welle ohne ganz genauen Aufenthaltsort entpuppt, schwankt die jeweils abweisende Kraft an einem Ort um einen Mittelwert herum. Vergleichsweise selten können deshalb die abstoßenden Kräfte zwischen zwei Protonen an einer „momentanen Schwachstelle" dieser Kräfte durchtunnelt werden. Ab und an kann so doch eine Kernfusion von zwei Wasserstoffatomen und ihren zwei Protonen zu einem einzigen Heliumkern stattfinden. Der auf diese Weise verlangsamte Brennprozess sorgt für die besonders lange Lebensdauer dieses Sterns.

Da ein Heliumkern de facto weniger Masse darstellt als zwei Wasserstoffkerne, wird dieser Unterschied als Energie in Form von Lichtphotonen und Neutrinos frei.

Dieses Geschehen spiegelt sich in der Einstein'schen Umwandlungsformel von Materie und Energie wider:

$$\mathbf{E=m\cdot c^2}$$

Die Energien, die trotz dieser „sanften" Fusion immerhin noch in jeder einzelnen Sekunde in der solaren „Wasserstoffbombenreaktion" entstehen, würden den Energiebedarf der ganzen Welt jeweils für etwa eine Million Jahre decken.

Durch die Sonne zur Erde

Die entstandenen Lichtphotonen durchqueren mit Lichtgeschwindigkeit den Raum, sobald sie die Sonne verlassen haben.

Wie lange dauert wohl ihre Reise durch die Sonne und wie lange der Weg bis zur Erde?

8 Minuten nach Verlassen der Sonne erreicht das Photon die Erde.

Aber: Es sind durchschnittlich zehn Millionen Jahre seit der Entstehung des Photons vergangen, bis es die Sonne selbst passiert hat.[47] Der unendlich lange Weg eines Photons durch die Sonne erklärt sich damit, dass die Photonen immer wieder mit den dicht gelagerten Teilchen im Sonnenplasma zusammenstoßen, von ihnen aufgenommen und wieder abgegeben werden. Dabei verändert sich auch die Wellenlänge des Lichtteilchens.

Aus Gammastrahlung wird zunächst Röntgenstrahlung.

47 Dieses erstaunliche physikalische Phänomen spiegelt sich auch in den inneren Bildern und Erfahrungen von Patienten, siehe die Essenzen von Sol auf Seite 85.

Schließlich sendet die Sonne aus ungefähr 150 Millionen Kilometer Entfernung eben jene Farben des Lichtes aus, die die Bäume und Pflanzen auf der Erde in die Photosynthese umsetzen. Es entstehen die Spektralfarben, die auch unser Auge zu erfassen vermag.

Sonnenflecken

Die Sonne ist ein brodelnder Gasball. In ihren äußeren Schichten fließt das Sonnenmaterial in gewaltigen Strömen umher. Da das Sonnenmaterial stromleitend ist, entstehen wie bei einem Dynamo Magnetfelder. Sie sind, entsprechend den großen Kräften die ihnen zugrunde liegen, außerordentlich stark.
Für uns werden sie als „Sonnenflecken" sichtbar. Sie sind tausendmal stärker als die Magnetfelder auf der Erde.
Die Magnetfelder bewirken, dass insgesamt weniger Energie aus der Sonne nach außen dringt. Es sind ihre kühlsten und dunkelsten Zonen.
Etwa alle elf Jahre treten zahlreiche Sonnenflecken, sogenannte Sonnenfleckenmaxima gleichzeitig auf.

Der Sonnenzyklus

Alle elf Jahre polt sich das Magnetfeld der Sonne um. Es entstehen starke Magnetwinde mit entsprechend verstärkten elektromagnetischen Feldern. Es kommt zu Eruptionen von Materie, also zu gewaltigen Masseauswürfen aus der Sonne ins Weltall.
Die Magnetwinde erreichen auch die Erde. Sie stören auf ihrem Weg Satelliten und elektromagnetische Systeme.
Ihr Auftreten scheint auch mit der Rate der Herzinfarkte und sogar mit den Aktienkursen zu korrelieren. Allerdings bedürfen diese ersten Beobachtungen noch weitaus längerer Beobachtungszeiträume, um verifiziert zu werden.

Die Sonne als Klangkörper

Die Sonne pulsiert in verschiedenen Frequenzen. Sie ist von ihrem Aufbau einem Klangkörper vergleichbar und schwingt, bildlich gesprochen, wie eine riesige Glocke.
Weil das dazwischenliegende Universum zu wenig Materie enthält, um Schallwellen zu transportieren, können wir hier auf der Erde den Klang der Sonne nicht vernehmen.

Vom Ende einer Sonnenzeit

Nach etwa elf Milliarden Jahren versiegt voraussichtlich der Wasserstoffvorrat im Innern der Sonne.

Über verschiedene Stadien brennt sie aus:

Als **roter Riese** dehnt sie sich so weit aus, dass sie – von der Erde aus gesehen – fast den ganzen Himmel einnehmen würde.

Es kommt zum explosionsartigen **Heliumbrennen und Heliumblitzen**.

Sie erreicht nach diesen Schätzungen schließlich einen Durchmesser, der sich bis zur heutigen Erde ausdehnt.

Schließlich bleibt als strahlender Rest ein **weißer Zwerg** übrig. Er hat etwa die Größe der heutigen Erde.

Viele Milliarden Jahre später erlischt auch sein Leuchtfeuer und schließlich erinnert voraussichtlich nur noch ein **schwarzer Zwerg** an diese himmlische Episode.

Eine Supernova: Die Schmiede aller weiteren Entwicklung im All

Große, massereiche Sterne haben eine wesentlich kürzere Lebensdauer als unsere Sonne. Weil die Masse im Kern durch die Kraft der Gravitation ungleich dichter zusammengedrängt wird, läuft hier die Kernfusion der Protonen von Hydrogen zu Helium bereits in einigen Jahrmillionen ab. Wenn schließlich aller Wasserstoff zu Helium fusioniert ist, setzt das sogenannte Kohlenstoffbrennen ein: Helium fusioniert dabei weiter zu Kohlenstoff.

Ist auch das Helium aufgebraucht, können Fusionsreaktionen zu immer größeren Atomen einsetzen. Es entstehen uns gut bekannte Elemente wie Natrium, Magnesium, Aluminium, Phosphor, Chlor und Schwefel sowie Kalium und Calcium bis hin zum 26. Element, dem Eisen. Hier endet die Verdichtungskette zunächst.

Die Entstehung aller Elemente bis zum Eisen setzt in der Summe Energie frei. Wichtige Grundbausteine der späteren Entwicklung aller Planeten sind auf diese Weise im ausbrennenden Stern entstanden. Sie bilden aber auch die atomare Grundlage für alles später entstehende Leben auf unserem Planeten.

Schließlich beendet der Stern seine Existenz in einem kosmischen Feuerwerk, in einer Supernovaexplosion.

Die ungeheuren Kräfte, die dabei wirken, lassen jetzt alle Atome, die schwerer als Eisen sind, bis zum Ende des Periodensystems entstehen, wie zum Beispiel Kupfer, Zink, Iod, Silber, Gold und Blei. Alle diese Elemente verbrauchen Energie bei ihrer Bildung und können deshalb nur unter den Extrembedingungen der Supernova entstehen.

Die Supernovaexplosion verstreut nun auch die im Stern entstandene Materie im Weltall – ein Prozess, ohne den die spätere Entstehung von Planeten wie der Erde in einem anderen Sonnensystem undenkbar ist.

In den ebenfalls entstehenden radioaktiven Elementen bewirkt die schwache Wechselwirkung den nach ihrer Entstehung unmittelbar einsetzenden radioaktiven Zerfall.

Auch auf der Erde kommen noch Produkte aus den radioaktiven kosmischen Prozessen vor: In der sogenannten Pechblende, die in verschiedenen Gegenden im Bergbau gewonnen werden kann, finden sich kleine Mengen von Plutonium, Uran und von Radiumsalzen.

Die materielle Grundlage aller Stoffe auf der Erde, aber auch für alles hier entstehende Leben stammt ebenfalls aus „Recyclingprodukten" einer Supernovaexplosion. Doch da das Leben selbst äußerst stabile physikalische Grundbedingungen mit sehr engen und „wohltemperierten" Grenzbedingungen benötigt, kann es sich nur fern der explosiven und radioaktiven Extrembedingungen einer Supernova entwickeln.

Im Kosmos aber haben radioaktive Prozesse wichtige gestaltende Funktion. Sie bewirken, dass nicht alle Materie immer dichter und dichter, immer schwerer und schwerer wird.[48]

Eine meiner Patientinnen formulierte aus den Bildern ihrer Seele über die Bedeutung von Kernspaltung und Kernfusion:

„Die oben genannte Energie – der Kernfusion und der Radioaktivität – ist in ihrer Wirkung von dem Zeitmaß abhängig, in dem sie sich bewegt.

Ihre Intensität in unser Zeitmaß gespannt, wirkt tödlich, in das richtige Zeitmaß (in der Sonne oder in der Supernova) gespannt, wirkt sie schöpferisch, lebensgestaltend und zwar mit unvorstellbarer Wucht."

48 Siehe dazu auch die Zusammenfassung über die schwache Wechselwirkung auf Seite 255.

Damit kommen wir zu dem kleinen blauen Planeten:

Die Erde

Ähnlich wie andere Planeten, Monde und Asteroiden und Meteoriten, entstand die Erde vor etwa 4,6 Milliarden Jahren aus Abtrennungen festerer Bestandteile aus den sich mehr und mehr verdichtenden Sonnennebeln.

Es wird diskutiert, ob der Mond ein Absprengsel der Erde ist. Interessanterweise enthält Mondgestein, anders als das der Erde, kein Eisen.

Durch die Einwirkung der Gravitation formte sich die Erde näherungsweise zu einer Kugel.

70% ihrer Fläche sind von Wasser bedeckt.

Das Wasser stammt teils aus dem nach oben hin ausgasenden heißen Magma im Erdinnern, teils aus den Einschlägen riesiger Asteroiden in der frühen Phase der Erde. Ähnlich leitet sich auch die entstehende gasförmige Erdatmosphäre ab.

Über den Aufbau der Erde

Durch ihre eigene Schwerkraft sanken die schweren Elemente wie Eisen nach innen in das Zentrum der Erdkugel.

Leichtere Elemente wie Silicium, Aluminium und Sauerstoff stiegen hingegen nach oben.

Geologen vermuten, dass der eigentliche Kern der Erde vor allem aus Eisen, aber auch aus Nickel besteht. Andere diskutieren auch Uranvorkommen im Zentrum der Erde.

Die Erde ist schalenförmig aufgebaut. Anders als bei der Sonne sind die inneren Schalen aber mit fester Materie angefüllt:

Die Temperatur des „inneren Erdkernes“ wird aufgrund des hohen Druckes, den die darüber liegenden Schichten ausüben, auf etwa 5000 Grad Celsius geschätzt.

Darum herum liegt als nächste Schale der „äußere Erdkern“, der noch rund 4000 Grad warm ist.

Er besteht nach heutigem Wissen ebenfalls aus Eisen und Nickel.

Die nächste Schicht ist etwa 3000 Grad warm und heißt „unterer Erdmantel“. Er besteht aus Gesteinen, die durch den enormen Druck trotz der hohen Temperatur noch fest sind.

Darüber liegt der rund 1500 Grad warme „obere Erdmantel". Er besteht aus zähflüssigen und dünnflüssigen Gesteinen, denn auf ihm lastet nicht mehr ganz so hoher verdichtender Druck. Diese dünnflüssige Magma drängt wie ein kochender Brei, in gewaltigen Blasen nach oben. Magma sammelt sich in Erdkammern. Wird ihr Druck zu groß, so entstehen Risse und Spalten in der 20-100 km dicken „Erdkruste". Sie ist die alleräußerste Gesteinsschicht der Erde.

Durch den hohen Druck kommt es zu eruptiven Ausbrüchen.

Hier beginnt nach antikem Verständnis „Vulkanus' Königreich":

So bezeichneten die Römer den Gott des Feuers. Er schmiedete der Sage nach Waffen für die Götter gemeinsam mit den Zyklopen. Wurde er zornig, schleuderte er Lava und Gestein aus seiner unterirdischen Werkstatt.

Vulkane

Magma ist die flüssige brodelnde Masse im oberen Erdmantel.

Besteht sie zu mehr als 65% aus Kieselsäure, so ist sie beim Austritt als sogenannte „Lava" eher zähflüssig, aber sehr explosiv. Sie fließt langsam und bleibt dicht am Austrittsort. So entsteht ein relativ steiler **Schichtvulkan**, mit dicken, hohen Lavagesteinsschichten übereinander.

Ist der Kieselsäureanteil unter 50%, fließt die ausgetretene Lava rasch und weit. Es entsteht ein breiter schildförmiger Vulkan mit relativ dünnen einzelnen Lavaschichten, der sogenannte **Schildvulkan**.

Außer **Lava**, die unterschiedlich zusammengesetzt sein kann, können noch heiße **Schwefeldämpfe** oder kochendes, brodelndes Wasser austreten: Die sogenannten **Geysire**, oder auch **vulkanischer, dunkler, heißer Schlamm**.

Edelsteine

Beim Auskühlen von Magma können sogenannte Edelsteine entstehen:
Edelsteine haben verschiedene Entstehungsgeschichten.
Sie können entweder

- aus einem einheitlichen gasförmigen oder flüssigen Material zu Edelsteinen kristallisieren
- oder durch Gestaltumwandlung, also durch eine Metamorphose aus einem bestehenden Gestein gebildet werden.

  Solch eine Umwandlung geschieht entweder unter sehr hohem Druck, oder sehr hoher Temperatur, oder beides wirkt zusammen.

Zum Beispiel entstehen Diamanten unter solchen günstigen Bedingungen in großer Tiefe im Erdinnern und werden in vulkanischer Bewegung nach oben geschleudert.

Beispiele für Edelsteine sind:

Achat, Amazonit, Amethyst, Boji, Citrin, Diamant, Dolomit, Epidot, Falkenauge, Graphit, Hämatit, Inesit, Jade, Jaspis, Karneol, Lapislazuli, Malachit, Nauruit, Opal, Prehnit, Rhodochrosit, Smaragd, Sodalith, Tigerauge, Topas, Turmalin, Türkis, Uranocircit, Variscit, Wulfenit, Zirkon, Zoisit.

Meteoriten

Alle Meteoriten[49] haben einen interplanetaren Ursprungskörper:
Den **Meteoroid.**

Meteoroide sind Absprengsel von anderen Planeten, Asteroiden („Miniplaneten") oder den umgebenden Himmelskörpern, wie den Monden. Es dauert oft Millionen von Jahren bis ein solches Absprengsel die Erde erreicht.

Tritt er in die Erdatmosphäre ein, beginnt der Meteoroid durch die entstehende Reibung zu glühen und heißt nun **Meteor**. Verglüht er nicht schon in der Atmosphäre sondern erreicht die Erdoberfläche, wird er zum Meteoriten.

Meteoroide enthalten Material, das älter ist als unser Sonnensystem. Es stammt aus anderen ausgebrannten Sonnen.

Meteorite bestehen vor allem aus Silikatmineralen oder aus Eisennickelverbindungen.

Interessanterweise enthalten einige Meteorite Grundbausteine des Lebens, wie Aminosäuren und aromatische Kohlenwasserstoffe. Es wird in der Wissenschaft sogar diskutiert, ob ein Marsmeteorit fossile Überreste eines Bakteriums enthält.

Zum Schluss sei noch das Erdöl erwähnt.

49 Meteorit leitet sich von den griechischen Worten für „hoch in der Luft" ab.

Erdöl

Es besteht aus ca. 85% Kohlenstoff und 10% Wasserstoff, sowie Sauerstoff, Schwefel und Stickstoff in wechselnden Anteilen.

Es entstand über viele Jahrmillionen durch die Sedimentierung und Abteufung von organisch reichen Ozeanablagerungen.

Erdöl, Kohle und Gas sind wichtige Bodenschätze, die anders als andere Rohstoffe, erstmalig ein Folgeprodukt des Lebens sind.

Erdöl ist lipophil und damit leichter als Gestein und Salze, aber auch als Wasser.

Es steigt daher in den Schichten der Erde stets nach oben.

So kannten schon die Babylonier das sogenannte „Naphta“ und asphaltierten damit wichtige Straßen und Zufahrten zu ihren Tempeln. In ihren Gesetzeswerken wird der Umgang mit diesem kostbaren Rohstoff bereits 1875 vor Christus reglementiert!

Die Vorräte, die in unterirdischen Kammern in der Erde lagern, werden auf 1-3 Billionen Barrel geschätzt.

Erdöl wird meist über Bohrtürme gefördert, die bis zur erforderlichen Tiefe in die Lagerstätte hineinreichen. Bei Lagerstätten unter dem Meer werden Bohrinseln eingesetzt.

Erdöl wird in riesigen Pipelines befördert.

Erdöl ist der Grundstoff für Heizöl, die Kunststoffindustrie, die Herstellung von Computern, den Straßenbau, die chemische Industrie und Auto- und Flugbenzin.

Benzin besteht aus über 100 Kohlenwasserstoffen, wie Ether, Alkohol und Phenole. Es wird durch Destillation und Raffination aus Erdöl gewonnen.

Erdöl, Erdgas und Benzin sind mit der Globalisierung, mit dem modernen Lebenskomfort, mit enormen Profiten aber auch mit einem erstaunlich hohen Verschmutzungspotential verbunden.

Nandita Shah, die eine Arneimittelprüfung von dem Erdölderivat Benzin geleitet hat, hat vorgeschlagen, das **20. Jahrhundert als das „Erdölzeitalter“** zu bezeichnen.

Erdöl hat viel zur Lebensverlängerung der Menschheit beigetragen, viele Infektionskrankheiten, die noch vor 100 Jahren in den langen eisigen Wintern besonders Alte, Kinder oder Wöchnerinnen hinwegrafften, haben in der wohligen Wärme umfassend geheizter Häuser ihren Schrecken verloren.

Erdöl verbindet durch die modernen Reisemöglichkeiten die Länder und die Bevölkerungen der Welt. Durch den achtlosen Umgang mit dem schwarzen Gold wird die Erde jedoch so unbedacht aufgeheizt und von seinen Folgeprodukten so nachhaltig verschmutzt, dass von dieser Entwicklung das Leben selbst mittelbar bedroht scheint.

Leben

Nach dem erwähnten Asteroidenbombardement in der Frühphase begann sich unter dem Schutz der langsam entstehenden gasförmigen Erdatmosphäre, welche die Erde bis in eine Höhe von 640 km umgibt, eine Biosphäre zu entfalten.

Mit ihr nimmt die Entfaltung des Lebens ihren Lauf. Doch halt ..., das ist eine ganz neue Geschichte und von ihr soll später, nämlich im zweiten Band, die Rede sein.[50]

50 „Die Quelle spricht, Systematische Homöopathie II – Das Leben entfaltet sich."

Zum Abschluss dieses Buches
möchte ich das Wort an Max Planck geben.

In dem nach ihm benannten Institut habe ich meine wissenschaftlichen Lehrjahre verbracht.

Er erlebte 1945 sein letztes Lebensjahr hier in Göttingen in der sich neu entwickelnden Demokratie, nachdem er 1944 sein letztes Kind im Widerstand gegen die Nationalsozialisten verloren hatte.

> *Als Physiker, der sein ganzes Leben der nüchternen Wissenschaft, der Erforschung der Materie widmete, bin ich sicher von dem Verdacht frei, für einen Schwarmgeist gehalten zu werden.*
>
> *Und so sage ich nach der Erforschung des Atoms dieses: Es gibt keine Materie an sich.*
>
> *Alle Materie entsteht und besteht nur durch eine Kraft, welche die Atomteilchen in Schwingungen bringt und sie zum allerwinzigsten Sonnensystems des Alls zusammenhält.*
>
> *Da es im ganzen Weltall aber weder eine intelligente Kraft noch eine ewige Kraft gibt – es ist dem Menschen nicht gelungen, das heißersehnte Perpetuum mobile zu erfinden – so müssen wir hinter dieser Kraft einen bewussten Geist annehmen. Dieser Geist ist der Urgrund aller Materie. Nicht die sichtbare, aber vergängliche Materie ist das Reale, Wahre, Wirkliche – denn die Materie bestünde ohne den Geist nicht – sondern der unsichtbare, unsterbliche Geist ist das Wahre ... So scheue ich mich nicht, diesen geheimnisvollen Schöpfer ebenso zu benennen, wie ihn Kulturvölker der Erde früherer Jahrtausende genannt haben: Gott.*
>
> *Damit kommt der Physiker, der sich mit Materie zu befassen hat, vom Reiche des Stoffes in das Reich des Geistes. Und damit ist unsere Aufgabe zu Ende, und wir müssen unser Forschen weitergeben in die Hände der Philosophie.*[51]

51 Quelle: Archiv zur Geschichte der Max-Planck Gesellschaft, Abt. Va, Rep. 11 Planck, Nr. 1797

Der Quelle

aller Quellen zugeeignet

Danksagung

Mein erster und inniger Dank geht an meine Familie:

An meinen Mann Dr. **Wolfgang Brysch**, der – ohne Wenn, ohne Aber und ohne Unterbrechung allen meinen Fragen, den Mühen und den wahrscheinlich notwendigen Ratlosigkeiten auf dem Weg zum Trotz – an die Fortentwicklung der Quellenmethode von ihren ersten Anfängen an, so liebevoll und unbeirrbar, wie an dieses Buch geglaubt hat.

An meine Söhne **Mark-Alexander** und **Gregor Brysch**, und an **Eva Czernitzki** und **Anja Vellmer.** Ihr habt übersetzt, kritisiert, lektoriert, und wo nötig den Haushalt übernommen. Danke für's Zuhören, für's auf die Schippe oder in den Arm nehmen und für die Ermutigung.

Danke auch für's fröhliche Mitübersetzen, **Timo Buchholz.**

An meine Eltern Dres. **Georg Hermann** und **Alexandra Schlingensiepen**, die unseren Geist frei und mitunter auch mal quer zum allgemeinen Konsens wachsen ließen.
Ihre unbeirrbare Liebe fließt bis heute in all mein Tun und Lassen und so auch in diese Niederschrift mit ein.
An **Karl-Hermann, Georg Ferdinand** und **Reimar,** an **Margarethe** und **Sousan Schlingensiepen,** sowie **Frauke Luers** und **Renate** und **Richard Brysch,** die das Buch mit klugem Rat und ganz praktischer Tat gefördert haben.
Anna und **Josef Brändle, Ursula Pöppinghaus** und **Maria Heßler** danke ich für einen wunderbaren Rückzugsort zum Schreiben.

In Dank fühle ich mich zudem verbunden:
Dr. **Harry van der Zee,** der von 2005 bis heute meine Veröffentlichungen zur Quellenmethode nachdenklich und in bemerkenswerter Offenheit begleitet und meine Erkenntnisprozesse mit klugen Fragen und pointierten Formulierungen reicher werden ließ.
Dr. **Uta Santos König** für unsere interessanten Gespräche und die bei jedem Treffen erneuerte gemeinsame Suche nach einer uns gerade jetzt erkennbaren Wahrheit.
Mit Dr. **Jan Scholten** lässt sich nicht nur in frühen Morgenstunden durch das Labyrinth von Mumbai irren und dabei herrlich plaudern, philosophieren und die Homöopathie ins nächste Jahrhundert denken, - Jan danke ich

mit vielen anderen Kollegen die Wiederbelebung des wissenschaftlichen Geistes in der Homöopathie, der seit Hahnemanns und Herings Tagen mitunter geschlummert hat. Jans Entdeckung, dass das gesamte Reich der chemischen Elemente klaren homöopathischen Gesetzmäßigkeiten folgt, hat eine Zeitenwende in unserem Fachgebiet eingeleitet.

Dr. **Rajan Sankaran** hat mich von 1999 bis 2004 wie kein anderer in meiner homöopathischen Entwicklung gefördert. Es sind wohl um die 2000 Stunden, die ich in Bombay an seinen Anamnesen und gelegentlich auch an den nicht weniger prägenden Fallaufnahmen von **Divya Chabra**, von **Jayesh Shah** oder **Sudhir Baldota** teilhatte.

Welche Kunst der Rubrikenfindung und was für ein herausragender Umgang mit der Materia Medica konnten sich in ihren Praxen auf dem Fundament der indischen homöopathischen Hochschulausbildung entwickeln. Dazu kommt ihr forschender Geist, der alte und neue Konzepte verbindet und als Bombayschule zu einem unermüdlichen Impulsgeber für unsere Zunft geworden ist.

Herrn Magister **Robert Müntz** von Remedia und meinem Freund **Bob Lawrence** von Helios möchte ich danken für die exakte Herstellung möglicher und manchmal unmöglicher Quellenarzneien für alle diejenigen, denen diese Mittel eine bislang verschlossene Tür geöffnet haben.

Meinen wissenschaftlichen Lehrern und Gesprächspartnern:
Allen voran Professor **Otto Creutzfeldt**, der höchste Fachkenntnis als Hirnforscher mit einem heute meist nicht mehr für möglich gehaltenen Wissen und der Weisheit eines Universalgelehrten verband. Er hat in seiner für uns alle kurz erscheinenden Lebenszeit und in seiner ganz und gar unverwechselbarer Weise einen wunderbaren Weg für die Entfaltung seiner Schüler bereitet.

Den Quanten- und Astrophysikern Professor **Thomas Görnitz**, Professor **Arnulf Quadt**, PhD Dr. **Markus Roth**, Professor **Fritz Albert Popp**, sowie dem Geologen PhD Dr. **Georg Grathoff** und Herrn Dr. **Thomas Conrad** für den ausgesprochen anregenden geistigen Austausch, sowie ihre kritische Durchsicht der wissenschaftlichen Teile dieses Manuskripts.[51]

51 Wenn sich unserem gemeinsamen Bemühen zum Trotz eine wissenschaftliche Unstimmigkeit in der gedruckten Fassung findet, geht diese allerdings auf mein Konto.

Meinen Mitarbeiterinnen Dres. **Sabine Wörz, Ute Scheiber** und **Marion Schmidt,** sowie **Heidi Röder, Ingrid Schelper** und **Bettina Linn**. Sie haben Freiräume geschaffen, die die Entwicklung der Quellenmethode und das Schreiben des Buches zu einer „Wirklichkeit" werden ließen. Unsere ganz unterschiedliche langjährige und gute Zusammenarbeit ist in wichtigen Aspekten in dieses Buch mit eingeflossen.

Dres. **Herbert** und **Katrin Sigwart** und **Ulrich Welte** vom Narayana Verlag für den klaren Entschluss im Sommer 2007 ein Buch zu verlegen, von dem damals noch kein Wort geschrieben war. **Katrin Sigwart** danke ich die außergewöhnlich engagierte Betreuung auf dem Weg zum fertigen Skript. Bei **Ursula Heckert** möchte ich mich für die ihr eigene Umsicht bedanken, die in die sorgfältigen Korrekturen eingeflossen ist.

Der Medienwissenschaftlerin Professor **Friederike Herrmann** und dem Verleger **Joachim Kamphausen** für die lustigen und nachdenklichen Impulse zur Kunst des Schreibens.

Gabriele Pelc, und Dres. **Beate Hausmann, Jutta Steinacker, Ute Scheiber** und **Mechthild Merschemke Borchert** für die schönen Quellenfälle.
Dres. **Peter Stevens** und **Jutta Steinacker** für die gemeinsamen Erkenntnisprozesse in einer herrlichen homöopathischen Freundschaft.

Dem Zeichner **Till Christ**, der, obwohl er gerade an seiner Abschlussarbeit an der Berliner Kunsthochschule Weißensee ‚volle Kraft voraus' arbeitet, dennoch Zeit und Ideen für ausdrucksvolle Allegorien der ***homöopathischen Wirkweisen,*** für ***Leid*** und für ***Heilung*** gefunden hat.

Dem Buchsetzer **Christian Korn**, der in erstaunlicher Geduld und mit Liebe zum Detail dem Text diese schöne Form gegeben hat.

Dank sei zum Schluss **allen Patienten** gesagt, die gemeinsam mit unserem Team mögliche Wege zur Quelle entdeckt und wirklich „patiens" – geduldig – mit uns ausgelotet haben.
Mein ganz besonderer Dank aber gilt **den Patienten**, die ihre ganz persönliche Geschichte für uns alle in diesem Buch zur Verfügung gestellt haben.

Literatur-Empfehlung

Bücher

1. Barrow, John D.; Das 1x1 des Universums. Neue Erkenntnisse über die Naturkonstanten, 2004, Rowohlt Verlag, Hamburg
2. Chown, Marcus; Warum Gott doch würfelt. Über „schizophrene“ Atome und andere Merkwürdigkeiten aus der Quantenwelt, 2005, Deutscher Taschenbuch Verlag, München
3. Curie, Eve; Madame Curie, 1937, Fischer Taschenbuch Verlag, Frankfurt am Main
4. Freud, Sigmund; Vorlesungen zur Einführung in die Psychoanalyse, Bd. I, 1996, Fischer Verlag, Frankfurt am Main
5. Fritzsch, Harald; Eine Formel verändert die Welt, Newton, Einstein und die Relativitätstheorie, 1990, Piper Verlag, München
6. Fritzsch, Harald; Quarks. Urstoff unserer Welt. Aktualisierte Neuausgabe, 1992, Piper Verlag, München
7. Görnitz, Thomas und Brigitte; Der kreative Kosmos, Geist und Materie aus Information, 2006, Spektrum, Akademischer Verlag, Heidelberg
8. Görnitz, Thomas und Brigitte; Die Evolution des Geistigen. Quantenphysik – Bewusstsein – Religion, 2008, Vandenhoeck & Ruprecht, Göttingen
9. Goswami, Amit; Das Bewusste Universum, 1997, Lüchow Verlag, Stuttgart
10. Hahnemann, Samuel; Organon der Heilkunst, 6. Auflage, 2007, Narayana Verlag, Kandern
11. Jaffé, Aniela; Erinnerungen, Träume, Gedanken von C. G. Jung, 1979, Walter-Verlag, Olten
12. Jung, Carl Gustav; Wilhelm, Richard; Das Geheimnis der goldenen Blüte. Ein chinesisches Lebensbuch, 1986, Walter Verlag, Olten
13. Lama, Dalai; Die Welt in einem einzigen Atom. Meine Reise durch Wissenschaft und Buddhismus, 2005, Theseus Verlag, Berlin
14. Manoni, Octave; Freud, 1971, RORORO, Bildmonographien, Rowohlt Verlag, Hamburg

15. Randall, Lisa; Verborgene Universen. Eine Reise in den extradimensionalen Raum, 2006, S. Fischer Verlag, Frankfurt am Main
16. Sankaran, Rajan; Das geistige Prinzip der Homöopathie, 1995, Homoeopathic Medical Publishers, Bombay, deutscher Auslieferer Narayana Verlag, Kandern
17. Sankaran, Rajan; The Soul Of Remedies, 1997 (Die Seele der Heilmittel, 2000), Homoeopathic Medical Publishers, Bombay, deutscher Auslieferer Narayana Verlag, Kandern
18. Sankaran, Rajan; Die Empfindung in der Homöopathie, 2006, Homoeopathic Medical Publishers, Bombay, deutscher Auslieferer Narayana Verlag, Kandern
19. Schlingensiepen-Brysch, Irene; The Symptom, The Subconscious And The Source, Part I, Systematic Homoeopathy – An Unexpected Approximation To The Mystery Of The Soul, 2006, Homoeopathic Links, 3
20. Schlingensiepen-Brysch, Irene; The Symptom, The Subconscious And The Source, Systematic Homoeopathy, Part II, From The Chief Complaint To The Information Of The Remedy, 2006, Homoeopathic Links, 4
21. Schlingensiepen-Brysch, Irene; The Symptom, The Subconscious And The Source, Systematic Homeopathy Part III, An Unexpected Approximation To The Mystery Of The Soul, Illustrative Case and Final Conclusions, 2007, Homoeopathic Links, 1
22. Schlingensiepen-Brysch, Irene; About The Beginning Of Creation, 2007, Homoeopathic Links, 3,
23. Shah, Jayesh; Einblicke in das Periodensystem, 2006, Schröder Burmeister Verlag, Hamburg
24. Scholten, Jan; Geheime Lanthanide, Wege zur Unabhängigkeit, 2006, Narayana Verlag, Kandern
25. Scholten, Jan; Homöopathie und Minerale, 1994, Stichting Alonnissos, Utrecht, deutscher Auslieferer Narayana Verlag, Kandern
26. Scholten, Jan; Homöopathie und die Elemente, 1997, Stichting Alonnissos, Utrecht, deutscher Auslieferer Narayana Verlag, Kandern
27. Sheldrake, Rupert; Das schöpferische Universum. Die Theorie des morphogenetischen Feldes, 1983, Meyster Verlag, München

Internetrecherchen in der Wikipedia sowie in der Encyclopedia Britannica:

Asteroid
Betazerfall
Diamagnetismus
Diamant
Eisen
Eisenerz
Elektron
Erde
Erdatmosphäre
Erdöl
Erdspektroskopie
Geysir
Gold
Gravitation
Grundkräfte der Physik
Helium
Holon
Lebenskraft
Magnetismus
Messing
Meteorit
Mineralien
Motorenbenzin
Opal
Pauli-Prinzip
Photon
Positronium
Positron
Proton
Quellwasser
Schwache Wechselwirkung
Schwämme
Sonne
Strontium
Supernova
Urknall
Vulkan
Wasserstoff

Armin Seideneder
Heilmittelarchiv

Homöopathische Materia Medica

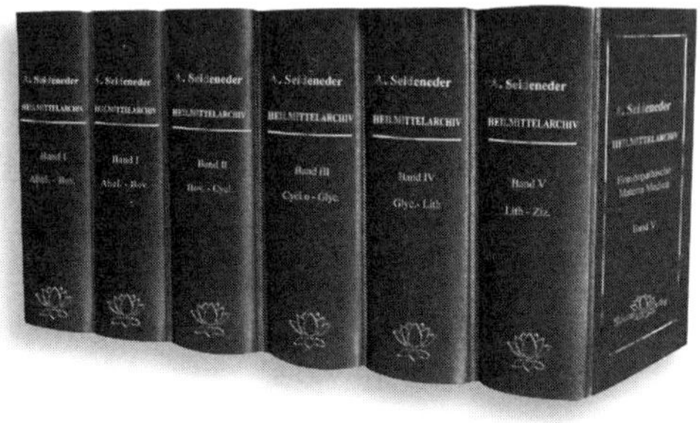

6 Bände, insgesamt 12.000 Seiten, geb., € 890.-

Neben den *Mitteldetails* ist Ende 2008 auch das fast doppelt so umfangreiche *Heilmittelarchiv* von Armin Seideneder erhältlich.

Dieses Monumentalwerk enthält 1.380 Arzneimittel und ist besonders durch relevante toxikologische Symptome und aussagekräftige Kasuistiken erweitert worden. Schwerpunkt ist hierbei die Dokumentation der homöopathischen Materia Medica des gesamten 19. Jahrhunderts.

Bereits 1992 forderte Klaus-Henning Gypser, „eine alle Primärquellen im Originalwortlaut enthaltende Materia medica homoeopathica zu schaffen". Das Ziel von Armin Seideneder war, eine möglichst komplette Sammlung aller homöopathischen Primärquellen zur Verfügung zu stellen. Dies ist ein großer Schritt in diese Richtung - es ist die wohl weltweit umfangreichste Sammlung dieser Art. Enthält die Essenz von über 500 verschiedenen Quellen wie Hahnemann, Bönninghausen, Hartlaub, Jahr, Hering, Guernsey, Lippe, sowie zahllosen Zeitschriften - alle vereint in einem Werk. Der Anschaffungspreis des Werks stellt somit nur einen Bruchteil des Gesamtwerts der Einzelwerke dar.

Für das *Heilmittelarchiv* wurde in erster Linie die deutschsprachige homöopathische Literatur bis 1900 dokumentiert, in Form von Arzneimittelprüfungen ebenso wie von Heilungsberichten und Erfahrungen. Neben vielen Einzeleinträgen wurden folgende Quellen weitgehendst eingearbeitet:

- Annalen der homöopathischen Klinik (Hartlaub + Trinks)
- Stapf´s Archiv für homöopathische Heilkunst
- Hygea - Zeitschrift für Heilkunst
- Practische Beiträge im Gebiete der Homöopathie (Thorer)
- Boger / Bönninghausen
- Allgemeine Homöopathische Zeitung (AHZ), Öster. Zeitschrift f. Homöopathie (ÖZH)
- Rückert („Klinische Erfahrungen")
- Jahr („Ausführlicher Symptomen-Kodex" und „Venerische Krankheiten")
- Hering („Amerikanische Prüfungen", „Condensed Materia Medica", sowie die „Guiding Symptoms of our Materia Medica")
- Wurmb „Homöopathisch-klinische Studien"
- Baehr; Helbig „Heraclides"
- Wolf „Homöopathische Erfahrungen"; Hale
- Zeitschrift des Berliner Vereins homöopathischer Ärzte

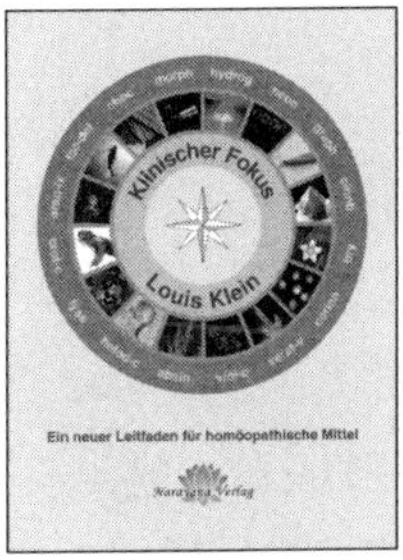

Louis Klein

Klinischer Fokus

292 Seiten, geb., € 39.-

27 interessante Mittel werden hier so neu und lebendig beschrieben, dass sie dem Leser wie treffend charakterisierte Menschen begegnen. Damit erkennt man sie auch leicht im Praxisalltag.
Neu geprüfte Mittel wie Wasserstoff, Neon, Regenwurm und Koriander sind darunter, doch auch alte Bekannte wie Bryonia, Graphit und Karbolsäure erscheinen in zeitgemäßem neuem Licht. Der Autor sichtete und 'fokussierte' das Rohmaterial der Prüfungssymptome mit Hilfe seiner klinischen Erfahrung. Dieser „klinische Fokus'"ist eine probate Methode, um zum Kern eines Mittels zu gelangen. Der Autor verglich seine besten klinischen Fälle eines Mittels und unterschied so, welche Prüfungssymptome die Idee des Mittels zum Ausdruck bringen und welche eher dem Prüfer als dem Mittel zuzuordnen sind. Völlig neue Mittel wie Helodrilus caliginosus (Regenwurm) und Loxosceles reclusa (Einsiedlerspinne) wurden von Louis Klein erstmals geprüft und in die Therapie eingeführt. Er sichtete auch sie nach der gleichen Methode und beschreibt sie hier ebenso leicht nachvollziehbar wie altbekannte Mittel.

"Lou's homöopathische Verschreibungen sind von unvergleichlicher Tiefe und Subtilität, und seine Arzneimittelkenntnisse sind enorm; dieses Buch sollte jeder Homöopath gelesen haben." Jan Scholten

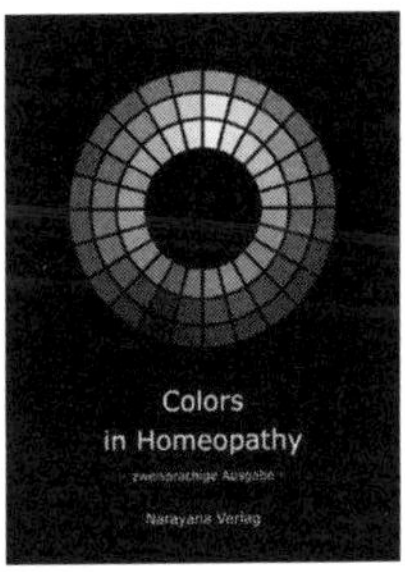

Ulrich Welte

Farben in der Homöopathie

Spiralbindung, 82 kartonierte Seiten -

120 Farbfelder - 14 Tabellen., 2-sprachige Ausgabe

(deutsch/englisch), € 58.-

Dieses Buch ist ein Farbrepertorium, an dem Jan Scholten aktiv mitgearbeitet und auch das Vorwort dazu geschrieben hat.
Die Farbvorliebe kann als direkter Ausdruck der inneren Verfassung des Patienten betrachtet werden. Damit ist sie ein signifikantes und spezifisches homöopathisches Symptom. In zahlreichen Fällen hat sie sich als Hinweisgeber oder als bestätigendes Symptom für die korrekte Diagnose eines Heilmittels nützlich gezeigt.

Die Farbvorliebe als homöopathisches Symptom wurde 1985 von H. V. Müller entdeckt. Die 120 Farben dieses Buches wurden erstmalig speziell nach homöopathischen Gesichtspunkten und klinischer Relevanz ausgesucht und gestatten nun die einfache und genaue Bestimmung der Farbvorliebe. Die entsprechenden Mittel kann man dann in einer Liste wie in einem Repertorium in gewohnter Weise nachschlagen. Sie umfasst in der gedruckten Version inzwischen mehr als 1000 gesicherte Mittel. 2. erweiterte Auflage.

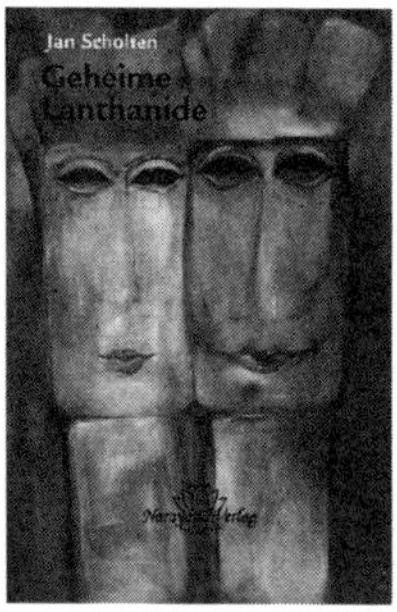

Jan Scholten
Geheime Lanthanide

Wege zur Unabhängigkeit
560 Seiten, geb., € 75.-

Jan Scholten hat hier ein Jahrhundertwerk der Homöopathie geschrieben, das unsere Medizin ebenso nachhaltig beeinflussen wird wie das Organon. Er schenkt uns hier nicht nur den lange verborgenen Schlüssel zur therapeutischen Anwendung der Seltenen Erden, sondern präsentiert uns gleichzeitig eine abgerundete Methodik zur Mittelfindung aller anderen Elemente des Periodensystems, deren allgemeine Tragweite für eine Gesamtsystematik der homöopathischen Mittel man erst zu ahnen beginnt. Nachdem die „Theorie der Elemente" gegen Ende des 20. Jahrhunderts allmählich eine Revolution in der Homöopathie auszulösen begann, krönt dieses neue Buch zum Beginn des neuen Jahrhunderts das begonnene Werk.

Es ist das konzentrierteste, rundeste und beste Werk des Autors. Es präsentiert eine völlig neu entdeckte Mittelgruppe, die den Arzneischatz der Homöopathie entscheidend bereichert. Die Lanthanide werden für die homöopathische Medizin bald ebenso unersetzlich sein, wie sie es seit Jahrzehnten für die moderne Technik geworden sind. Ein Hauptthema dieser Elemente ist die Selbstbestimmung und das innere Bedürfnis nach Unabhängigkeit, was auch ein Hauptthema unserer Zeit widerspiegelt.

In 79 Fallbeispielen wird gezeigt, dass viele schwer therapierbare Krankheiten unserer Zeit nun durch diese Mittel bessere Erfolgschancen haben: Autoimmunkrankheiten, Migräne, Legasthenie, zahlreiche Augenkrankheiten, chronische rheumatische Erkrankungen, Morbus Crohn und Colitis ulcerosa sind nur einige Indikationen.
Das Buch vertieft das Verständnis des gesamten Periodensystems. Allein der allgemeine Teil am Anfang wäre ein eigenes Buch wert gewesen und führt uns über die Theorie der Elemente zur Symbolsprache der Symptome, zu einem neuen Wertungsmaßstab klinischer Fälle, neue Anamnesetechniken, ein allgemeines Wissenschaftskapitel allerhöchster Güte, und eine Bewertung der verschiedenen Methoden der Arzneimittelprüfung. Den Abschluss bildet ein Kapitel mit den Prüfungssymptomen aller Lanthanide und ein besonders wertvoller Tabellenteil, der alle vorgestellten Themen im Überblick wiedergibt. Ein Meisterwerk!

"Jan Scholtens Entdeckung der Lanthanide als homöopathische Mittel hat uns weitere Werkzeuge zur Verfügung gestellt, um schwere Krankheiten erfolgreich zu behandeln. Nachdem ich seine ersten Seminare über die Lanthanide gehört habe und diese Mittel entsprechend einsetzte, bin ich von den Heilerfolgen begeistert" Louis Klein

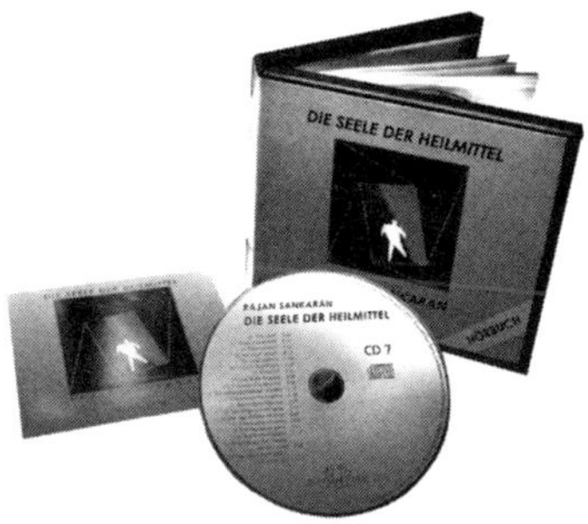

Rajan Sankaran
Die Seele der Heilmittel

7 CDs. Gesamtspieldauer 537 Minuten, € 85.-

Eine der beliebtesten Arzneimittellehren, in der Rajan Sankaran 100 wichtige Arzneimittel klar und konzentriert darstellt. Dabei wird vor allem der innere Zustand des Patienten und die Essenz des dazu passenden Arzneimittels herausgearbeitet.

Sankaran verliert sich nicht in detaillierten Symptomenbeschreibungen ohne erkennbaren Zusammenhang. Er versucht umkehrt den Kern oder „die Seele" des Heilmittels mit deren zentraler Verkennung der Lage zu verstehen. Davon ausgehend beschreibt er bildhaft und situativ die verschiedenen bekannten Facetten des Mittelbilds. So werden Symptome, die bisher oft nur als Fragmente auftauchten, verständlicher und lernbarer. Man versteht plötzlich das Mittel und behält es so auch lebhafter im Gedächtnis.

Nun ist diese wertvolle und äußerst beliebte Arzneimittellehre erstmals auch als Hörbuch erhältlich. In dieser modernen Form lernen inzwischen viele die Homöopathie gerne zuhause, und auch das Autofahren kann damit sogar im Stau zum Genuss werden! Das Hörbuch besteht aus 7 CDs mit 100 Arzneimittelbildern. Insgesamt ergeben sich damit ca. neun Stunden Hördauer.

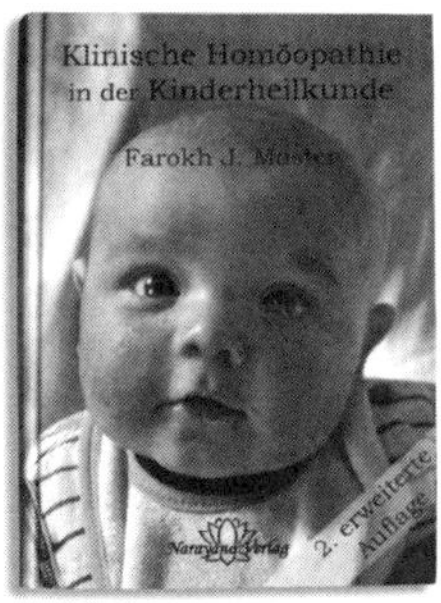

Farokh J Master
Klinische Homöopathie in der Kinderheilkunde

2. erweiterte Auflage, 820 Seiten, geb., € 79.-

Das Herzstück des Buches ist seine Arzneimittellehre, die mit 78 ausführlichen Arzneimitteldarstellungen umfassender ist als sämtliche vergleichbaren Werke der Kinderheilkunde. Jedes Mittel wird zuerst kurz charakterisiert, bevor es im Kopf-Fuß-Schema detailliert beschrieben wird. Diese vorangestellten Schlüsselsymptome sind grau unterlegt. Damit wird ein rasches Nachschlagen in der Praxis erleichtert. Auch kann man so die Essenzen der Mittel leichter lernen. Die große pädiatrische Erfahrung des Autors schlägt sich in der Darstellung der Mittel nieder, denn er schildert sie so, wie er sie selbst klinisch beobachtet hat. Der theoretische Teil des Werks schildert die Stadien der kindlichen Entwicklung und stellt viele wichtige Details für die Behandlung von Kindern dar. Den abschließenden Teil bildet ein klinisches Repertorium, das die Auffindung der Mittel erleichtert. Das Buch ist damit ein abgerundetes Werk und in seiner Art einzigartig.

„Das umfassendste homöopathische Buch der Kinderheilkunde, das ich kenne"

M. Norland

Titel von Massimo Mangialavori

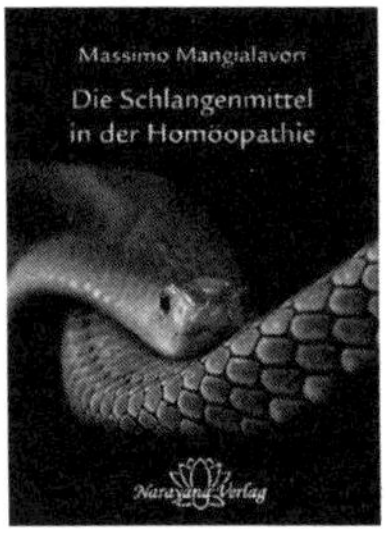

Die Schlangenmittel

Wissen, Versuchung und Verlassensein

248 Seiten., geb., € 48.-

In seiner charismatischen und klugen Art zeichnet der erfolgreiche italienische Homöopath Massimo Mangialavori 19 Patientenschicksale auf, die mit Hilfe eines Schlangenmittels oder verwandten Mitteln geheilt werden konnten, und welche er dem gemeinsamen Thema von Wissen, Versuchung und Verlassensein zuordnet. Neben Schlangenmitteln wie Lachesis, Cenchris, Crotalus horridus, Crotalus cascavella, Bothrops, Hydrophis, Naja, Elaps und Vipera beschreibt er hochkarätige Fälle von anderen Reptilien wie Lacerta, Heloderma, Amphisbaena und Tyrannosaurus rex, sowie ähnlichen Mitteln wie Zincum und Melilotus.

Es ist eines seiner spannendsten Bücher und nimmt uns mit auf eine Reise durch die Dualität der Persönlichkeit, es erzählt Geschichten von Versuchung und Verführung, Verrat, Verfolgung und Verlassensein, von Wissen und Macht. Sie lassen einen nicht mehr los, bis man diese faszinierenden Mittel voll verstanden hat und erfolgreich einsetzen wird.

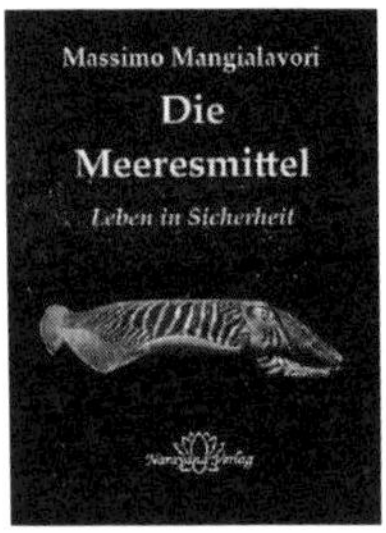

Die Meeresmittel

Leben in Sicherheit

280 Seiten., geb., € 48.-

In dieser editierten Seminarmitschrift des beliebten italienischen Autors schildert er in seiner wunderschön portraitierenden Weise 17 tierische und 11 mineralische Meeresmittel mit vielen differential-diagnostischen Hinweisen. So findet man Mittel wie Aqua marina, Spongia, Corallium rubrum, Medusa, Asterias, Murex, Venus, Calcarea carbonica, Homarus, Ambra, Sepia, Gadus, Oleum jecoris, Pecten jacobaeus, Astacus und Badiaga.

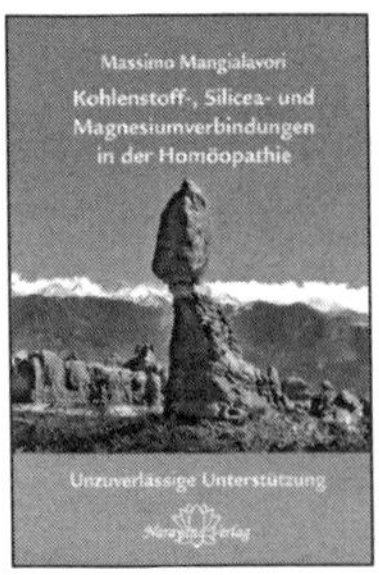

Kohlenstoff-, Silicea- und Magnesiumverbindungen

Unzuverlässige Unterstützung

240 Seiten, geb., € 44.-

Insgesamt werden 19 Mittel vergleichend diskutiert: die Silicea-Artigen (neben Silicium-Salzen u.a. auch das chemisch ähnliche Germanium oder seltene Mittel wie Castor equi und Sphingurus), die Magnesium-Salze sowie die Kohlenstoffe (zu denen neben den Carbos auch Adamas zählt). Mangialavori zeigt uns wie immer gekonnt den roten Faden, der sich durch alle 23 Patientenfälle zieht: es ist das Gefühl von unzuverlässiger Unterstützung.

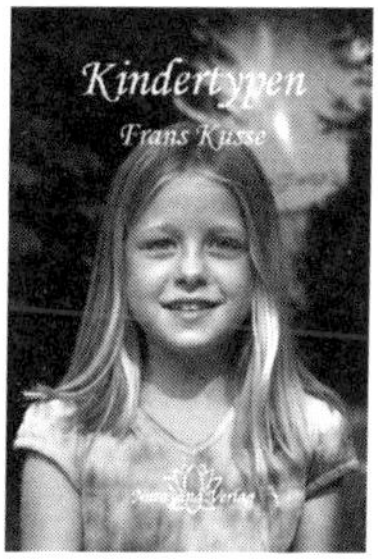

Frans Kusse

Kindertypen

57 homöopathische Konstitutionsmittel

280 Seiten, geb., € 39.-

Der liebenswürdige holländische Arzt Dr. Frans Kusse hat hier ein wunderbares neues Werk über die Typologie von 56 wichtigen homöopathischen Mitteln bei Kindern geschaffen. Mit einfachen, wohl abgewogenen Worten fasst er auf geniale Weise die Charakterzüge dieser Mittel. Man denkt, man kennt viele dieser Mittel schon - und ist jedesmal überrascht, wie neu und klar sie hervortreten. Dabei schildert er auch neue Mittel wie Beryll, Lithium, Mangan, Helium, Hydrogen oder Saccharum officinale, die bei Kindern sehr oft angezeigt sind und doch bisher nur in Werken über die Behandlung Erwachsener oder einzeln verstreut in Fachzeitschriften zu finden waren. Viele Mittelbeschreibungen sind durch Fotos von geheilten Kindern bereichert.

Möge dieses zauberhafte Buch auch allen Eltern, Lehrern und Psychologen eine Hilfe sein, die angezeigten Mittel bei den Kindern besser zu erkennen!

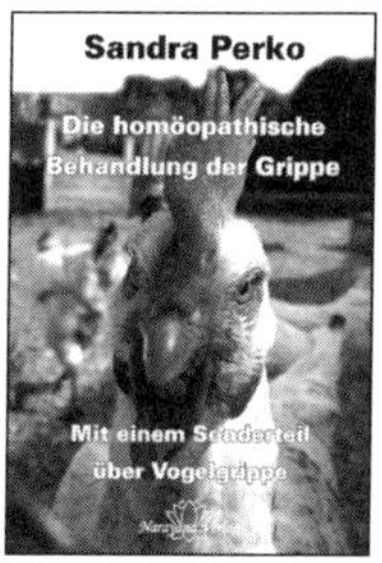

Sandra Perko

Die homöopathische Behandlung der Grippe

Mit einem Sonderteil über Vogelgrippe

648 Seiten, geb., € 45.-

Die Spanische Grippe von 1918-1919 war die bisher verheerendste Grippeepidemie. Während die Beulenpest im 14. Jahrhundert ganze vier Jahre brauchte, um sich über Europa und später Asien zu verbreiten, erfasste die Spanische Grippe von 1918 in vier Monaten den gesamten Erdball. Dabei kostete sie weltweit ca. 40 Millionen Menschen das Leben. Jetzt bereiten sich die Gesundheitsbehörden im Stillen auf die Rückkehr des globalen Grippe-Supervirus vor, und man ist sich einig, dass das Vogelgrippe-Virus der wahrscheinlichste Kandidat dafür ist.

Was die Spanische Grippe von 1918 wirklich bedeutete, zeigt Sandra Perko anhand der authentischen Schilderungen im ersten Teil des Buches. In dieser Zeit des Schreckens und der Hilflosigkeit bewährte sich die homöopathische Therapie hervorragend. Von 24 000 schulmedizinisch behandelten Grippekranken starben ca. 25%, während bei 26 000 homöopathisch behandelten Patienten nur ca. 2% Todesopfer zu beklagen waren.

Das vorliegende Buch ist mit 68 homöopathischen Grippemitteln und einem über 150-seitigem Repertorium der Grippesymptome das sicherlich umfassendste Nachschlagewerk zum Finden des richtigen Mittels. Man kann es sowohl für leichte Grippefälle als auch bei Epidemien zu Rate ziehen.

Narayana Verlag

Blumenplatz 2, D-79400 Kandern

Tel: +49 7626-974970-0, Fax: +49 7626-974970-9

info@narayana-verlag.de; Online Buchhandlung: www.narayana-verlag.de

Alle deutschen Homöopathiebücher und ein breites Sortiment an englischen Originalausgaben sind über unsere Versandbuchhandlung lieferbar.
Ein Gesamtverzeichnis ist kostenlos erhältlich.

Beim Narayana Verlag erschienene Titel:

- Henry Allen: Leitsymptome und Nosoden, 560 S., geb., € 35.-
- W. Boericke: Handbuch der homöop. Arzneimittellehre, 712 S. € 35.-
- C. v. Bönninghausen: Therapeutisches Taschenb., 576 S., geb., € 35.-
- Angela von Büdingen: Schüßler-Salze poetisch, 80 S., kart., € 9,80
- Angela von Büdingen: Wie Blumenelfen helfen, 72 S., geb., € 14,80
- Luc De Schepper: Der Weg zum Simillimum, 432 S., geb., € 65.-
- Luc De Schepper: Hahnemann im Brennpunkt, 704 S., geb., € 79.-
- Luc De Schepper: Professionelles Fallmanagement, 300 S., geb., € 48.-
- S. Hahnemann: Organon der Heilkunst, 6. Auflage, 344 S., geb., € 8,90
- S. Hahnemann: Die chronischen Krankheiten Bd. I, 200 S., geb., € 18.-
- Constantin Hering: Kurzgefasste Arzneimittellehre, 944 S., geb., € 48.-
- Hahnemanns Arzneimittellehre, 3 Bd., 2664 S., geb., € 128.-
- James Tyler Kent: Gesamte homöop. Arzneimittellehre, 1280 S, € 98.-
- James Tyler Kent: Repertorium der homöop. Arzneimittel, 1504 S., € 79.-
- Louis Klein: Klinischer Fokus, 292 S., geb., € 39.-
- Frans Kusse: Kindertypen, 280 S., € 39.-
- Massimo Mangialavori: Cactaceae, 140 S., geb., € 19.-
- Massimo Mangialavori: Kohlenstoffverbindungen, 240 S., € 44.-
- Massimo Mangialavori: Die Meeresmittel, 280 S., geb. € 48.-
- Massimo Mangialavori: Die Säuren, 296 S., geb. € 38.-
- Massimo Mangialavori: Die Säuren - Hörbuch, 7 CDs., € 79.-
- Massimo Mangialavori: Die Schlangenmittel, 248 S., € 48.-
- Massimo Mangialavori: Solanaceae, 408 S., geb., € 55.-
- Massimo Mangialavori: Praxis, 2 Bände, 512 S, € 110.-
- Farokh Master: Klinische Homöopathie in der Kinderheilkunde, 820 S. € 79.-
- Farokh Master: Milchmittel in der Homöopathie, 192 S., geb., € 29.-
- Robin Murphy: Klinische Materia Medica, 2300 S., geb., € 138.-
- Robin Murphy: Klinisches Repertorium der Homöopathie, 2304 S, € 125.-
- Sandra Perko: Die homöopathische Behandlung der Grippe, 648 S., € 45.-
- Reichenberg-Ullmann: Das verschlossene Kind, 320 S., kart., € 24.-
- Patricia Le Roux: Die Energie des Wasserstoffs, 208 S, € 35.-
- Rajan Sankaran: Die Seele der Heilmittel - Hörbuch, 7 CDs, € 85.-
- Irene Schlingensiepen-Brysch: Die Quelle spricht, 296 S., geb., € 39.-
- Jan Scholten: Geheime Lanthanide, 560 S., geb., € 75.-
- Armin Seideneder: Heilmittelarchiv, 12000 S., geb., € 890.-
- Tinus Smits: Das Impfschaden-Syndrom, 88 S., kart., € 9,80
- Ulrich Welte: Farben in der Homöopathie, 68 S., dt./engl., € 58.-
- Ulrich Welte: Erweiterte Farbtabelle, 20 S., dt./engl., € 45.-
- Ulrich Welte: Handschrift und Homöopathie, 344 S., geb., € 18.-